セラピストがよくわかる
魔法の教科書

解剖生理
&
ストレッチ
マスター

上原 健志 著
石井 直方 監修

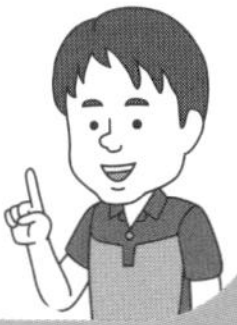

はじめに

『先生、解剖生理学のおすすめの本はありますか？』

年間2000名を超えるセラピストさんが私のワークショップを訪れますが、このような書籍に関する質問は、開催の度にほぼ毎回受けます。興味深いのは、ほとんどの方は何かしらの書籍をすでにお持ちだということです。そしてお話をしていくうちに、おすすめの本を知りたいというよりも、勉強の仕方を知りたいのだ、ということに気づきます。

このような時、私は地図に例えてお話をします。皆さんもそうだと思いますが、例えば地元や最寄駅周辺のような、元々馴染みのある場所の地図はすぐに理解できるはずです。しかし、訪れたことがない地域の地図はどうでしょう。いまいちピンとこないですよね。これは地図そのものに問題があるのではなく、見る側の状況によって同じ地図でも分かりやすくも分かりにくくもなるということです。そして一度でもその場所を訪れれば、どんなに詳細な地図よりも、イメージとしてその町を理解することができます。

解剖生理学における書籍も同じで、からだを元々熟知している人が読むのと、そうでない人が見るのとでは大きく見え方が変わってきます。だとすると、はじめに紹介した質問をしたセラピストさんに必要なのは、分かりやすい本を探すことではなく、地図でいえば実際にその場所を訪れること、解剖生理学でいえば実際に触る・動かす・理解するということです。そうすることで、覚えるといった「暗記」ではなく、からだに染みつくような「イメージ」としての理解ができるものと思っています。

今回「解剖生理学」という難しいテーマを、実践的な「ストレッチ」とかけ合わせた背景にはそのような理由があります。本書をどう読むかだけでなく、同時にからだを触りながら理解を深め、現場にお役立ていただきたいと思います。そして、ストレッチを通して、まるで人体を旅で訪れるかのような「親近感」を感じてもらえたら幸いです。

令和2年6月　上原健志

CONTENTS

Chapter 2

肩のこりを改善

Chapter 3

腕の疲れを改善

Chapter 4

腰の痛みを改善

Chapter 5

殿部の疲れを改善

Chapter 6

股関節の疲れを改善

Chapter 7

大腿部の疲れを改善

Chapter 8

下腿部の疲れを改善

からだの
動きをしっかり
理解しよう!

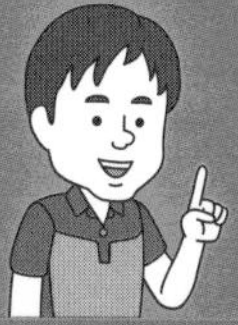

序章

知っておこう、筋肉・骨・関節・神経の関係性

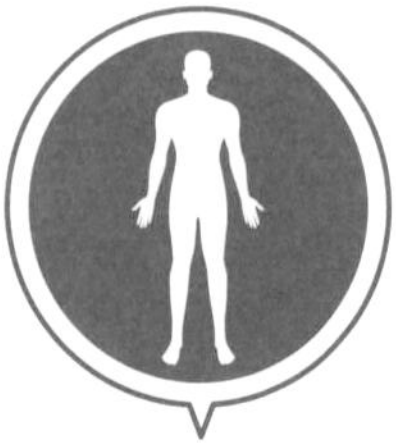

「体を柔らかくしたい」「姿勢を良くしたい」「ケガを予防したい」

ストレッチをする目的はさまざまですが、私たち施術者が意識するべきことは、人のからだの「動き」に関わっているということです。マッサージをするセラピストは特にそうですが、どうしても筋肉の硬さやこりなど、からだの組織の状態に目が向きがちです。しかし、アスリートがプレーのパフォーマンスを向上させるのも、高齢者の歩行を安定させて姿勢を良くするのも、すべて人のからだの「動き」を理解することからはじまるのです。

実際、この**「動きを良くする」という観点**でお客様に接している人はあまりいません。しかし、あなたがもしストレッチの施術を身につけたいのなら、この「動き」に関する理解が深まれば深まるほど、技術的に上手になっていくということです。ではそもそも**「動き」とはどんなメカニズムで起きるもの**なのでしょうか？

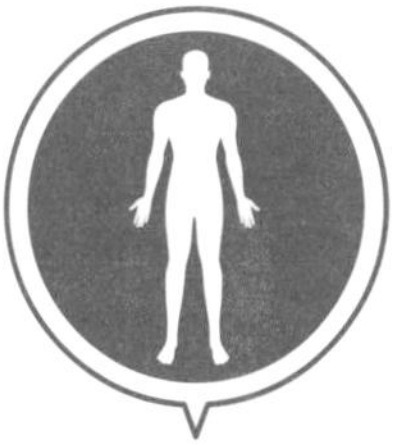

人の動きは、「筋肉・骨・関節・神経のチームワーク」で成り立っている

ストレッチというと真っ先に筋肉を思いつきがちですが、**私たちのからだの動きは実は「関節」が動いている**のです。**関節とは別々の骨同士で構成される**もので、その**関節を動かすのが筋肉**。さらにその筋肉に動け！と**命令を伝えるのが神経**ということになります。つまり、からだの動きを理解するには筋肉だけではなく、関わる**パーツ全体の連携を理解**しないといけないということですね。

では、この連携が崩れるとどうなってしまうのでしょうか。スポーツチームで例えてみましょう。国内最強のサッカーチームがあって、あなたはその監督だとします。とあるシーズン、選手たちの体調は絶好調、準備も万端、しかし1点だけ問題があります。

「選手全員、仲が悪い」

繰り返しますが、個別に見れば最強の選手が集まっていて、そして個人個人のコンディションはすこぶる良いわけです。しかし、仲が悪く、チームワークはまともに取れない。さて、この状態で試合に勝てるでしょうか。もちろん勝てませんね。しかし、周囲は理解ができません。選手個々に見ても問題はないですし、監督であるあなたは「こんな良い選手がいるのに、なぜ勝てないのですか？」と質問攻めにあうことでしょう。

実は、からだに関しても同じような現象が起こっています。筋肉も問題ないし、神経疾患もない。骨も関節も、レントゲンで検査しても異常なし…でも、「腰が痛い！」ということはありませんか？　つまり、**どれだけ個別の組織が問題なかったとしても、お互いに協業できなければ不調が起きる**ということです。これは腰痛だけでなく、原因不明の肩こり・五十肩・膝痛・寝違いなど、多くの方が悩む諸症状の中でも起こり得ることです。

もちろん、はっきりと原因がある場合は医師や治療家の範囲ですが、多くの場合、このような**「異常はないけど症状がある」**という、いわゆる「非特異的」な症状の方々が、私たちセラピストのもとを訪れるのです。

なぜ私が今回本書のテーマに解剖生理学やストレッチを選んだかということですが、細かい効果や作用などの理論は後ほど紹介するとして、**ストレッチの最大の魅力**は、からだの動きに関わる、**筋肉・関節・骨・神経という組織たちの連携、いわばチームワークを良くすること**なのです。実際、ストレッチ施術の結果、単に痛みが軽減するだけではなく、からだを上手に使えるようになったり、できなかった動作ができたりと見違える結果が出ている私のクライアントもいます。本人の体感にとどまらず、周りからもその変化が一目瞭然で分かるほどです。

しかし、「日頃ストレッチしているけど、そこまでは変化ないな……」という方もいらっしゃるかもしれません。そうなのです、ほとんどの方はストレッチ自体が「目的」化してしまっており、本来の「手段」としての役割を果たせず効力を発揮できなくなっているのです。どんな症状に、どんなストレッチを、どのように行うかが明確になっていれば、料理人が複数の包丁を使い分けるように、**症状別に合わせた施術が可能**になります。お客様ごとのピンポイントな施術……セラピストとして魅力的な話ではありませんか。

また、私が日頃から主催しているセラピスト向けの解剖生理学塾「からだ塾」や、マジックハンズ・セラピストアカデミーでも、解剖生理学などの講義を行っています。

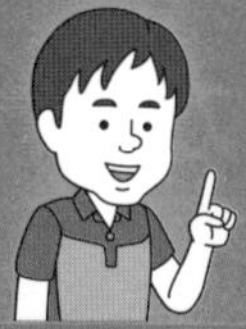

Chapter 1

首のこりを改善

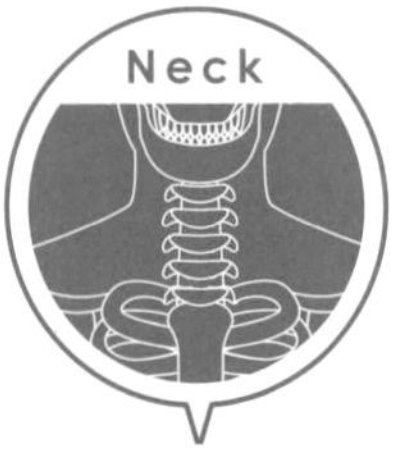

首がこってしまう理由は

さて、まずは首から見ていきましょう。首のこりや疲れって不思議ですよね、首の前がこるって人はあまりいないと思います。決まって後ろ側です。その理由としては、首にかかる特徴的な負担が挙げられます。

想像をしてみてください、顔を正面に向けたまま、力を抜く（脱力する）とどうなるでしょうか。頭の重さゆえ、首は前に落ちていくはずです。これは、図のように**首の骨（頸椎）がからだの後ろ側に位置**していることから起きる現象です。つまり、**首は常に後ろに頭を引っ張り続ける**ことでこってしまうのです。

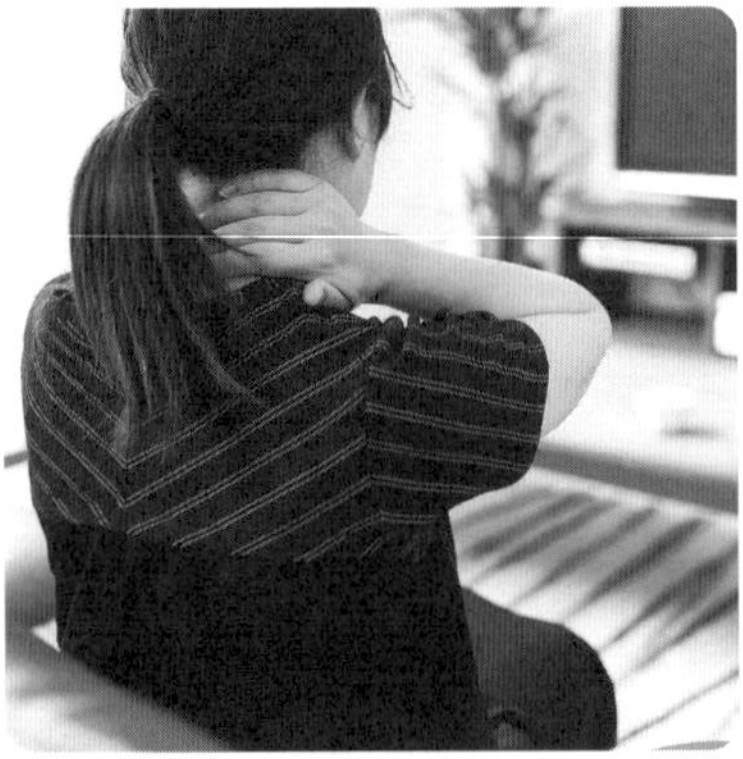

スマホ姿勢時の斜角筋

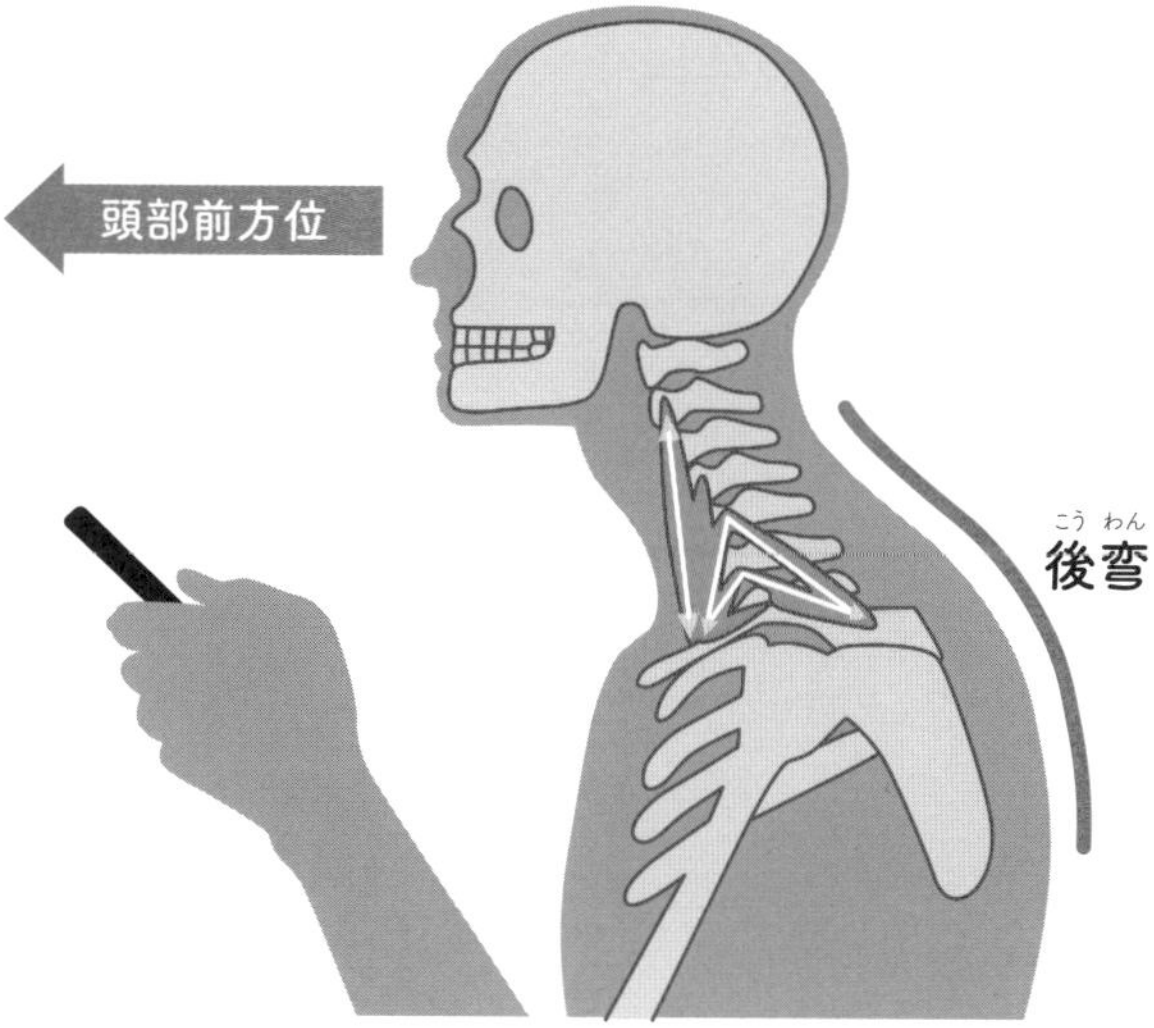

スマホをのぞき込む姿勢により猫背になると、斜角筋が常に後ろに引っぱられた状態になり、緊張する。斜角筋に負担が蓄積して硬くなってしまい、首の痛み、頭痛、腕のしびれなど様々な症状が出る「斜角筋症候群」になることも。

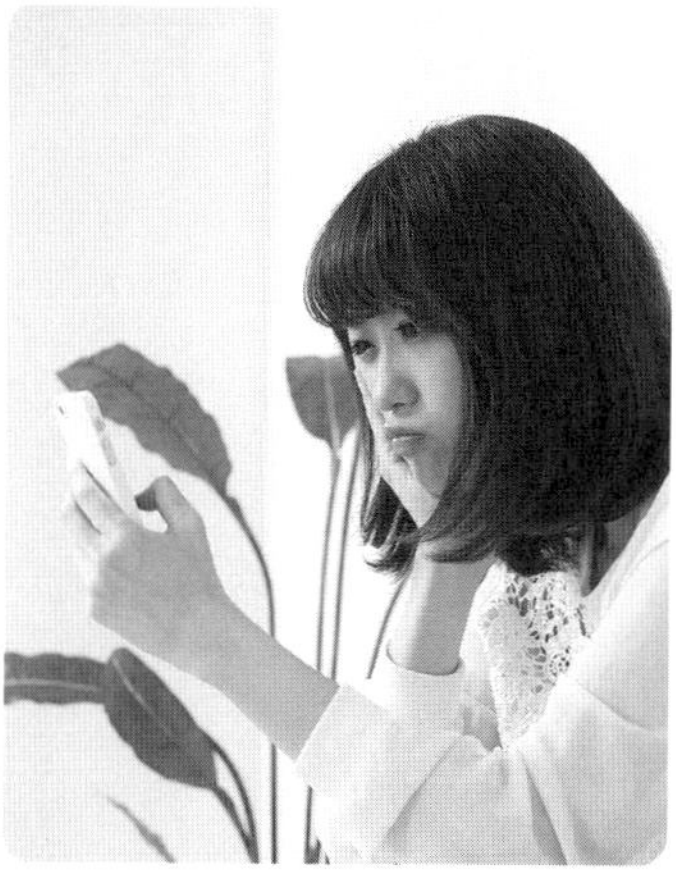

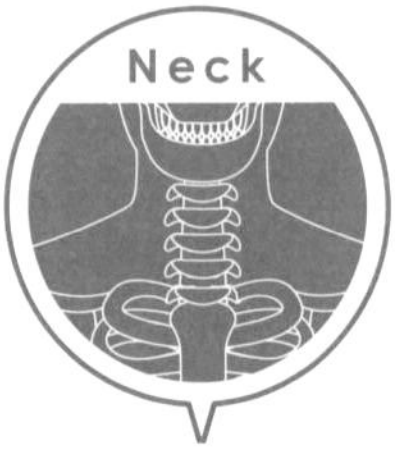

スマホ首とは？

もう一つの原因は、**スマートフォンやパソコンの普及**です。これらの機械を私たちが操作する際、頭を動かすことなくひたすら目（眼球）を動かしているわけですが、携帯電話文化さえなかった私の学生時代には、ここまで日常的に首を続けて「動かさない」ことはありませんでした。このような、テクノロジーの進化にからだがついてくることができずに引き起こす不調は、実はたくさんあるのではないかと私は考えています。特に首に関してはその歪みがきているのはいうまでもありません。

いわゆるスマホ首に負担がかかってくる筋肉は、**後頭《こうとう》下《か》筋群《きんぐん》（左図）**です。これらの筋肉は見ての通りかなり複雑に入り組んでいるのですが、**長時間動きがない状態ではそれに合わせるかのようにどんどん硬く**なっていきます。私たちの首はかなり繊細な動きが可能な構造をしています。しかし、せっかくのその高機能も、スマホやパソコン作業によって硬くなって次第には退化していくのかもしれません。

後《こう》頭《とう》下《か》筋《きん》群《ぐん》

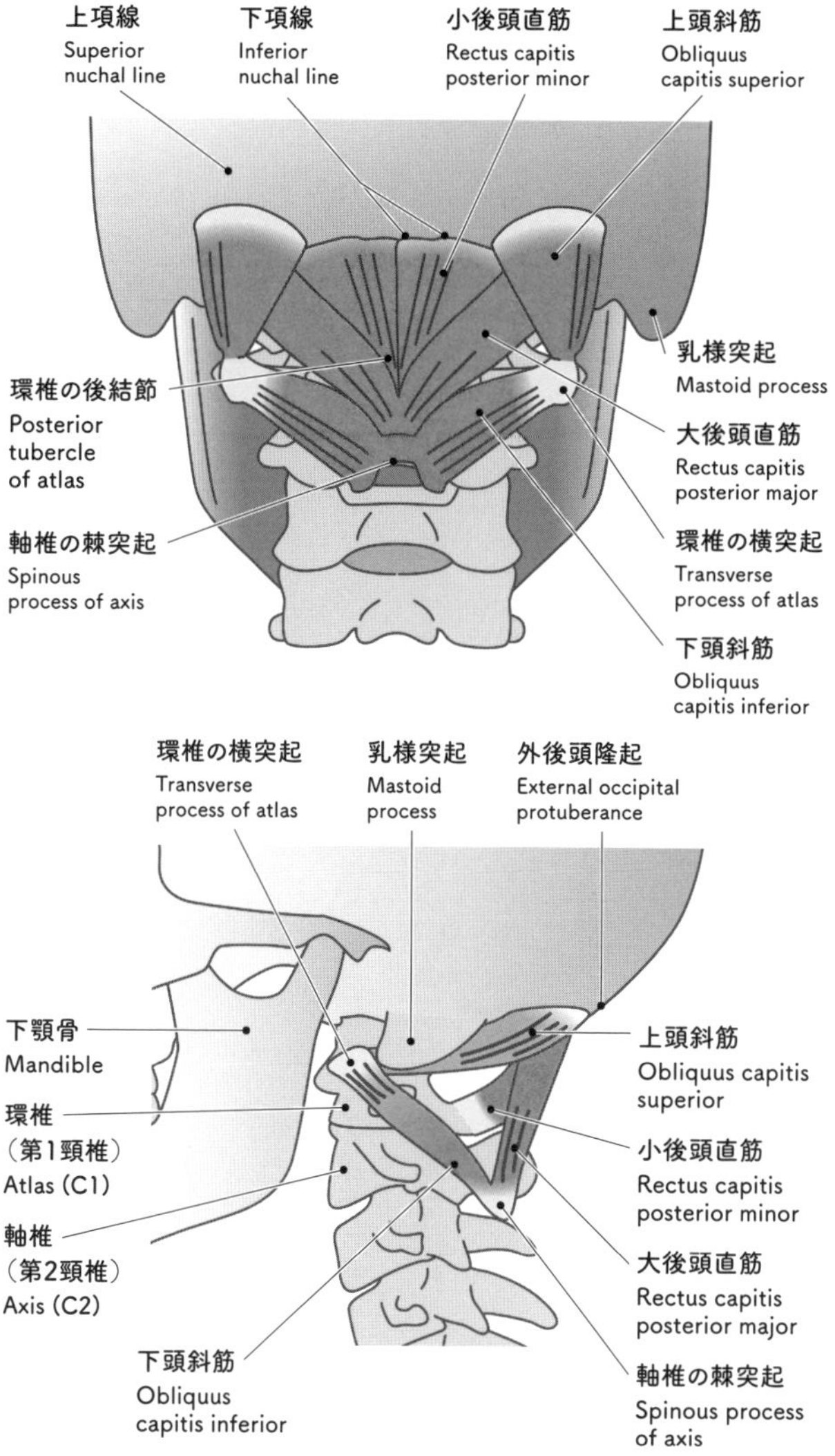

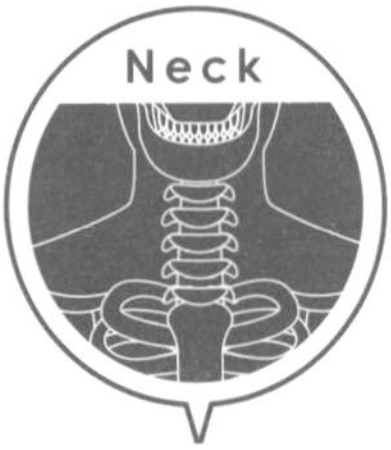

首の動きをチェック

冒頭より、人の「動き」の重要性を話してきました。では、**首はどのような動き**をするのでしょうか。一つひとつ見ていきましょう。首は、いろいろな方向に動く、代表的な部位です。日頃は意識せず動かしていますが、一つひとつ細かく見ていくと図のような動きが単発もしくは複合的に行われているのが分かります。**「屈曲《くっきょく》と伸展《しんてん》」、「右回旋《かいせん》と左回旋《かいせん》」、「右側屈《そっくつ》と左側屈《そっくつ》」**、これらはそれぞれ対比した動きで、これを**順番に連続して行うのを「分回《ぶんまわ》し」**といいます。

次に、これらの動きの中で重要なものをピックアップし、それらを実際に行っている「筋肉」にフォーカスしていきます。特に、それぞれの動きには**「正常可動域」といういわゆる平均値**がありますので、そのあたりも見ていきましょう。

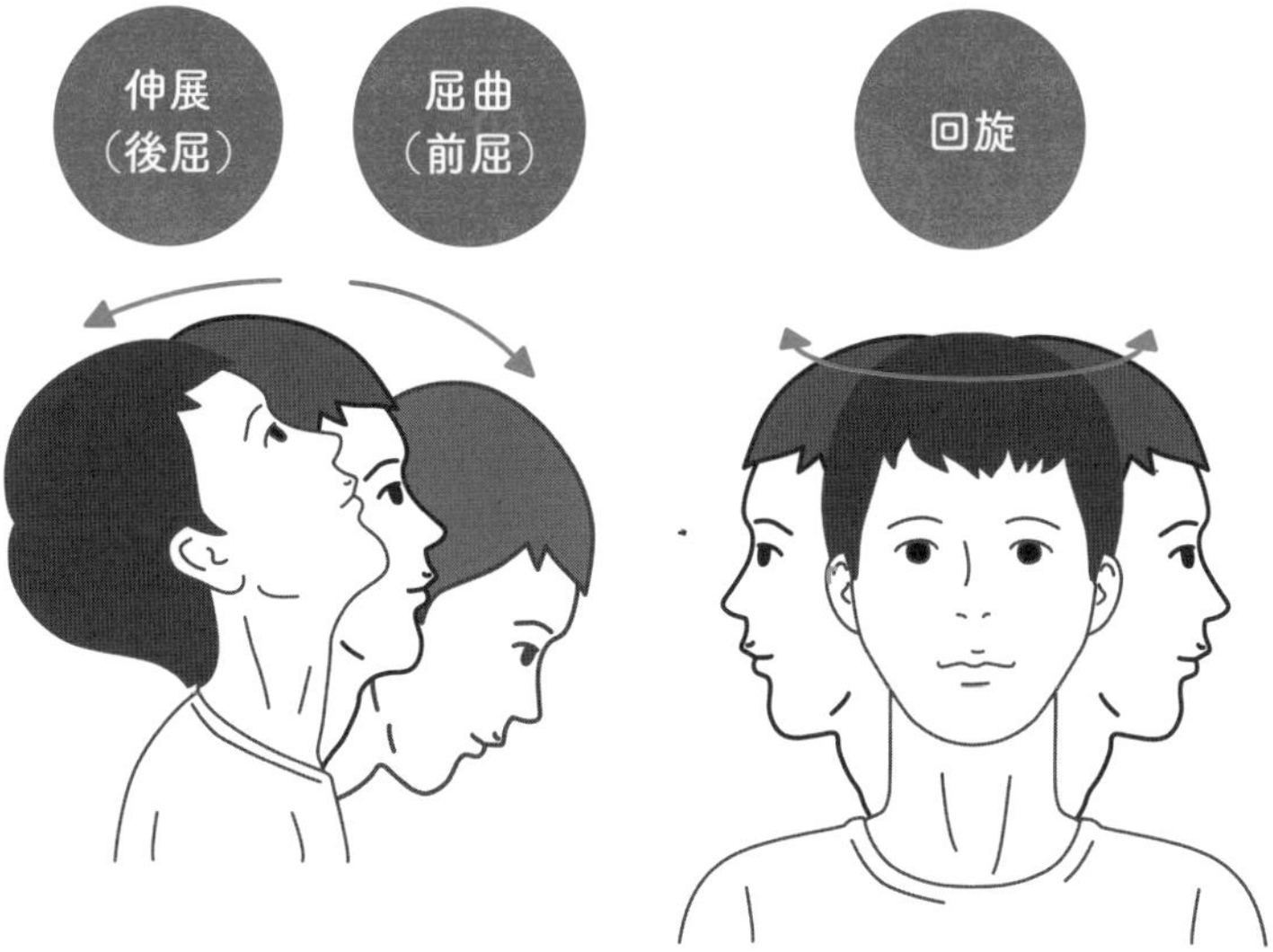

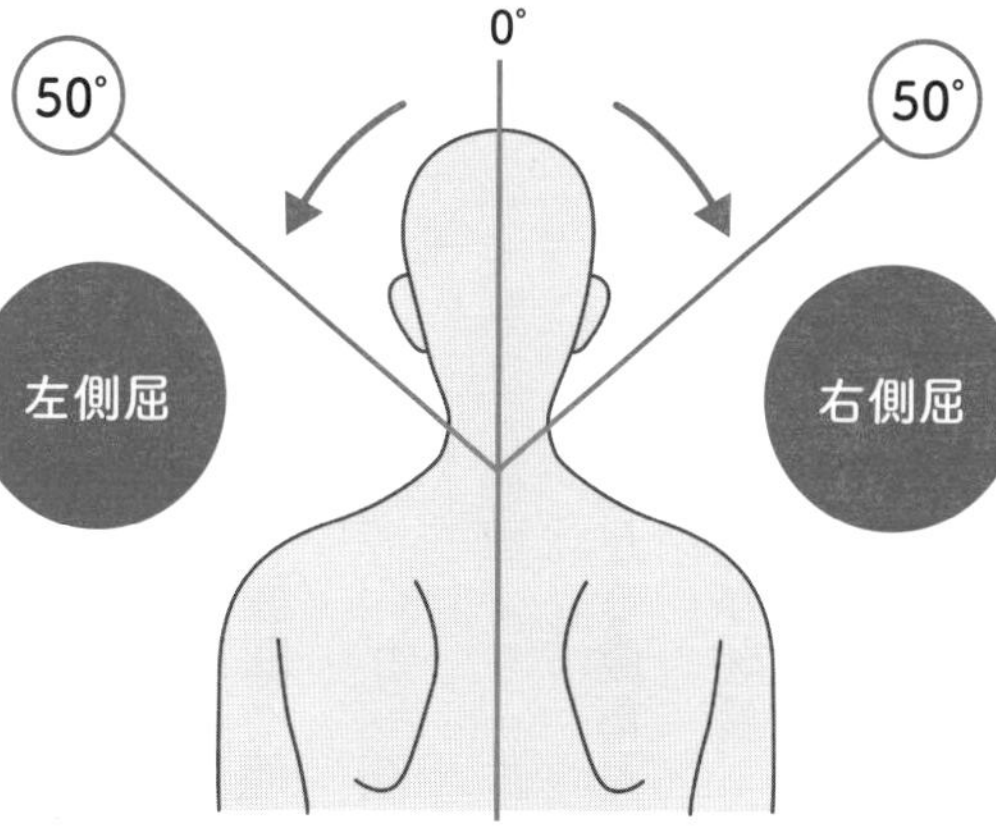

首の動きはこの3つの動きが複合して行われる。それぞれの「正常可動域」と、お客様の可動域との差を、よく見る習慣をつけたい。

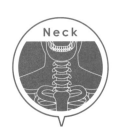

首の「屈曲《くっきょく》」と「伸展《しんてん》」

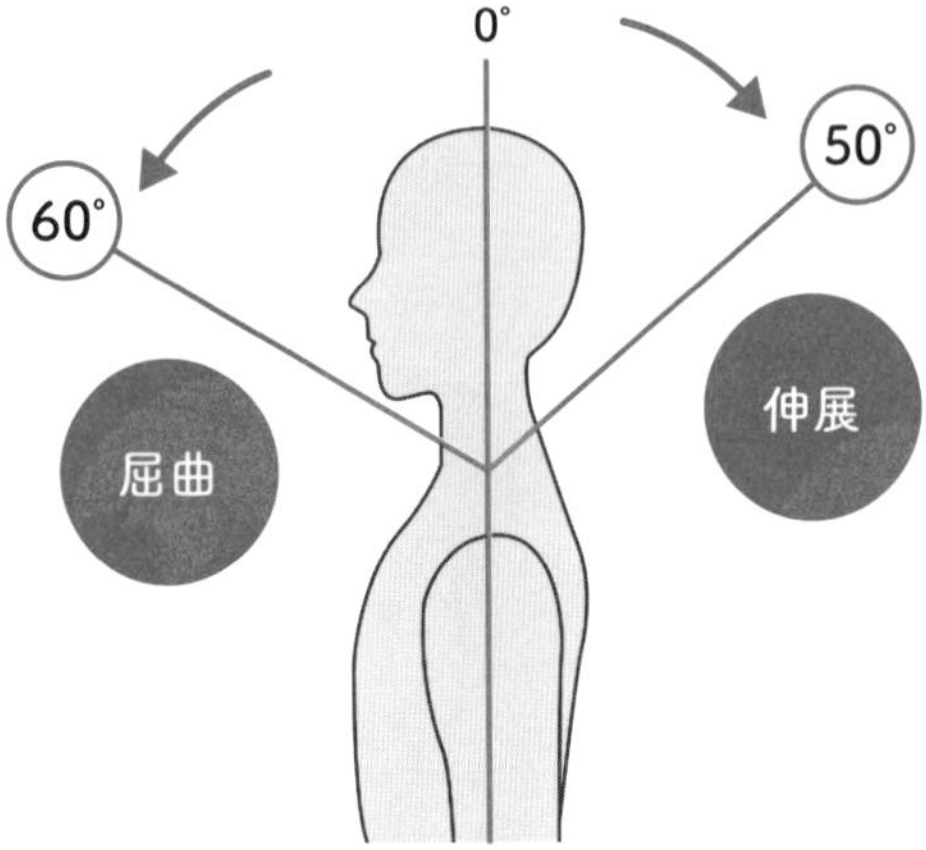

伸展の方が屈曲より10度可動域が小さい。この伸展が、事故などによって急激に「過伸展」の状態になってしまうのがいわゆる「むち打ち症」だ。

まず初めに、**屈曲《くっきょく》**と**伸展《しんてん》**です。単純に、下を向くのが屈曲で、天井を向く動きが伸展です。仮に**正面を向いている状態が0度だとすると、正常可動域は屈曲が60度、伸展が50度です**。つまり、その可動域に満たない場合はいわゆる「硬い」とされ、それ以上動く場合は「柔らかい」といえます。正確には、「ゴニオメーター」と呼ばれる分度器のようなもので測定しますが、慣れてくるとその動きを見るだけで柔らかいか硬いかが判断できるようになってきますので、**各関節の正常可動域を覚え、日頃から見る習慣をつける**ことをおすすめします。

次に見ていくのは、「筋肉」です。屈曲も伸展も勝手に行われるわけでなく、固有の筋肉がそれぞれの動きを実際に引き起こします。では、首の屈曲にはどんな筋肉が関与しているか、次頁から見ていきましょう。

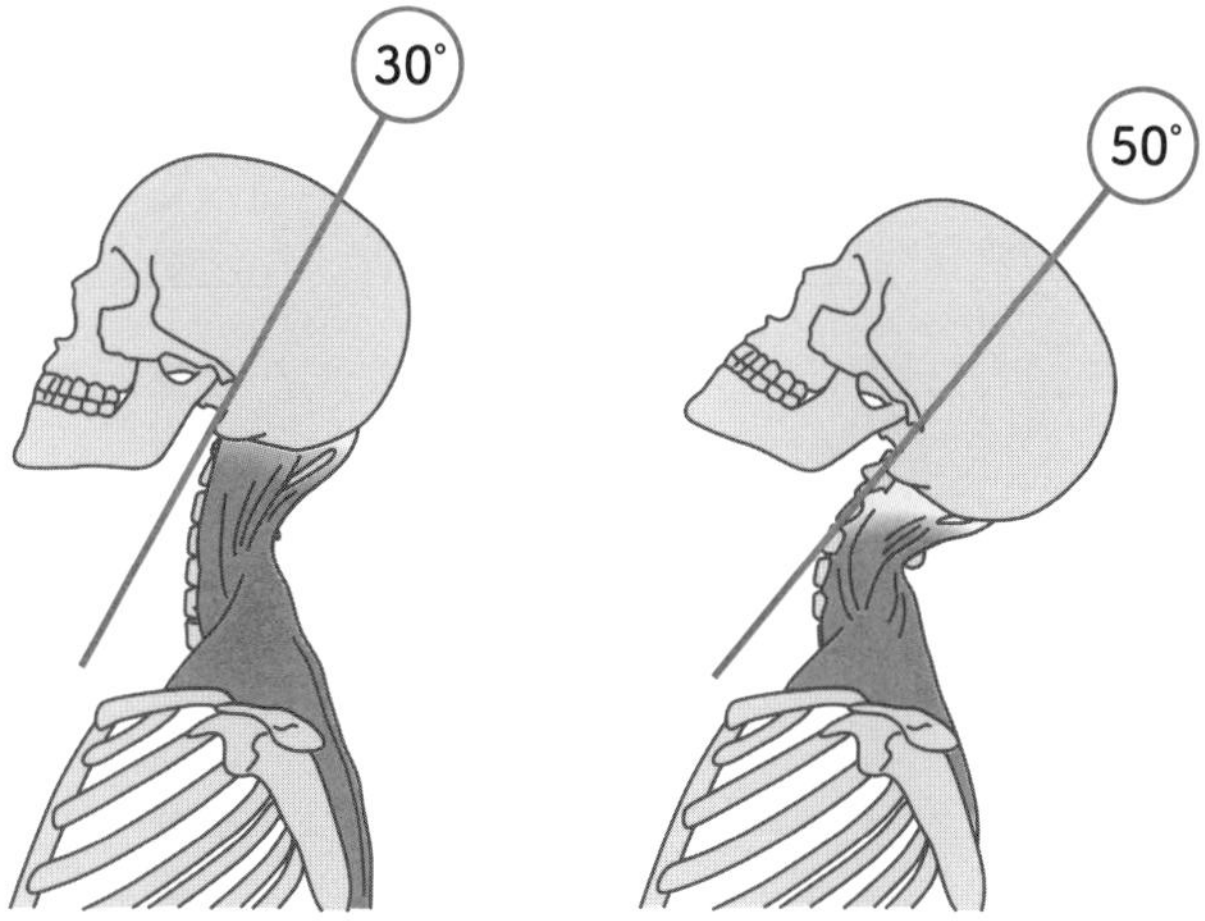

硬い　約30度しか伸展しない状態。正常可動域との差を、見た目で分かるようにしたい。

正常　正常可動域が約50度伸展する状態。

まずは**胸鎖乳突筋**からです。何気なく顔を横に向けたときに首の前に浮き立つ筋肉ですね。この筋肉ですが、左右いずれかが作用（収縮）する場合は後述する回旋や側屈に関わりますが、左右同時に収縮するとこの屈曲という動きに関わってきます。そして施術者なら分かると思いますが、**形状そのものが非常に細いため、マッサージがなかなかしにくい筋肉**です。したがって、ストレッチが効果的なアプローチ法といえます。

胸鎖乳突筋の異常で考えられる症状

- **寝違い（むち打ち症候群）**
- **斜頸《しゃけい》**

※筋肉には**「起始」**と**「停止」**があり、骨格筋の端が骨などに付着する場所をいいます。

起始　体の中心に近い方、またはその筋肉が収縮したときに動きが少ない方

停止　体の中心から遠い方、またはその筋肉が収縮したときに動きが大きい方

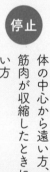

Sternocleidomastoid ● スターノクライドマストイド

胸《きょう》鎖《さ》乳《にゅう》突《とつ》筋《きん》

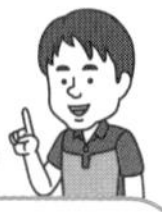

顔を横に向けた時に浮き出る、首の筋肉の中でもっとも目立つ筋。鎖骨頭と胸骨頭の2頭からなるので、しっかりと触り分けよう!

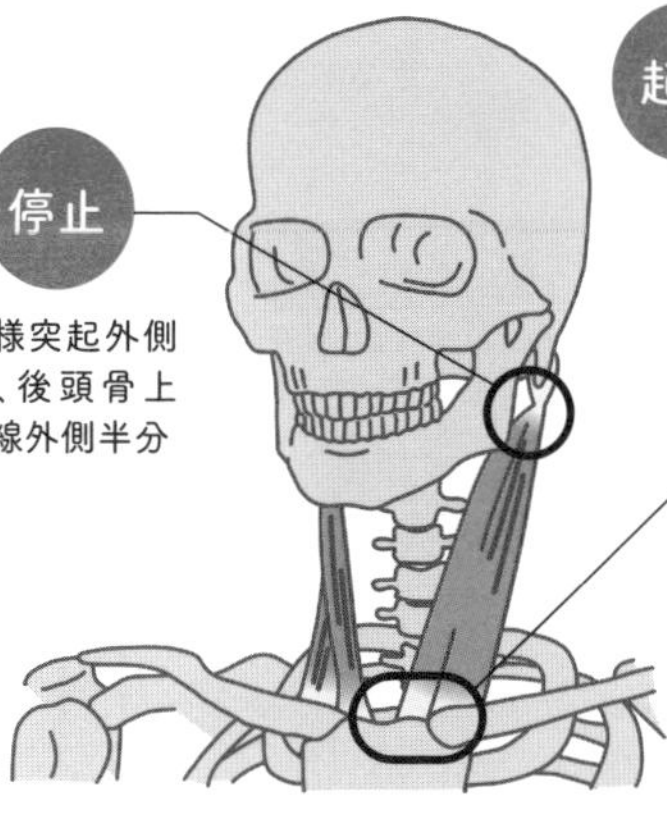

停止

乳様突起外側面、後頭骨上項線外側半分

起始

胸骨頭:胸骨柄前面上縁
鎖骨頭:鎖骨内側1/3上縁、前面

支配神経

副神経脊髄根頸神経前枝(C2~3)

作用

頭部の前方移動・頚部伸展、片側作用で反対側への回旋、努力呼吸時に胸骨と鎖骨を挙上する

筋肉を見つけよう!

1 胸骨頭を観察する

目立つ胸骨頭の起始停止を意識しながらしっかり確認すること。

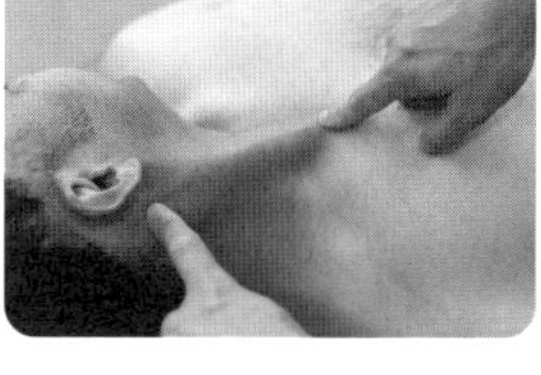

2 鎖骨頭を観察する

鎖骨頭は少し分かりにくいので、相手に力を入れてもらったりして確認しよう。

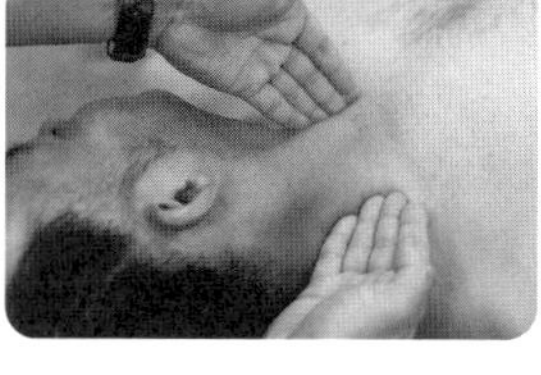

アプローチすべき筋肉

首の屈曲・胸鎖乳突筋

Scalenus anterior ● スカリーナス アンティアリア

前《ぜん》斜《しゃ》角《かく》筋《きん》

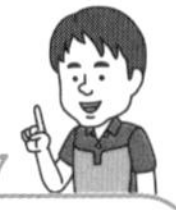

頚椎に第1肋骨に引き上げる呼吸筋としての役割と、反対に第1肋骨に頚椎を近づける首を動かす役割のある筋肉だ！

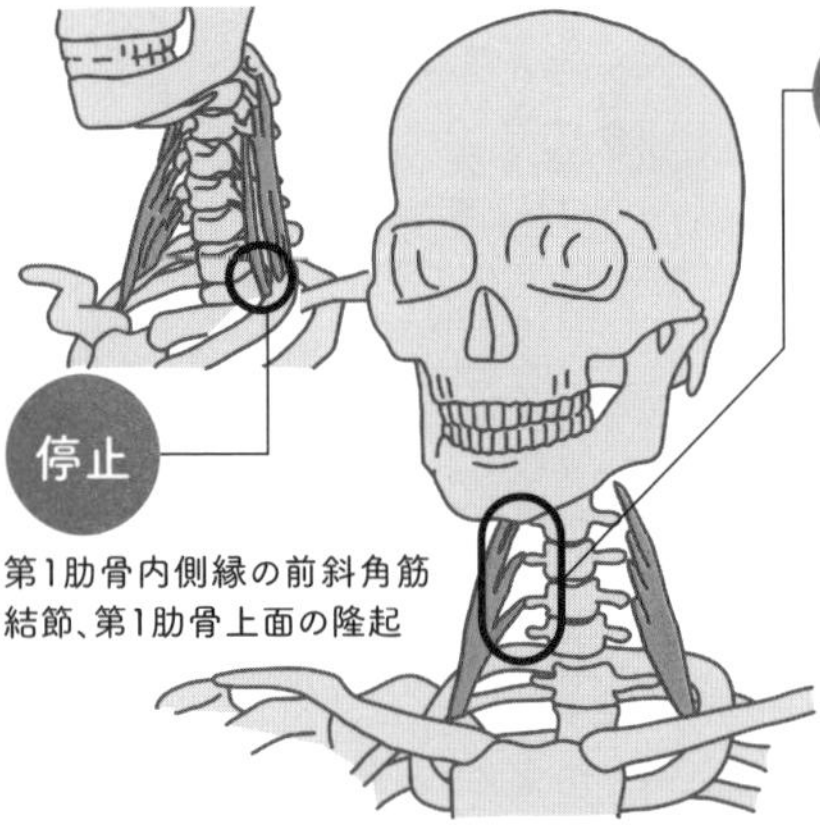

起始
C3~6横突起前結節

停止
第1肋骨内側縁の前斜角筋結節、第1肋骨上面の隆起

支配神経
頚神経叢、腕神経叢(C5~7)

作用
第1肋骨の拳上、頚椎の屈曲（補助的作用）、一側が働くと同側へ側屈、反対側へ回旋する

筋肉を見つけよう！

1 筋収縮を触知する

胸鎖乳突筋鎖骨部と僧帽筋上部線維の間に指腹を当てる。頚部を軽く屈曲、あるいは胸式呼吸をすると筋の収縮を触知できる。

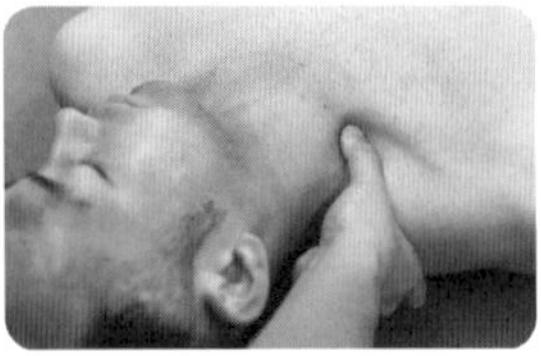

2 斜角筋隙を触診する

前斜角筋と中斜角筋の間の斜角筋隙からは腕に向かう腕神経叢が走っており、触診すると腕にしびれを感じる。

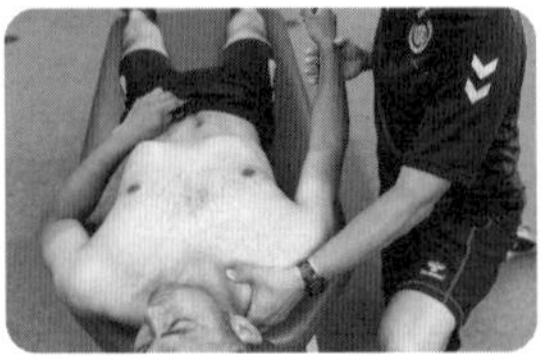

次に**斜角筋**ですが、前・中・後と3つの筋肉の総称になります。それぞれに特徴があり、前斜角筋は腕に向かう神経や血管の通り道として、中斜角筋は首の安定や姿勢保持、後斜角筋は呼吸の補助筋としての性格があります。胸鎖乳突筋と比較して**深いところにあり、なかなか触診に実感が湧かない筋肉**です。また、胸郭出口症候群などの慢性疾患に関わることもあるので、**直接触ってアプローチするには熟練した技術が必要**になります。

斜角筋の異常で考えられる症状

- **寝違い（むち打ち症候群）**
- **胸郭出口症候群**
- **姿勢不良**

屈曲の次は伸展です。要するに「上を向く」という動作ですが、P18でも述べたように、重力で下向きの力が働いている首にとって、正面を向いているだけでもこの伸展動作は働いています。首の伸展に関与している筋肉としてはまずは僧帽筋をチェックしましょう。

Trapezius ● トラピーズィアス

僧《そう》帽《ぼう》筋《きん》

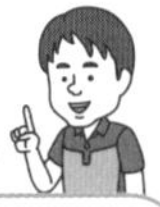

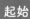

三角形の扁平な筋肉で、上部・中部・下部線維に分けられ、中でも中部線維が幅も広く強力！ 肩こりを引き起こす筋肉としても有名。

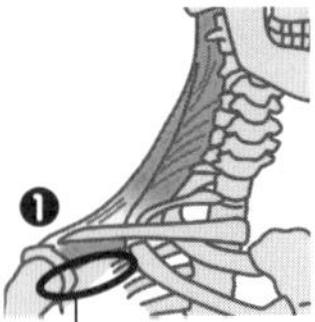

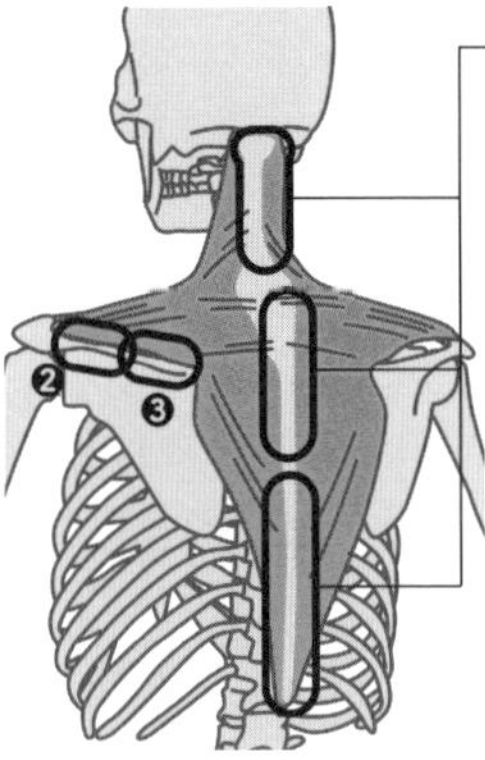

起始

上部：外後頭隆起、後頭骨上項線内方1/3、項靭帯
中部：C7~T3棘突起、棘上靭帯
下部：T4~12棘突起、棘上靭帯

停止

上部：❶鎖骨外側 1/3後縁
中部：❷肩峰内側縁、肩甲棘後上縁
下部：❸肩甲棘内側縁から内側1/3の結節

作用

全体：肩甲骨を上方回旋、内転する
上部：肩甲骨を挙上、一側鎖骨を挙上、後退、頭頸部を伸展する
中部：肩甲骨を内転、上方回旋の補助をする
下部：肩甲骨を下制、内転、上方回旋する

支配神経 頸神経叢前枝(C2~4)、副神経外枝

筋肉を見つけよう！

1 全体像を把握する

両ひじを結んだ線上を目安にT12 棘突起をみつけ、後頭骨からの距離を確認しよう。

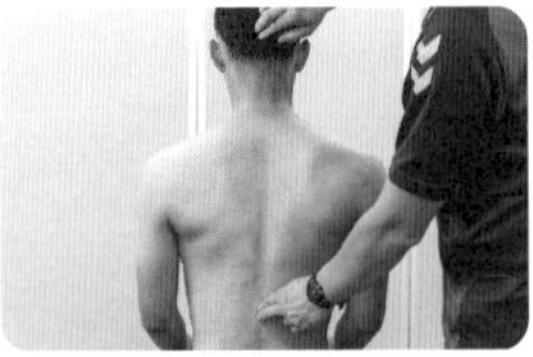

2 鎖骨停止部も忘れずに

背中にあるイメージが強い僧帽筋だが、上部線維は鎖骨まできている。

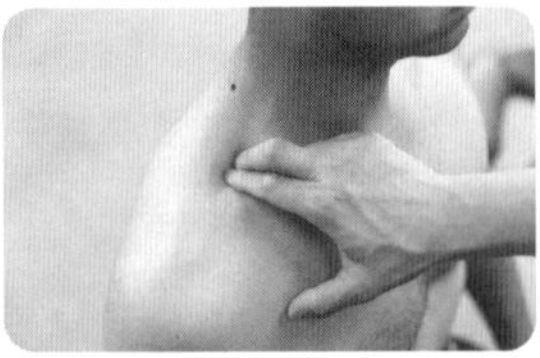

僧帽筋は有名すぎるくらい、セラピストなら誰もが知っている筋肉です。図の通り、かなり面積の大きい筋肉なので、その分さまざまな動きに関与しています。**その動きは首のみならず、肩甲骨や体幹にも関わっているので**、疲労もしやすく、こりやすい特徴があります。逆にいえば、きちんとアプローチできれば出せる効果も大きいということです。しかし残念なことに、**その起始や停止をきちんと触診できるセラピストも少ない**というのも事実です。僧帽筋はもちろん、それぞれの筋肉の動きをきちんと把握できるように心がけましょう。

僧帽筋の異常で考えられる症状

- 寝違い（むち打ち症候群）
- 肩甲骨運動障害
- 肩こり、首こり
- 緊張性頭痛
- 姿勢不良、猫背、円背

Splenius capitis ● スプリーニアス キャピティス

頭《とう》板《ばん》状《じょう》筋《きん》

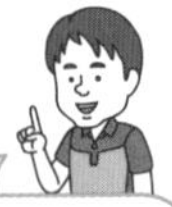

頭頸部のもっとも浅層にある固有背筋だが、下方では菱形筋、僧帽筋に覆われてしまうため、上部からのほうが触りやすいぞ！

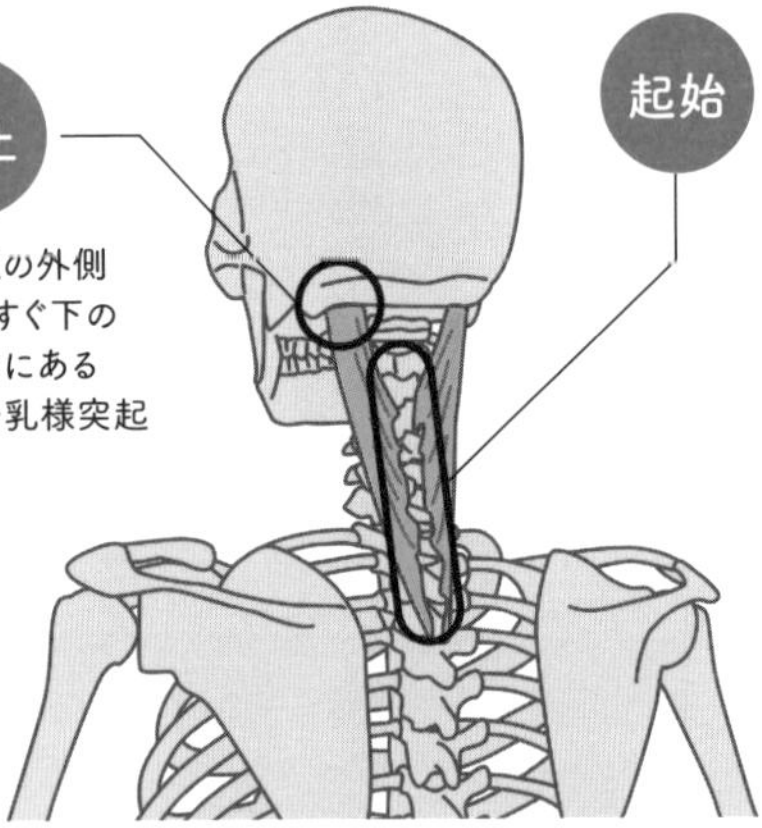

停止

上項線の外側1/3ですぐ下の後頭骨にある側頭骨乳様突起

起始

項靭帯下半分
C3~T2またはT3棘突起

支配神経

頸神経後枝の外側枝(C2~5)

作用

頭頸部を伸展、同側へ回旋および側屈する

筋肉を見つけよう！

1 全体像を把握する

起始と停止を確認し、首を軽く伸展するのに抵抗をかけると、筋の収縮を触知できる。

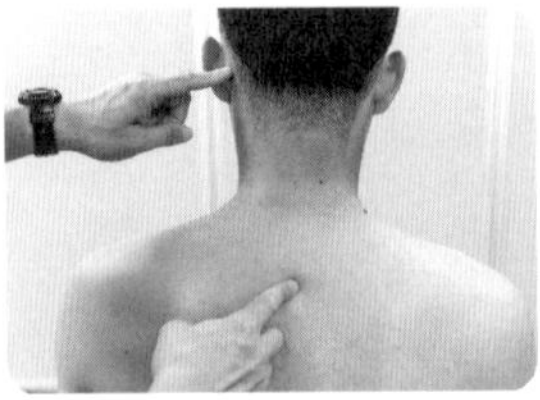

2 筋を触診する

僧帽筋のように外に広がっていくのではなく、背骨に向かうように触ってみよう。

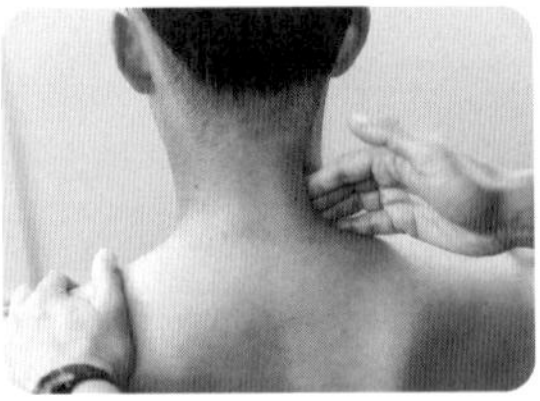

僧帽筋の次は**板状筋**です。こちらも総称で、細かく分けると比較的短めの「頭」板状筋と長い「頸」板状筋があります。特徴的なのは、僧帽筋のように中心から外に向かって太くなる筋肉が多い中で、**この筋肉は逆に背骨に向かって細くなっていく**点です。特にオイルを使った施術では首〜肩にかけて広げていく手技が多く見られますが、それではこの板状筋は取り逃がす形になってしまい、せっかくの手技の効果が半減してしまいます。よく新しいテクニックや施術法を求めるセラピストがいますが、このように、**解剖学的な位置や走行の特徴を知ることで、すでに持っているご自身の手技をブラッシュアップしていく**のがまずすべきことだと私は伝えています。

板状筋の異常で考えられる症状

- 寝違い（むち打ち症候群）
- 首こり
- 姿勢不良
- 緊張性頭痛

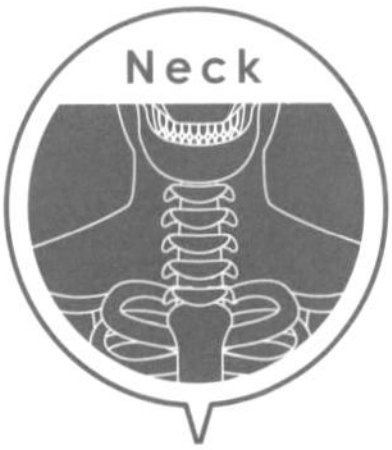

首の「回旋《かいせん》」

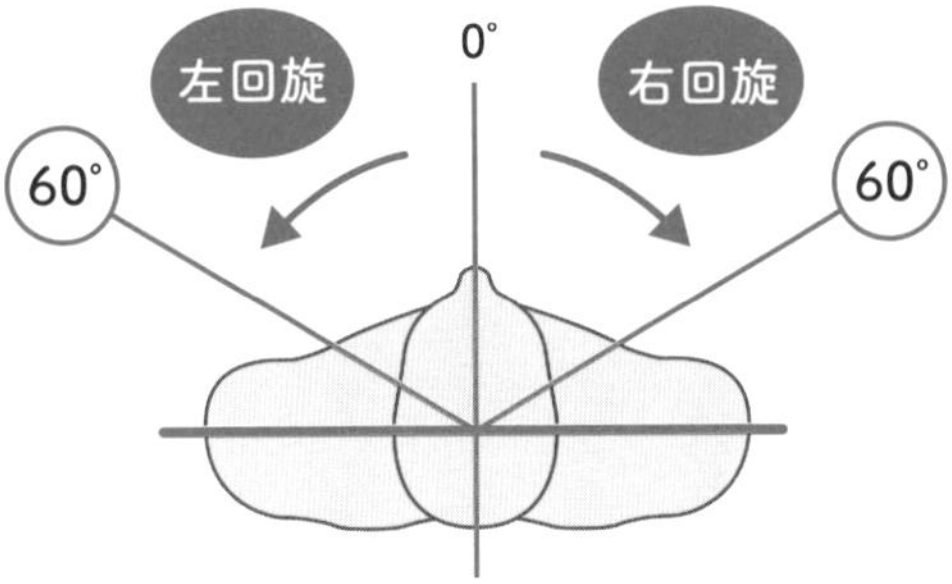

胴体を正面に置いたまま、顔だけを右側や左側に向けることを**回旋**《かいせん》といいます。正常可動域は左右ともに60度で、この動きが硬い人はついつい胴体が一緒に動いてしまうのが特徴です。このような動作を「**代償動作**」といい、例えばケガの時などは、他の部分がカバーしてくれるという良い意味で使われる時もありますが、柔軟性の観点からは良くない現象として捉えます。柔軟性を見る上で初歩的なことは、**各関節が単独でどれだけ動くかをまず見極める**ことです。そして、日常生活では、いくつかの関節が同時に動く複合関節運動なわ

けですから、学習としては単独→複合といったステップアップをおすすめしています。

アプローチすべき筋肉

首の回旋・板状筋

さて、この回旋に関わる筋肉として挙げられるのが先ほど登場した板状筋です。板状筋は左右に分かれていますが、同時に作用した時は先ほどの「伸展」という動き、今回取り上げる**「回旋」は、左右のどちらか一方が作用した時の動き**です。

このように、左右存在する筋肉が同時に収縮するのと片方のみ収縮するのとで、からだの動きが変わることがよくありますので、混乱しないようにしましょう。

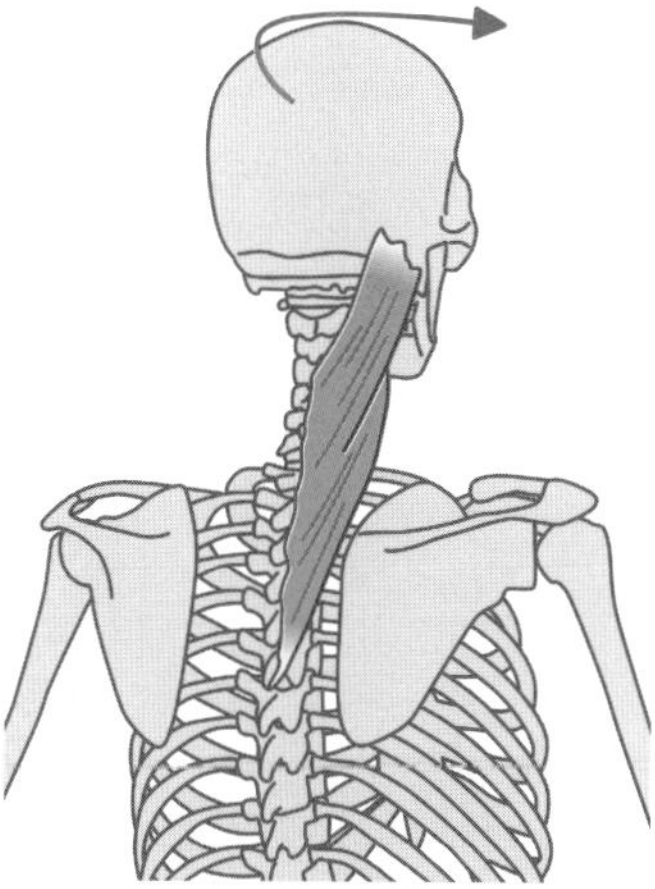

首と肩をつなぐ筋肉。
疲れて硬くなると、頭痛を起こす原因にもなる。

アプローチすべき筋肉

首の回旋・胸鎖乳突筋

ここで問題です。首を右に回旋する際、同じ右側の筋肉だけが作用するものでしょうか？前述した板状筋では確かにそうですよね。しかしながら、右側を向く際に反対の左側の筋肉が作用することがあります。その一つが、胸鎖乳突筋です。

図のように、右を向く際に働くのが左の胸鎖乳突筋になっています。つまり、**動作の方向とは逆の筋肉にアプローチすべき場合がある**ことも認識しておく必要があります。先ほど説明した、左右同時収縮と一方のみ収縮の違いと組み合わせて学習しておきましょう。

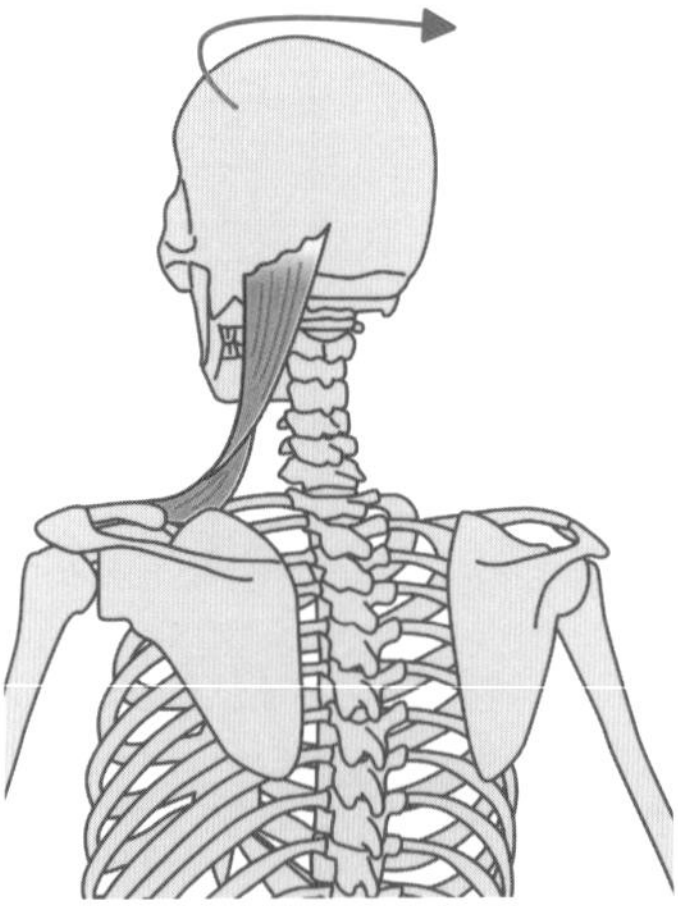

首を右側に旋回するときに、左側の胸鎖乳突筋を触ると、収縮していることが実感できる。

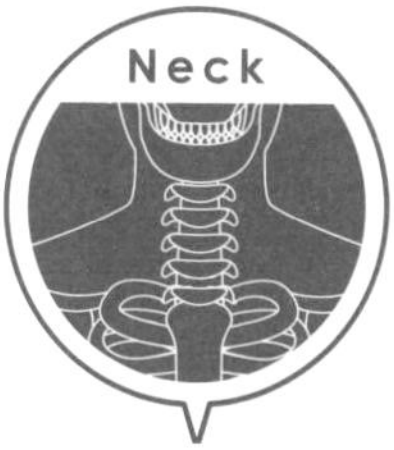

首の「側屈《そっくつ》」

最後の動きが、**側屈《そっくつ》**です。顔を正面に向けたまま、肩に耳を近づけていく動きです。回旋と同様に正常可動域が左右同じで、側屈の場合は50度になります。**主動筋（主に使われる筋肉）は胸鎖乳突筋と斜角筋**です。これらの筋肉は動きの方向と同じ側の筋肉が収縮して動作が行われます。

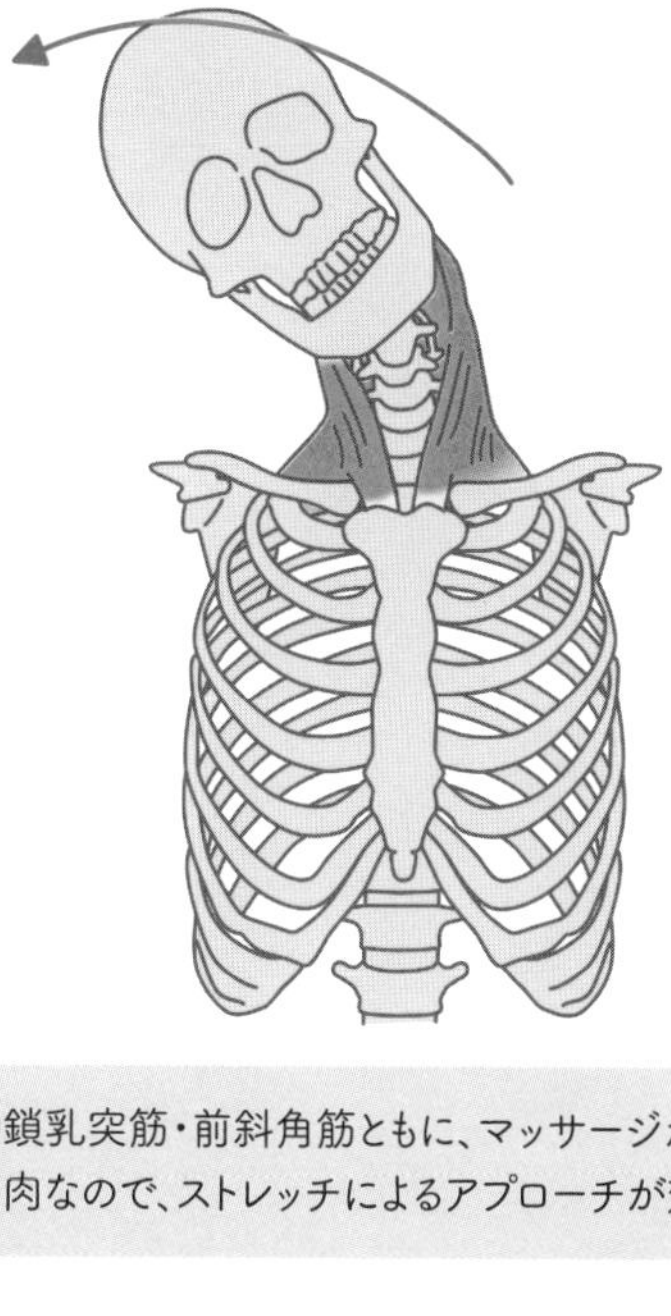

胸鎖乳突筋・前斜角筋ともに、マッサージがしにくい筋肉なので、ストレッチによるアプローチが効果的。

首の
ストレッチ
実技編

首のこりに効くストレッチ

お待たせいたしました、実技編に入っていきます。まずは、セルフでできることから見ていきましょう。下の図は斜角筋に効くストレッチです。両手を後ろで組み、胸を突き出し、肩甲骨を内転させます。

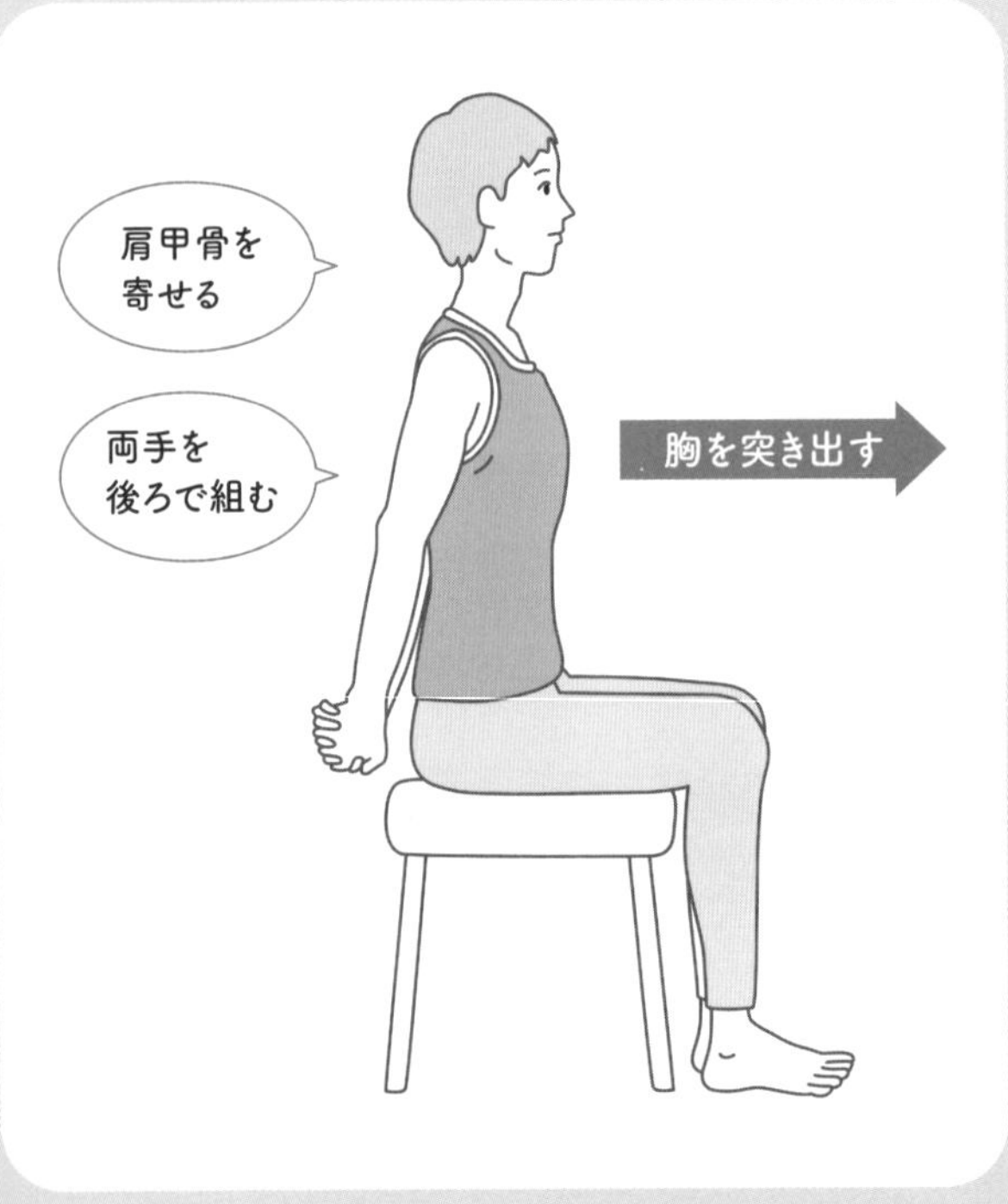

肩甲骨を
寄せる
両手を
後ろで組む
胸を突き出す

次に、パーソナルストレッチでできることを見ていきましょう。まずは後ろ側の筋肉から。少々分かりにくいですが、微妙に方向を変えていくことがコツです。

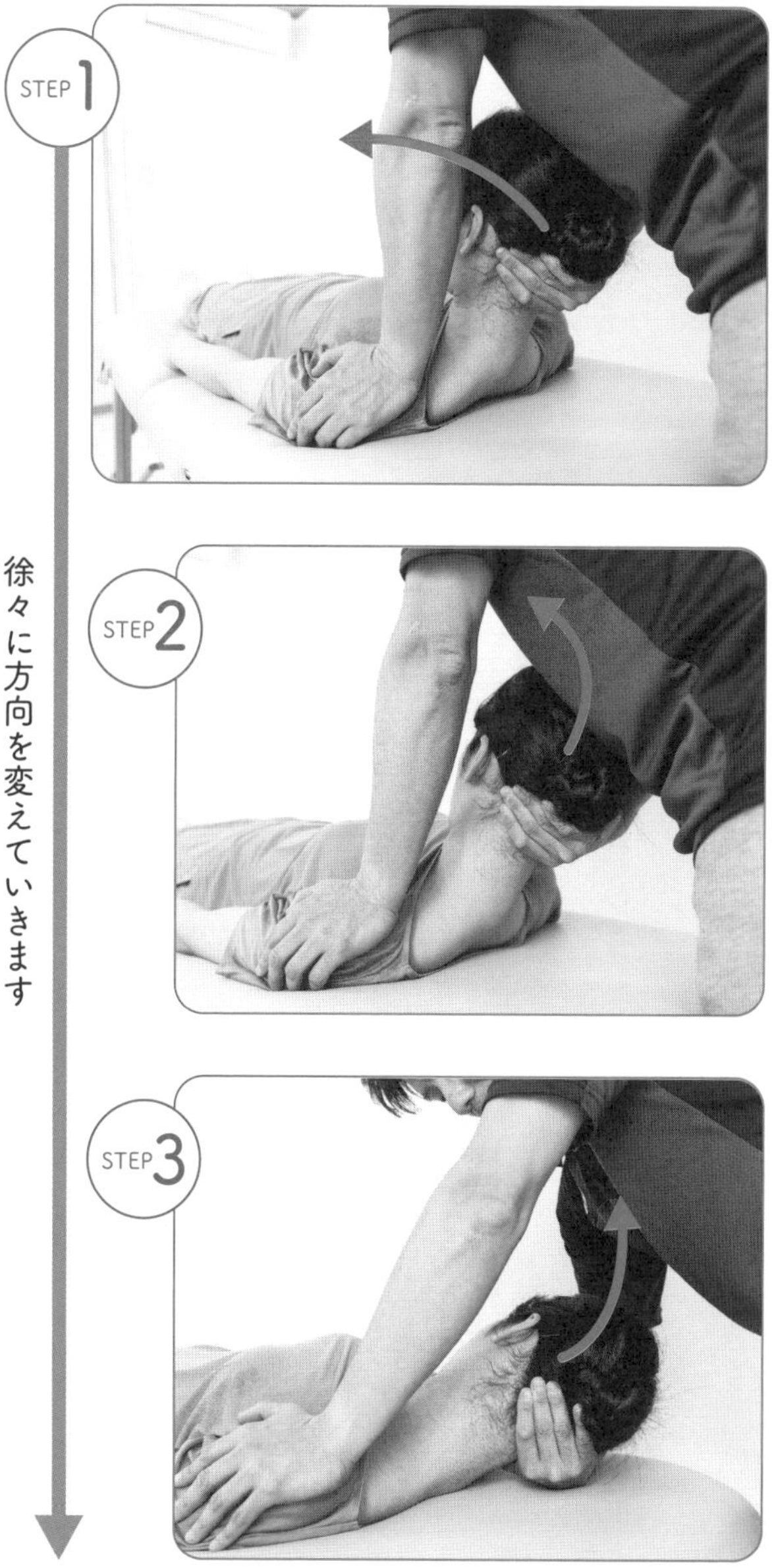

徐々に方向を変えていきます

同じストレッチを別の角度から見てみましょう。

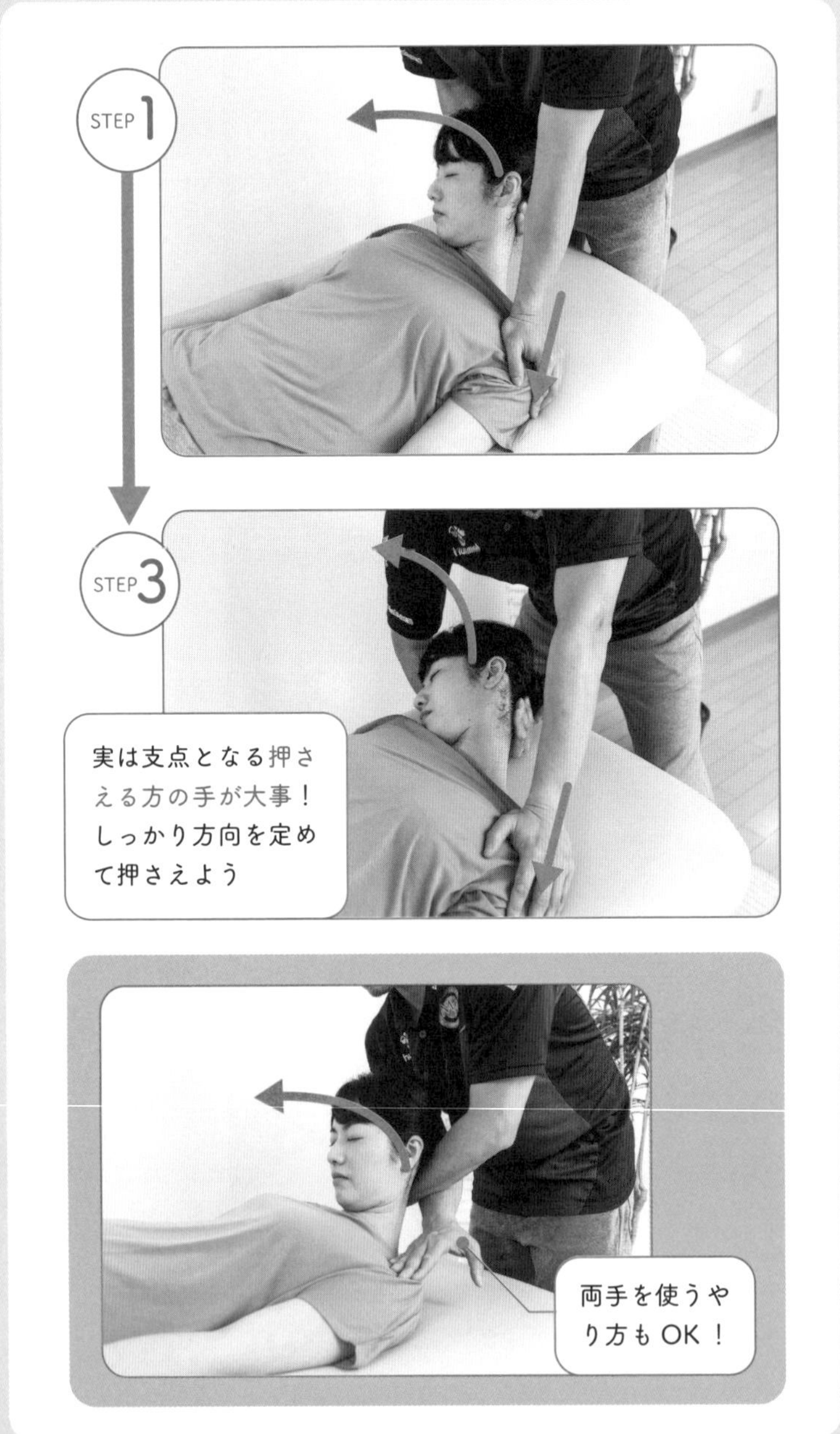
STEP 1
STEP 3
実は支点となる押さえる方の手が大事！しっかり方向を定めて押さえよう
両手を使うやり方もOK！

正面

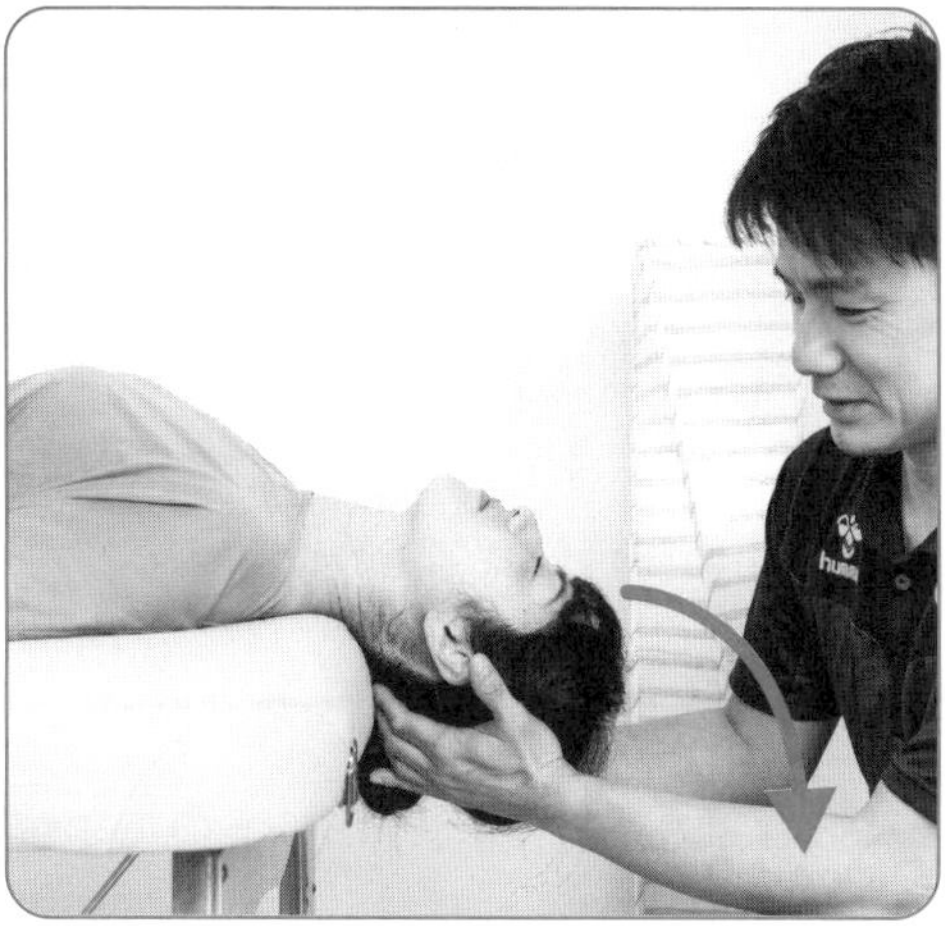

横向き

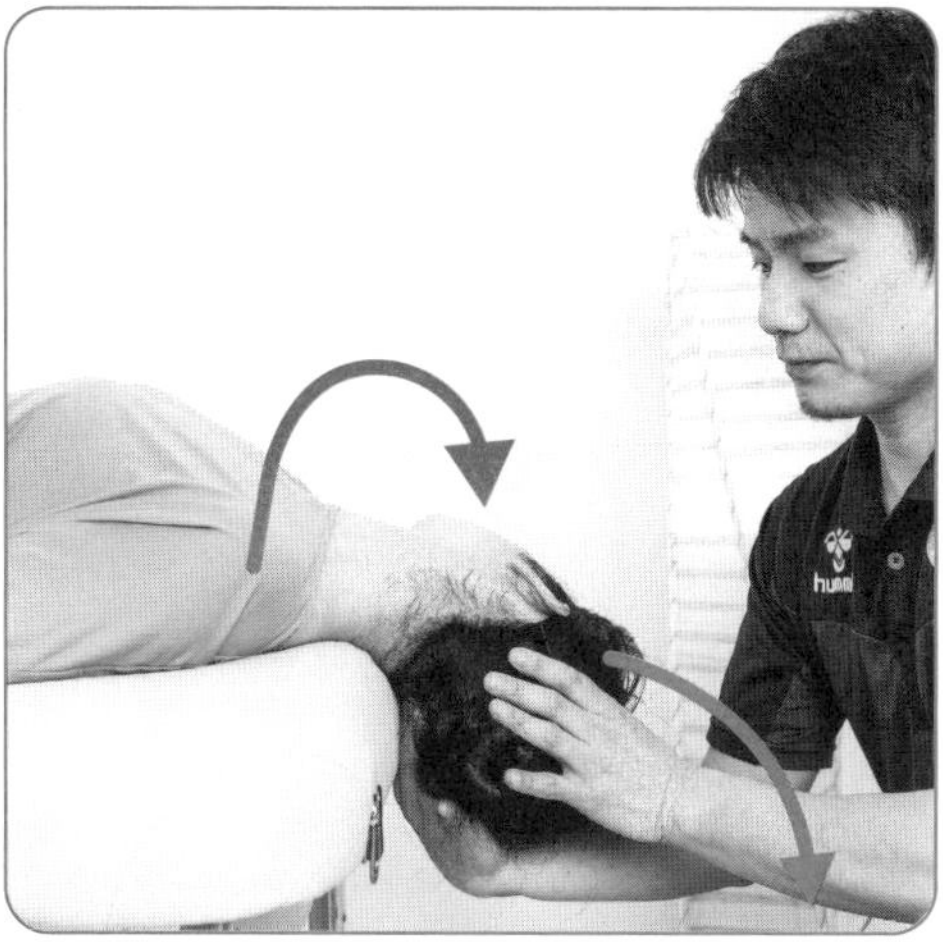

次は、前側を伸ばすストレッチです。ベッドの端を支点として、頭の重さを利用しながらやってみましょう。ただし、頭に血が上りやすいので、血圧に異常がある方や、途中で気分が悪くなるようなことがあればすぐに中断してください。

Advice

セラピストが使える
コミュニケーション術

～首のこり編～

首の不調を訴えてくるお客様は数多くいます。そして首に不調がある方は日頃から回したり、マッサージを受けたりしていますが、共通しているのが、一時は良くなったとしても「すぐにまた戻る」ことです。

確かに、首を診ると歪みがあったり、ストレートネックであったり、筋肉がこっているなどの異常はあったりするのですが、そういう人ほど、私は首以外に目が向きます。例えば、「お腹」です。この本を読みながら、お腹に横ジワをつくるように前かがみになってみてください。そう、猫背のような姿勢です。

ここで気づきますよね？　確かに動いたのはお腹ですが、その先で一番負担がかかっているのは首だということを。

つまり、**お腹を正しく使えていない（筋力不足）ことに対して結果的に帳尻を合わせているのは首**であり、いくら首を施術で良くしてもこの姿勢から来る負担が減らない限りまたすぐにぶり返すわけです。

もちろん全てではありませんが、何をしても症状を繰り返す場合は、**ズームアウトして原因を探る**ことからはじめましょう。

首の異常は原因ではなく、結果

Chapter
2

肩がこる理由は
大きく分けて
2つあるぞ！

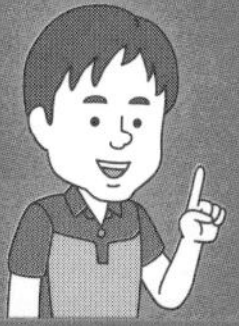

肩のこりを改善

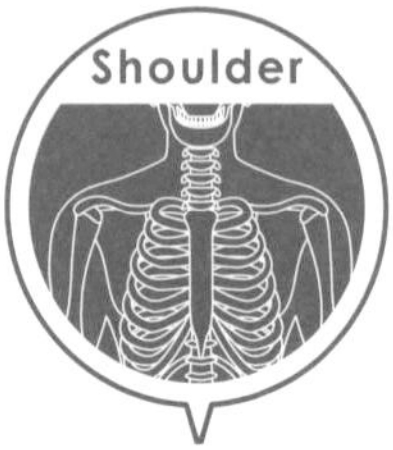

肩がこってしまう理由は

首の次は私が得意分野とする肩こりのお話です。以前、肩こりを治すための本を出版したほどで、それこそ1章や2章では解説できるようなものではないと思っていますが、要するに、**肩がこる原因は大きく分けて2つ**あります。

① 腕そのものや上肢全体にかかる重みによる鎖骨への負担

② 胸鎖関節（鎖骨と胸骨の関節）の可動域制限による肩甲骨の運動不足

まず1つ目ですが、皆さんは自分の腕を切り落として体重計にかけた場合、重さはどれくらいあると思いますか？　**腕だけで実に全体重の6％を占める**といわれています。仮に体重が60kgの方だとしたら3・6kgですが、この重みを実感しながら生きている人はいないと思います。その理由は、腕は鎖骨を通して体幹とつながっているからなのですが、感じていない＝負担がないということではなく、確実に負担はかかっています。

例えば、鎖骨はちょうど割り箸よりも少し短いくらいですが、**割り箸で、３kgの米袋を持ち上げるイメージ**をすれば、かなりの負荷になることは想像できるはずです。ましてや赤ちゃんの抱っこや、カバンの重みなどはさらに負荷になるわけですから、当然割り箸だけでは持たず、その重みを支えるべく、周囲の筋肉が助けに入ってくれるわけです。

次頁によく肩こりで訴えのある筋肉の図を載せていますが、どうですか？　**落ちていく腕を上から引っ張り上げてくれている視点**で見ると、肩がこってしまう理由が分かると思います。

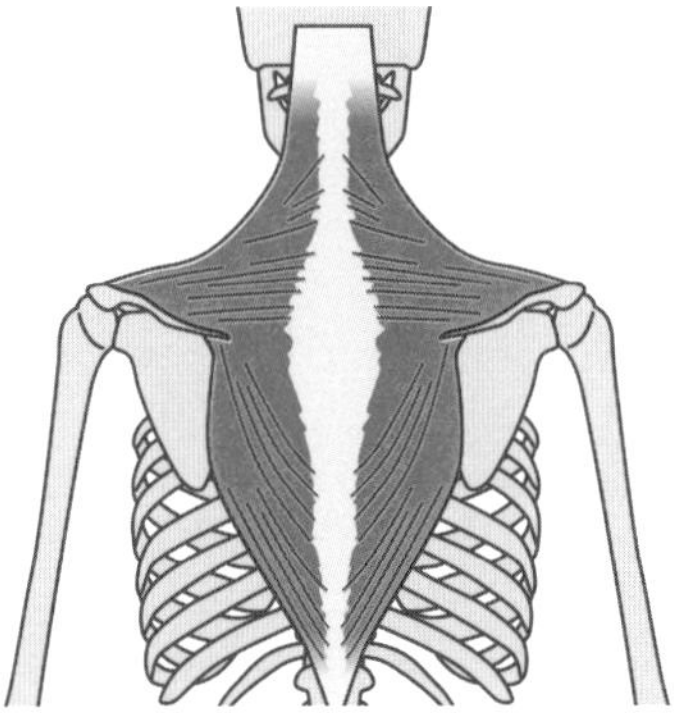

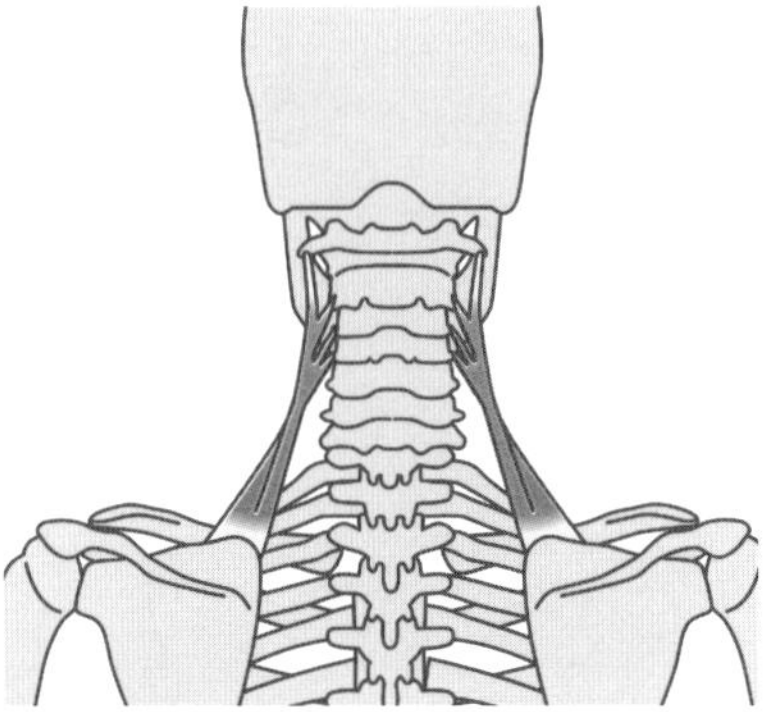

僧帽筋

腕を引っ張り上げるだけでなく、首も支え、体幹にも関わるため、疲労しやすい。

肩甲挙筋

肩甲骨を下から上に吊り上げる役目をしている。

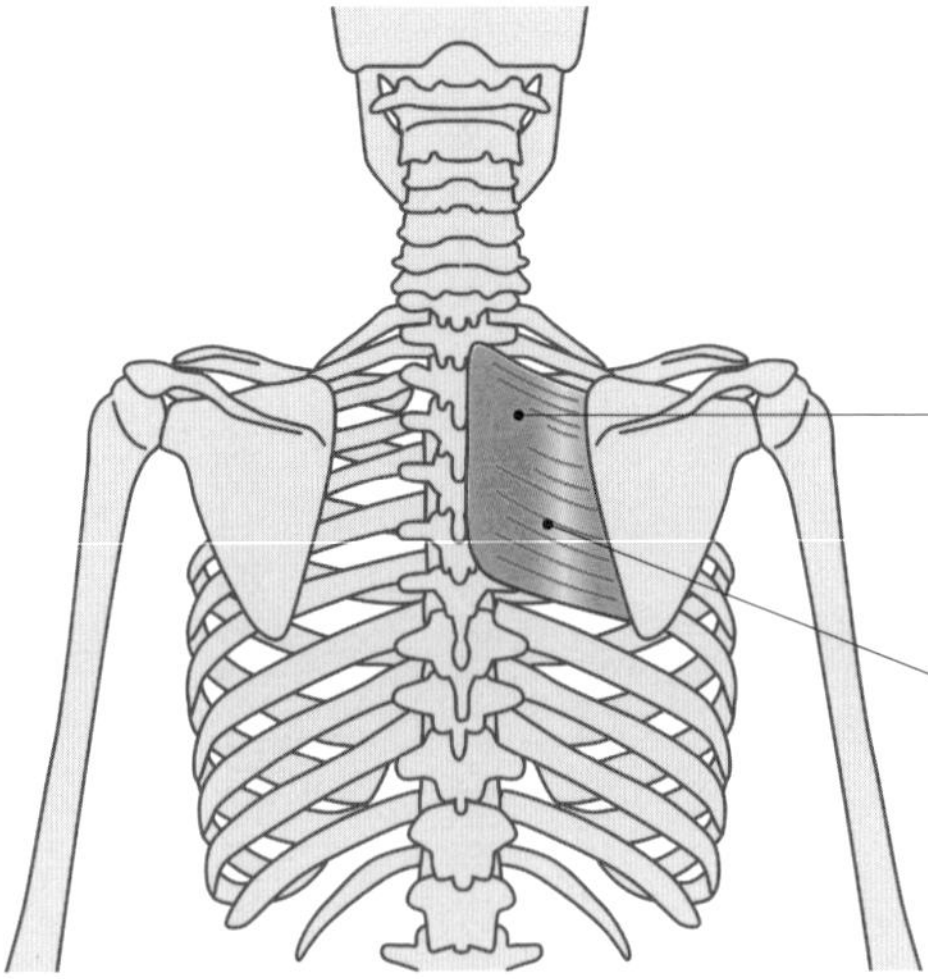

肩甲骨を支える筋肉。
こっている人もいれば、
弱っている人もいる。

小菱形《りょうけい》筋

大菱形筋

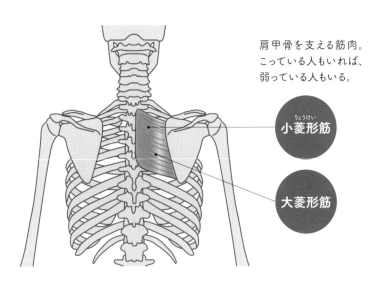

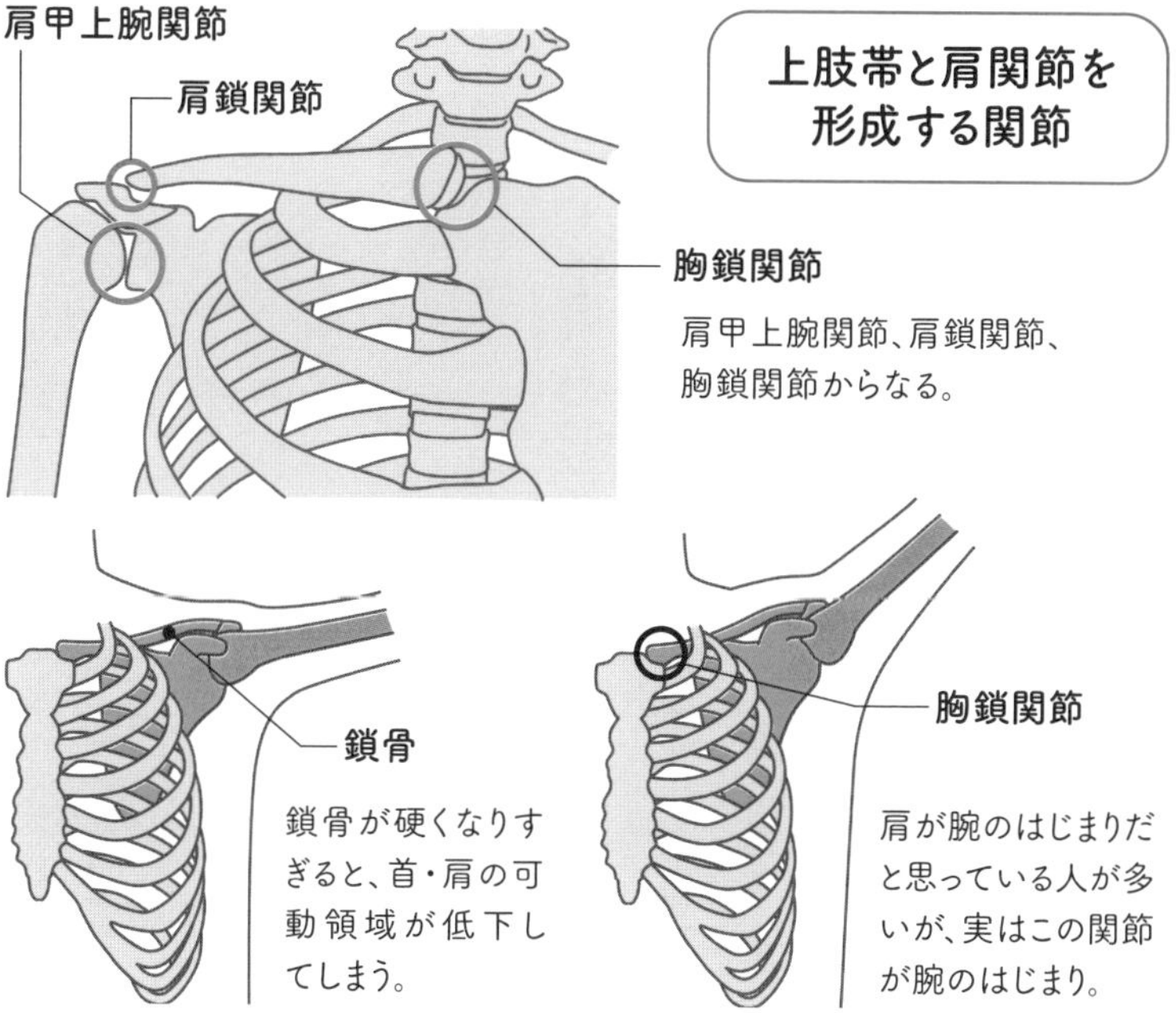

肩甲上腕関節、肩鎖関節、胸鎖関節からなる。

鎖骨が硬くなりすぎると、首・肩の可動領域が低下してしまう。

肩が腕のはじまりだと思っている人が多いが、実はこの関節が腕のはじまり。

２つ目に、**「胸鎖関節」**です。

知っている人も多いかと思いますが、この**胸鎖関節こそが腕のはじまり**です。しかしながら、腕を使って何かをする際、この鎖骨から動かす意識をしている人は非常に少なく、多くの場合「肩」から動いてしまいます。

結果、鎖骨につながっている肩甲骨も動かされないことから、肩甲骨が運動不足に陥り、歩調を合わせるかのように、周辺の筋肉が硬くなってしまうわけです。

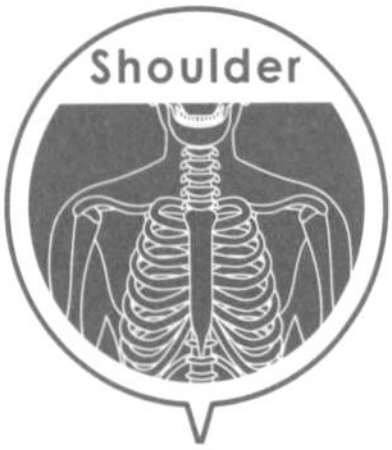

肩の動きをチェック

首同様に、今度は**肩の「動き」**を見ていきましょう。お気づきのように、肩はいろいろな方向に動きます。解剖学的には球関節とも呼ばれ、非常に不安定ながらも可動域を広くすることで、日頃私たちはさまざまなシーンで肩を活用します。

しかし、前述したように、**腕のスタートは鎖骨であり、その鎖骨につながっているのが肩甲骨**です。したがって、ここでは肩の動きでも極めて肩甲骨に深く関わる、**肩甲骨の挙《きょ》上《じょう》・屈曲・伸展、肩の外転《がいてん》・内転《ないてん》**という動きを取り上げていきます。

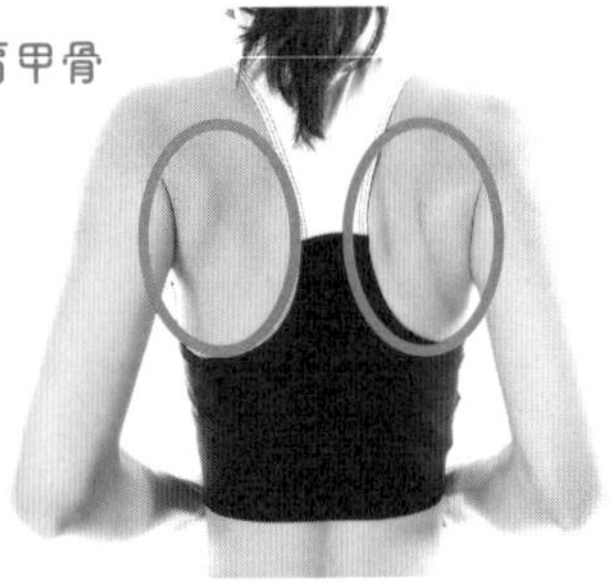
肩甲骨

肩甲骨の屈曲とは、いわゆる「内巻き」状態の、悪い姿勢。
肩甲骨の挙上とは、寒いときに肩をすくめるような、肩甲骨を引き上げる動作。

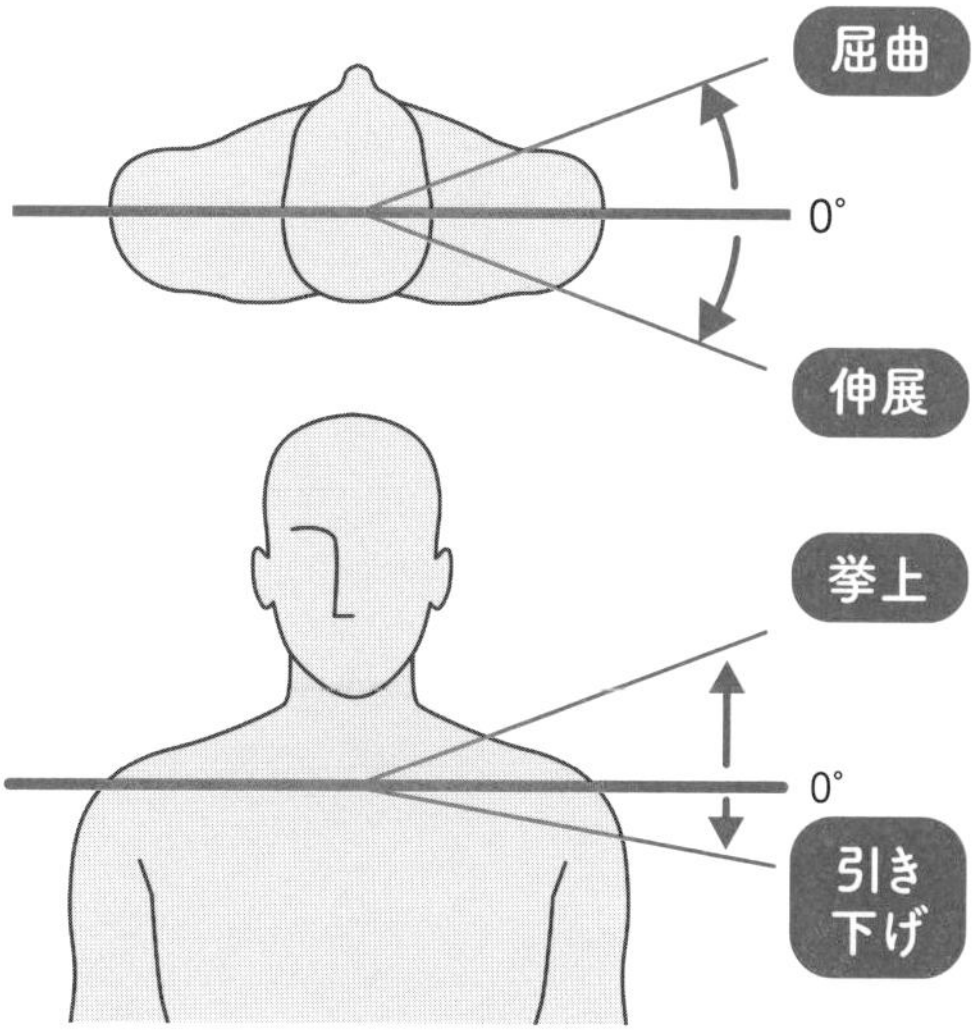

肩の外転・内転は、半分以上肩甲骨の動きによって行われる動作だが、肩甲骨が動かない人はひじや腰を使っていることが多い。

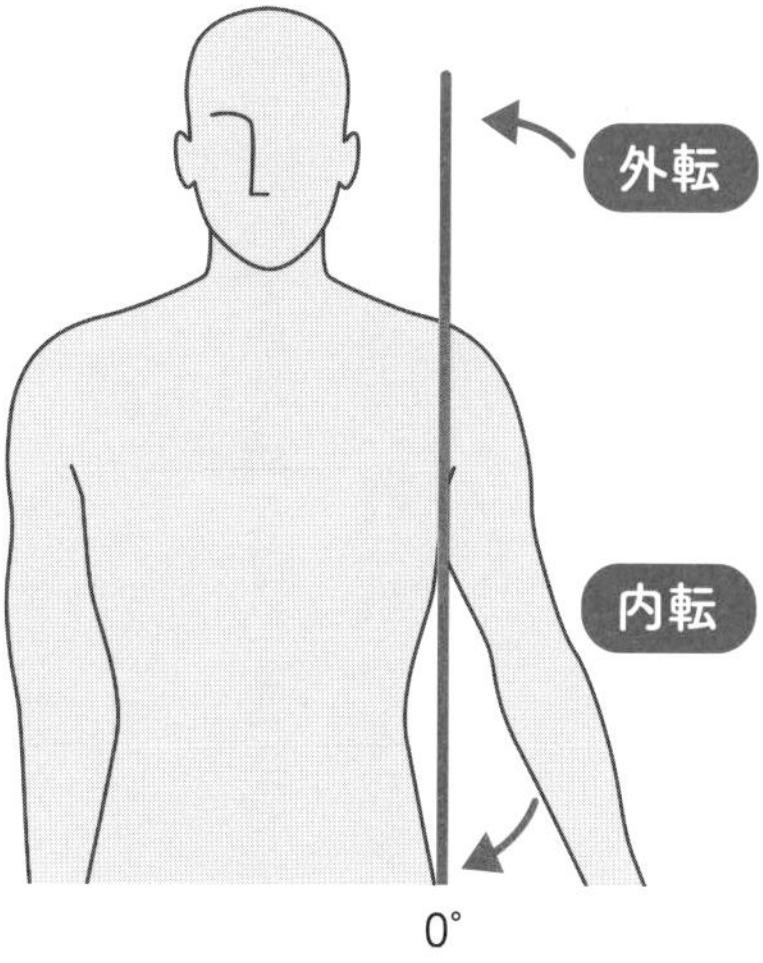

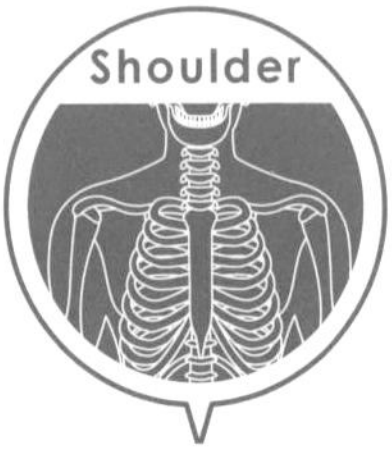

肩甲骨の「挙上《きょじょう》」と「引き下げ」

ここで取り上げる**挙上《きょじょう》**とは、いわゆる肩をすくめる動きのことです。お話してきたように、腕の重みで肩甲骨は必然的に下に引っ張られるわけですが、これと真逆のことを動作として行うのがこの挙上という動きです。そして、この図のように目に見えるような動きだけでなく、ショルダーバックを担ぐ時のように、**下がっていく肩をその場に固定させておくことも立派な挙上動作**です。このように、動きのない筋収縮を**「等尺性（アイソメトリック）筋収縮」**と呼び、一方で実際に動きの見えるものは**「等張性（アイソトニック）筋収縮」**と呼ばれます。

なお「引き下げ」は肩が下がることを意味しますが、この運動に関しては、重力にしたがう（脱力する）ことで自然にできてしまうので、今回は取り上げないことにします。

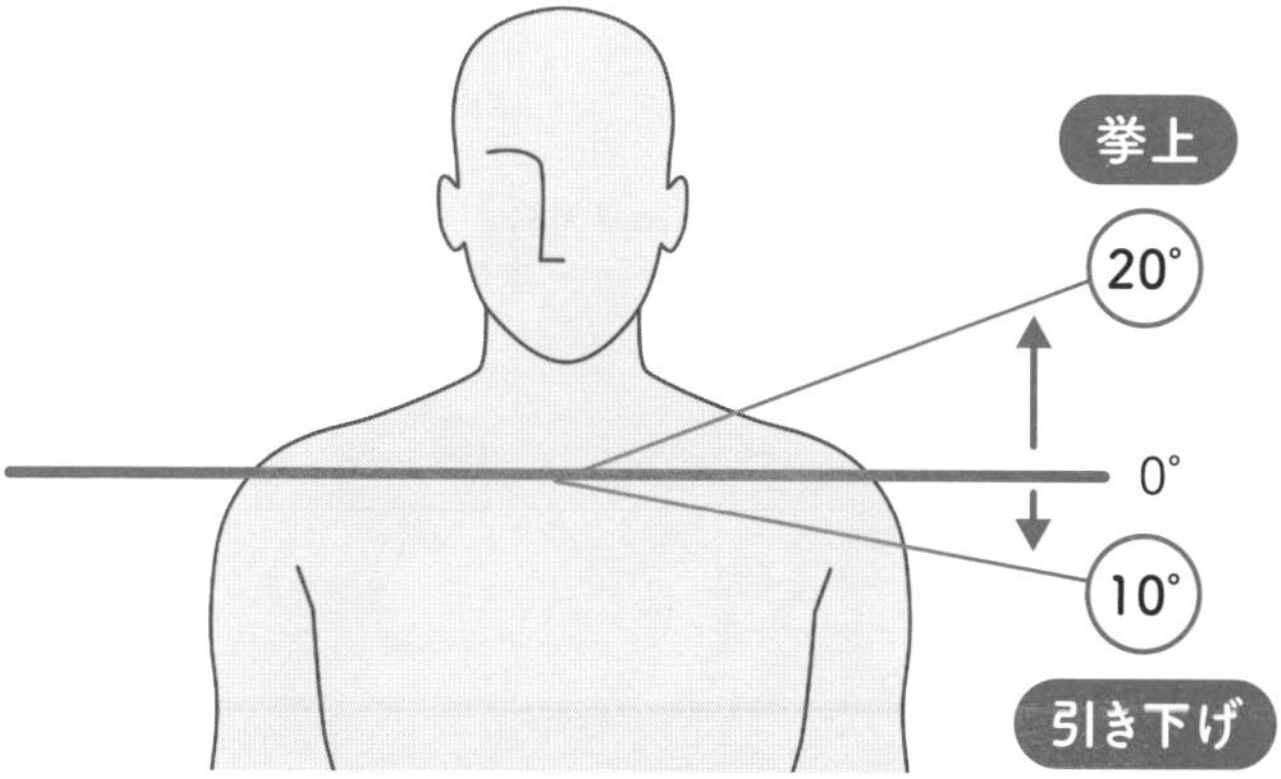

自然な状態では腕の重みで肩甲骨は下に引っ張られているが、肩にショルダーバッグをかけることで、肩甲骨が挙上する。このような筋収縮を「等尺性筋収縮」と呼ぶ。

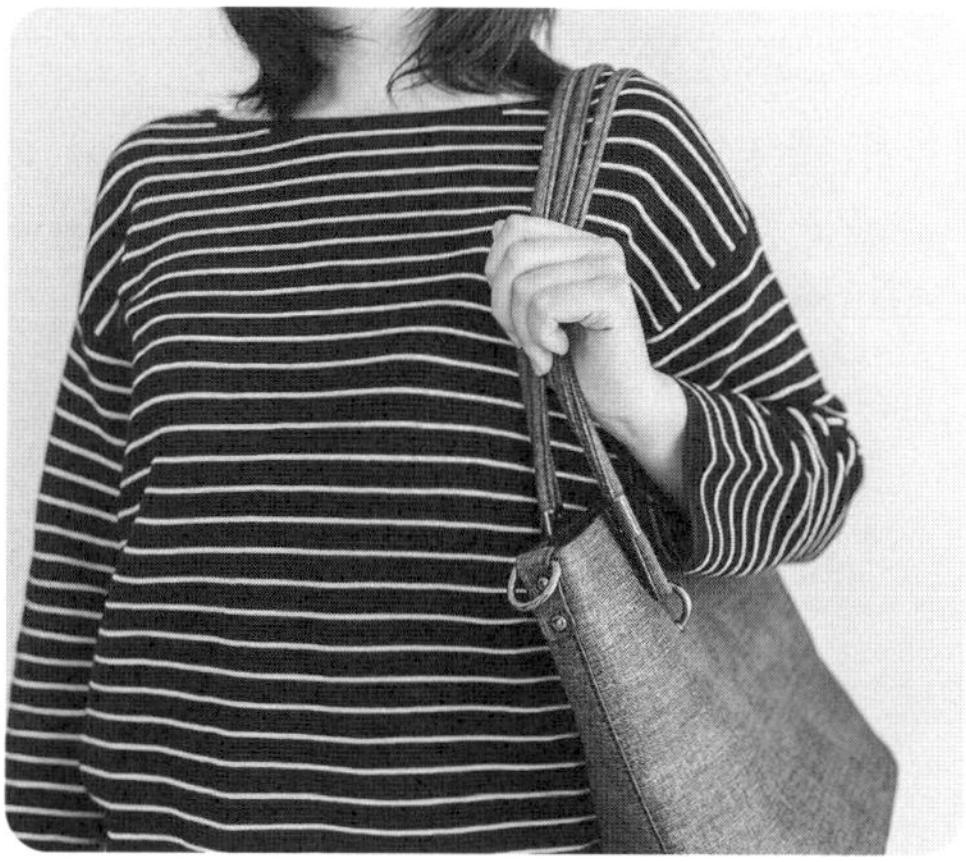

Levator scapulae ● レヴェイター スキャプリー

肩《けん》甲《こう》挙《きょ》筋《きん》

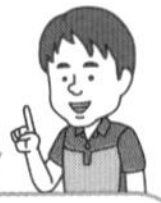

肩甲骨を「挙げる」筋肉で、寝違いの原因筋としても有名。
胸鎖乳突筋、僧帽筋に覆われているので、深く触診すべし！

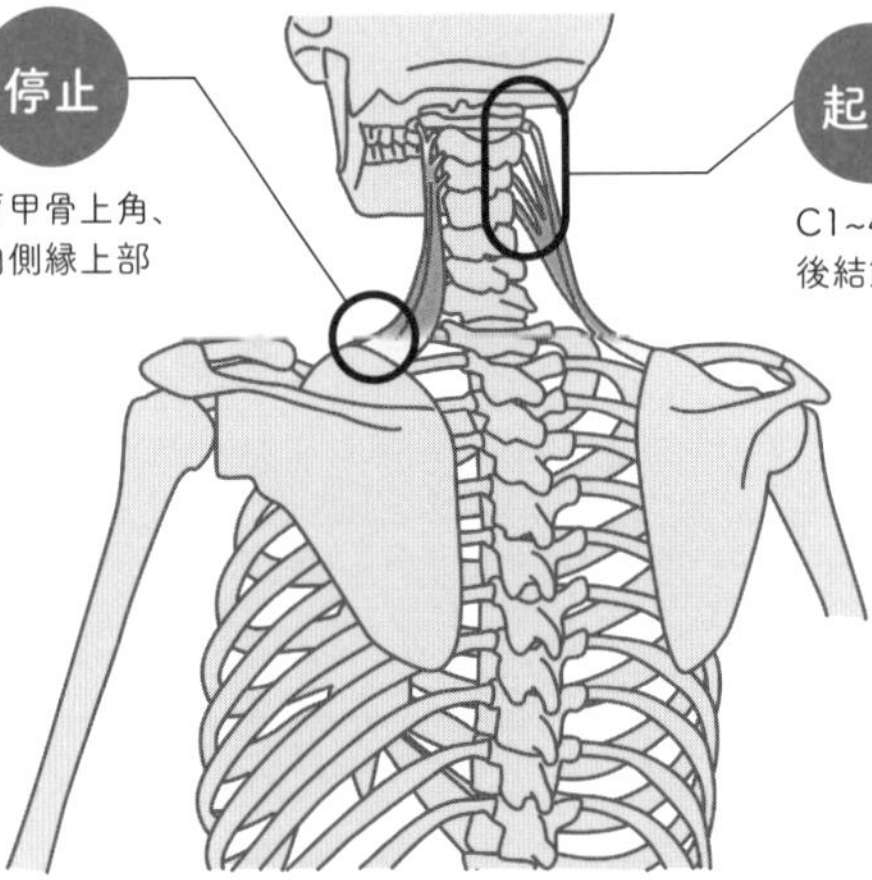

停止
肩甲骨上角、
内側縁上部

起始
C1~4横突起の
後結節

支配神経
肩甲背神経
(C2~5)

作用
肩甲骨を挙上、
頚椎を伸展する
（補助的作用）

筋肉を見つけよう！

1 全体像を把握する

停止の肩甲骨上角を確認し、筋線維の斜め後ろへの走行を確認しよう。

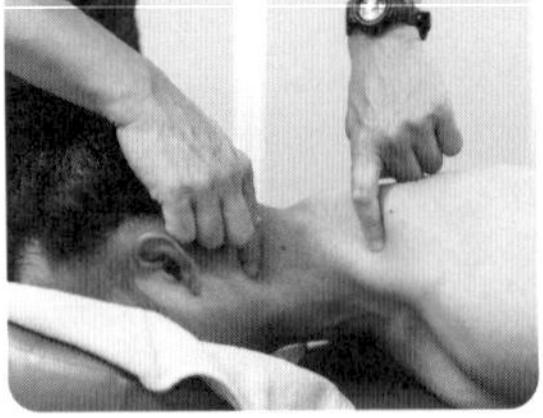

2 筋を触診する

指先を熊手のように使い、筋肉を持ち上げるように触診しよう。

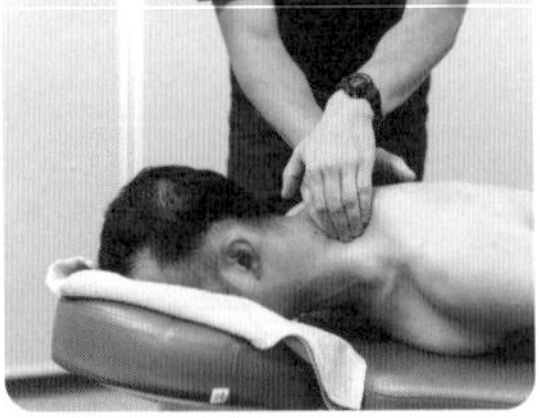

さて、挙上動作において真っ先に出てくるのはやはり僧帽筋だと思いますが、僧帽筋は先に説明していますので、ここでは**「肩甲挙筋」**を取り上げましょう。文字通り**「肩甲骨を挙げる」筋肉で、斜角筋と同じく位置が深く、触診に技術が必要な筋肉**です。そしてこれは私個人の経験からいえることですが、マッサージや指圧などの直接の刺激だと、非常に**反動（いわゆるもみ返し）が起きやすい筋肉**です。したがって、やはりストレッチを駆使することで、より安全かつ効果的にアプローチができると思います。

肩甲挙筋の異常で考えられる症状

- **寝違い（むち打ち症候群）**
- **肩こり**
- **首こり**
- **いかり肩（筋力が弱い場合はなで肩）**

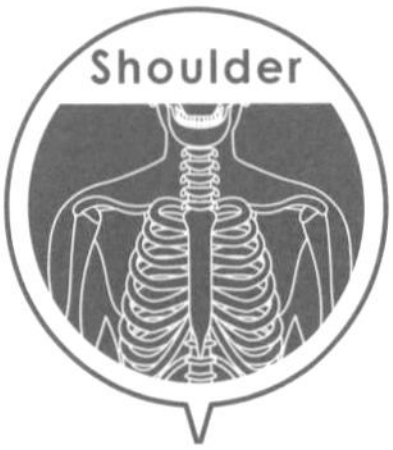

肩甲骨の「屈曲」と「伸展」

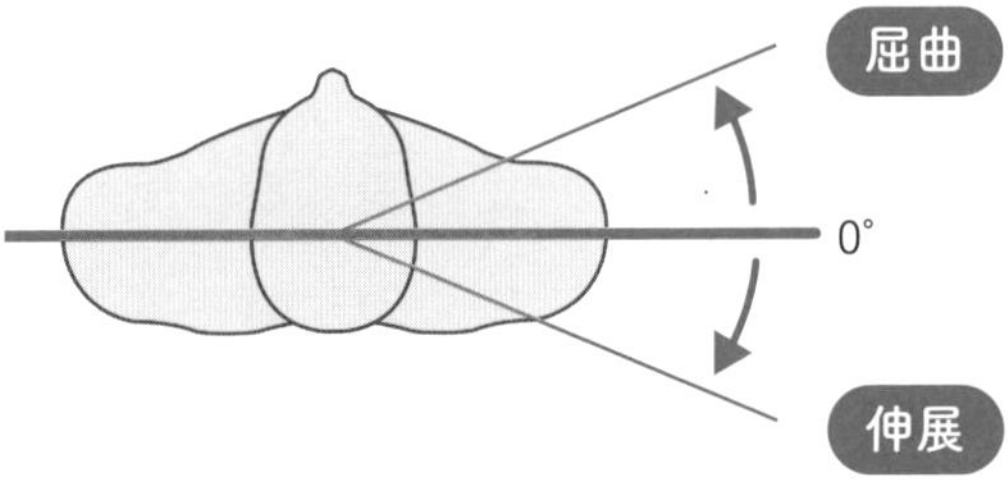

次の動きは**屈曲**と**伸展**です。この屈曲と伸展という動きはいろんな関節で使われるので、混乱しないよう注意が必要です。単に屈曲とか伸展と表現するのではなく、**どの部分の屈曲なのか、明確にすること**が大事です。さて、肩甲骨の屈曲とはいわゆる肩の「内巻き」状態であり、悪い姿勢を意味します。一方、**肩甲骨を後ろで背骨に寄せるような動きが伸展**で、姿勢を正したり、体操時などによく使われます。肩こりの改善には欠かせない動作で、**この動作が硬い人は肩がこっている人が多い**ので、施術前と施術後でその可動域を確かめていきましょう。

アプローチすべき筋肉

肩甲骨の屈曲・小胸筋・大胸筋

Pectoralis minor ● ペクトレイリス マイナー

小《しょう》胸《きょう》筋《きん》

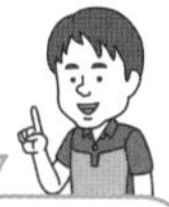

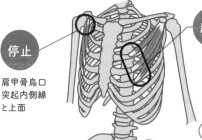

大胸筋の裏側にある小さな三角形の筋で、腋窩の前壁を構成する。深呼吸の際、前鋸筋とともに活躍する筋肉だぞ！

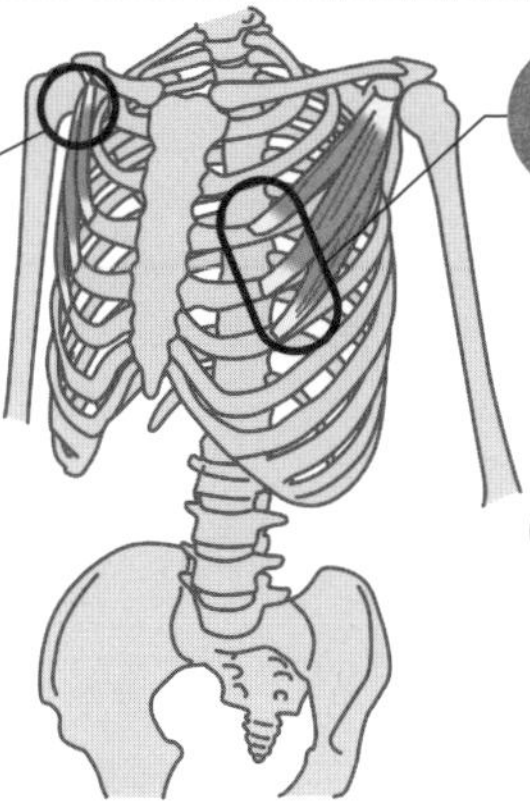

停止
肩甲骨烏口突起内側縁と上面

起始
第3～5肋骨上縁と外面、肋間隙を覆う筋膜

支配神経
内・外側胸筋神経（C7 ~T1）

作用
肩甲骨を前傾、下方回旋、強制呼気時に肋骨を挙上、胸郭を拡大する

筋肉を見つけよう！

1 全体像を把握する

停止の烏口突起を、鎖骨の下縁をなぞっていきながら見つけよう。

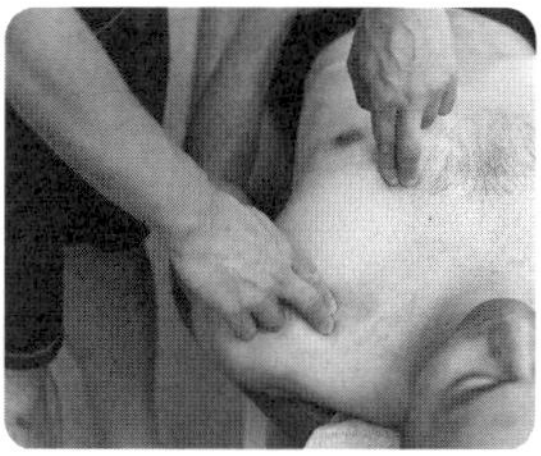

2 筋を触診する

大胸筋をめくるようにして、肋骨に沿って指先を中に入れる。

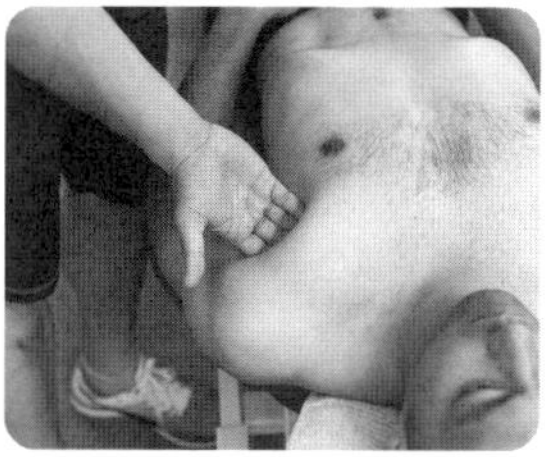

Pectoralis major ● ペクトレイリス メイジャー

大《だい》胸《きょう》筋《きん》

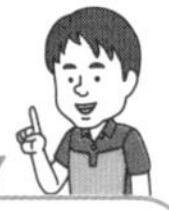

胸部表層の強力な筋。この筋膜上に乳房があるため、女性はこの筋を鍛えてバストアップ、男性は分厚い胸板をつくることができるぞ！

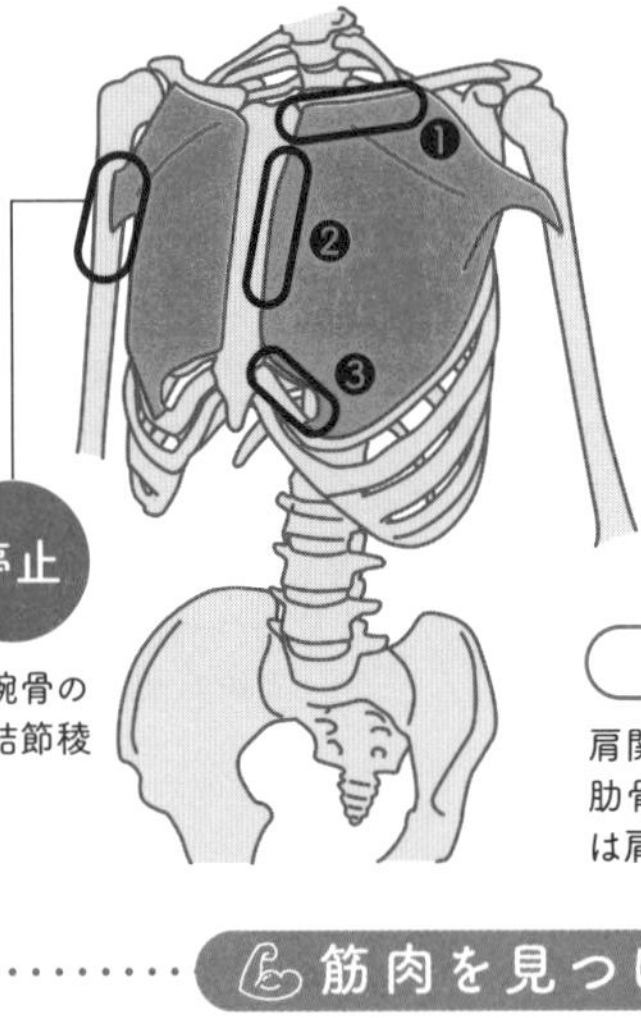

停止

上腕骨の大結節稜

起始

鎖骨部：❶鎖骨内側半前面
胸肋部：❷胸骨前面同側半分、第2～7肋軟骨
腹部：❸腹直筋鞘最上部前葉

支配神経

内側および外側胸筋神経（C5~C8、T1）

作用

肩関節内転、内旋。強制呼気時に肋骨を挙上、胸部拡大、上部線維は肩関節屈曲、水平内転

筋肉を見つけよう！

1 全体像を把握する

起始が広いため、それぞれの位置を確認しながら触診する。

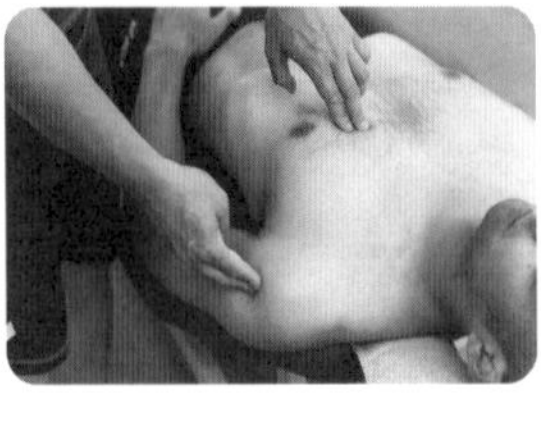

2 筋を触診する

停止の上腕骨を離していくことで、筋肉が伸ばされるのを確認しよう。

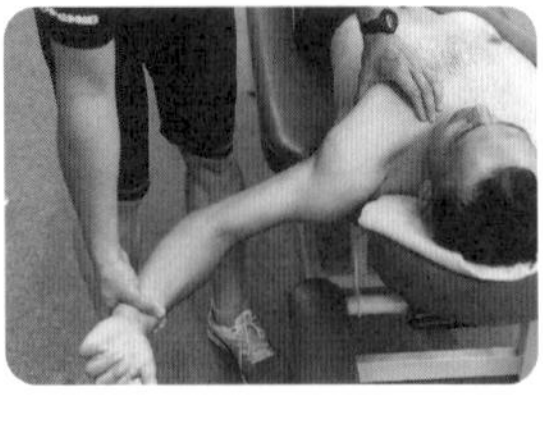

大胸筋は有名で馴染みのある人は多いと思いますが、実は大切なのは**小胸筋**です。両者は肋骨から起始するという点では共通しますが、大胸筋が上腕骨に停止するのに対して、

小胸筋は肩甲骨の烏口突起に停止します。つまり、**肩甲骨の動きに直接的に関わっているのは小胸筋**で、これも位置が深いため、マッサージには技術を要します。しかし、**起始と停止をしっかりイメージできればストレッチでのアプローチは容易**であり、かつほぐれることにより、姿勢は激変したりするので、私にとっては個人的に非常に扱いやすい筋肉です。もちろん、大胸筋が硬いことで肩甲骨を含めた腕全体が内巻きに入ってしまうので、大胸筋のアプローチも忘れてはいけません。

大胸筋・小胸筋の異常で考えられる症状

- **肩こり**
- **猫背（肩の内巻き）**
- **呼吸運動不全**
- **代償動作による腰痛**

Rhomboid major ● ロンボイド メイジャー

大《だい》菱《りょう》形《けい》筋《きん》

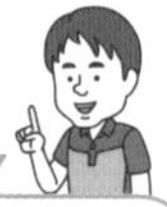

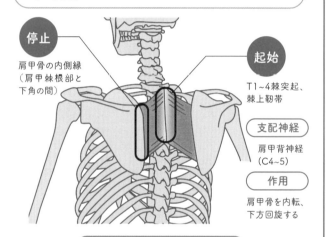

小菱形筋と形も作用も同じだが、下部に位置する。僧帽筋に覆われて深く、起始が胸椎なのが、触診時のコツだ！

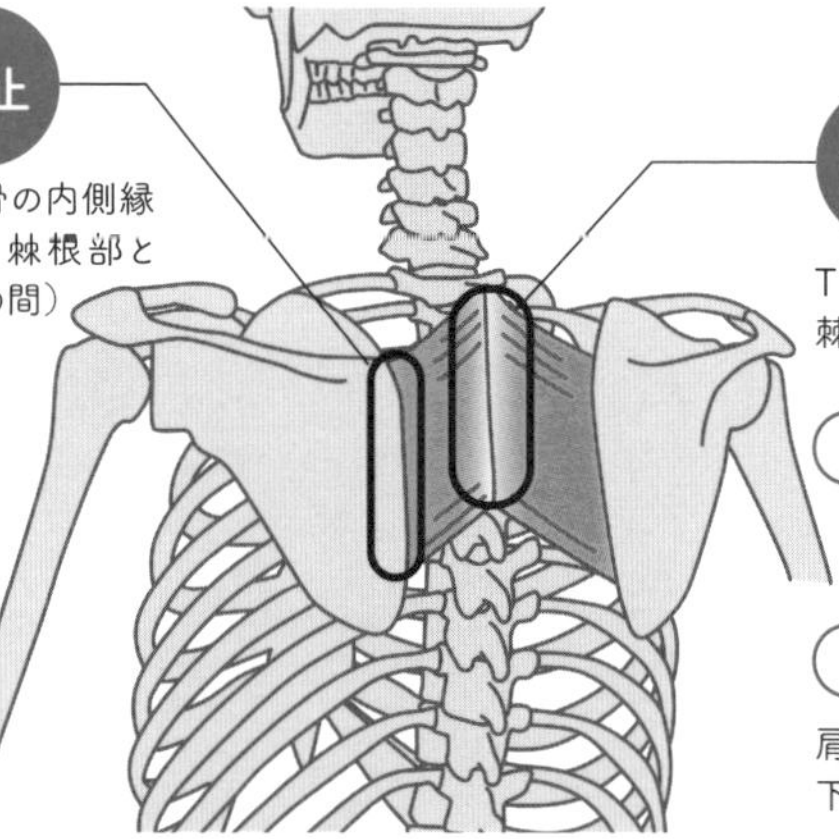
停止
肩甲骨の内側縁（肩甲棘根部と下角の間）
起始
T1~4棘突起、棘上靭帯
支配神経
肩甲背神経（C4~5）
作用
肩甲骨を内転、下方回旋する

筋肉を見つけよう！

1 全体像を把握する

胸椎からはじまり、斜め下に走行する筋線維を意識しよう。

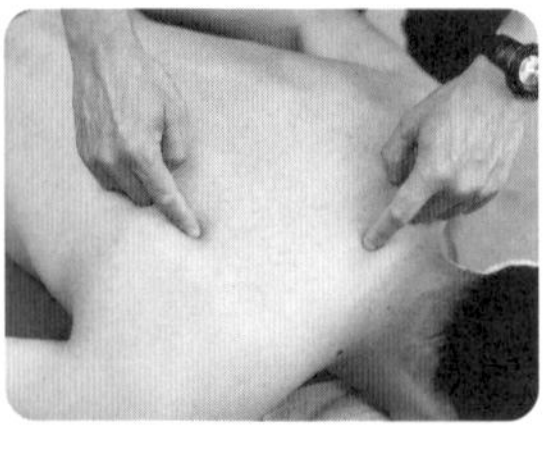

2 肩甲骨を利用する

腕を後ろに回し、肩甲骨を引き上げて触診しよう。

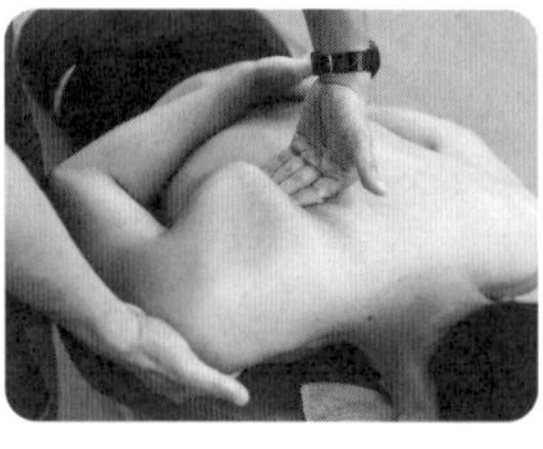

Rhomboid minor ● ロンボイド マイナー

小《しょう》菱《りょう》形《けい》筋《きん》

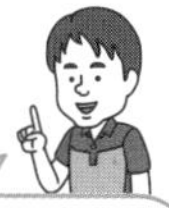

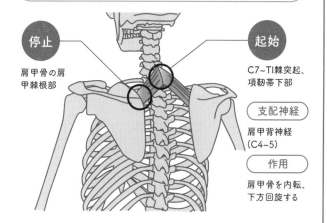

大菱形筋と形も作用も似ているが、上部に位置する。僧帽筋に覆われて深く、起始が頚椎なのが、触診時のコツだ！

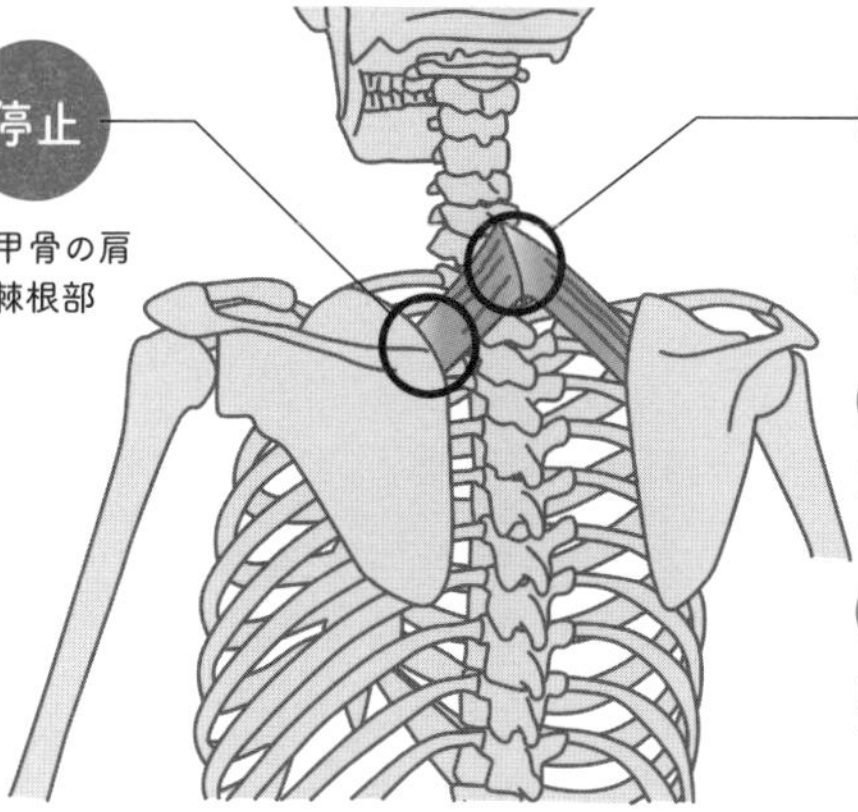

停止

肩甲骨の肩甲棘根部

起始

C7~T1棘突起、項靭帯下部

支配神経

肩甲背神経(C4~5)

作用

肩甲骨を内転、下方回旋する

筋肉を見つけよう！

1 全体像を把握する

頚椎からはじまり、斜め下に走行する筋線維を意識しよう。

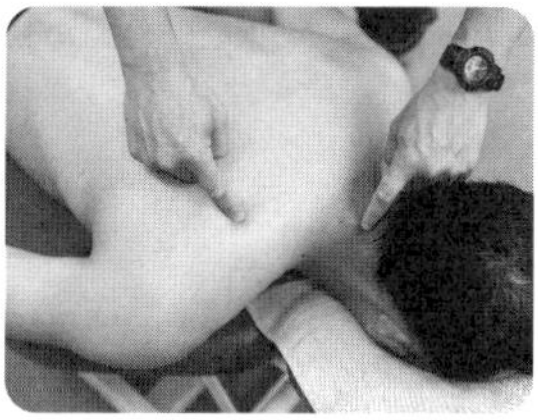

2 肩甲骨を利用する

腕を後ろに回し、肩甲骨を引き上げて触診しよう。

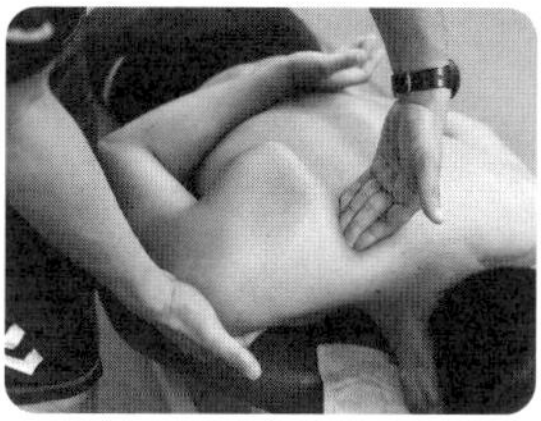

お年寄りの姿勢というと、どんなものを思い浮かべるでしょうか。背中が出っ張り、前かがみで…確かにそうですね。では、なぜあのような姿勢になってしまうのでしょうか。考えられるのは、胸やお腹の筋肉が硬くなって、前に体勢が引っ張られてしまうこと。となると前面を緩めることが改善策となるわけですが、あるいは背面の筋肉が弱りすぎて体勢を維持しにくくなっている可能性もあります。もしそうだとすると、前面へのアプローチだけでは事足りないことになります。このように**「こっているものを緩める」という視点と「弱いものを強める」という両方の視点**が筋肉や姿勢を見ていく上では重要です。この菱形筋はいい例で、こっている人もいれば、弱っている人もいます。ストレッチやマッサージなど、アプローチすることはとても良いことですが、大事なのは**「何のためにアプローチするのか？」という目的をしっかりと持つこと**なのです。

大・小菱形筋の異常で考えられる症状

- 肩こり
- 呼吸運動障害
- 代償動作による腰痛

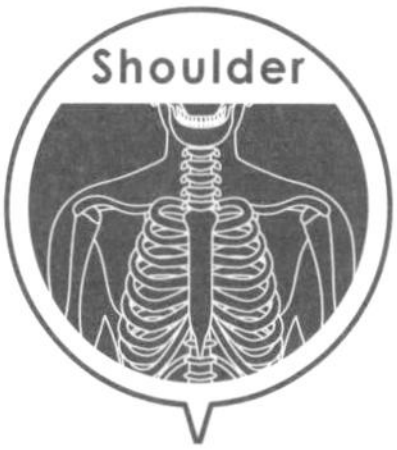

肩の「外転《がいてん》」と「内転《ないてん》」

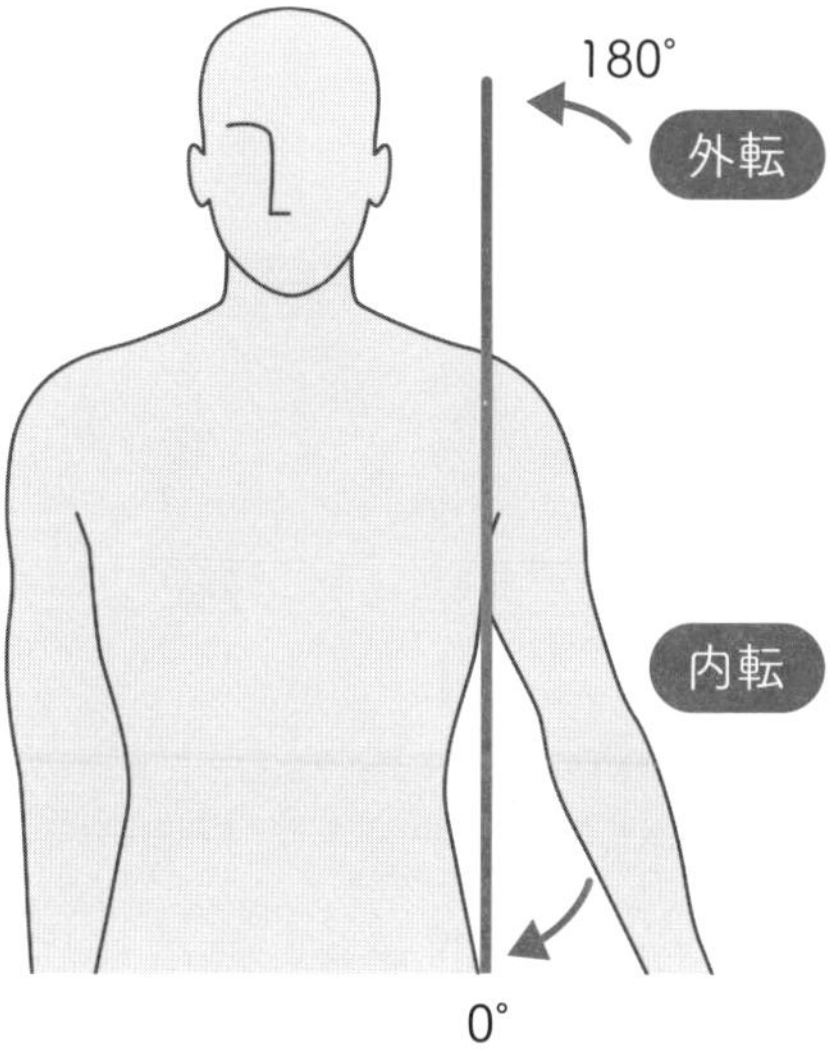

次は腕を真横に上げる肩の**外転**《がいてん》という動作ですが、実はこの動作、**半分以上は肩甲骨の動き**によって行われる動作なのです。正常可動域は図の通り180度ですが、肩甲骨が動かない人はひじを使ったり、腰から反るなどの代償動作が見られます。**施術前にしっかりと確認**して、**できる動きとできない動きをきちんと観察する**ことが必要です。

○

正しい肩の外転。腕が耳の横につかない場合、肩甲骨が硬くなり、動きが悪くなっている可能性がある。

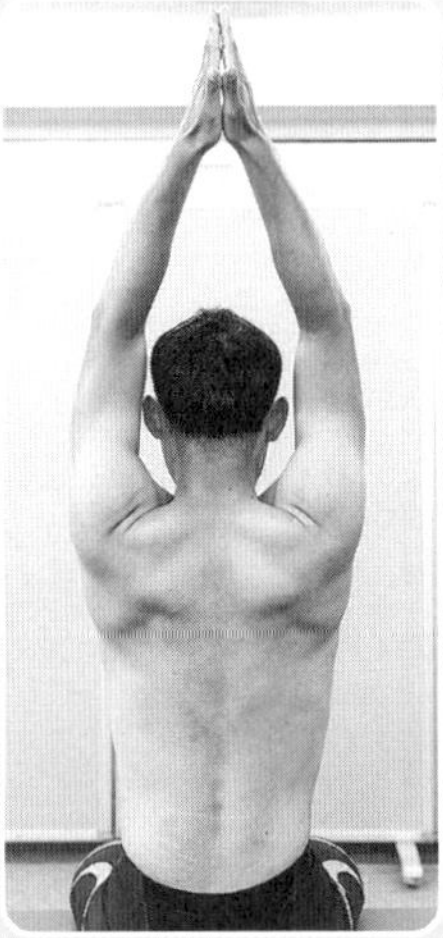

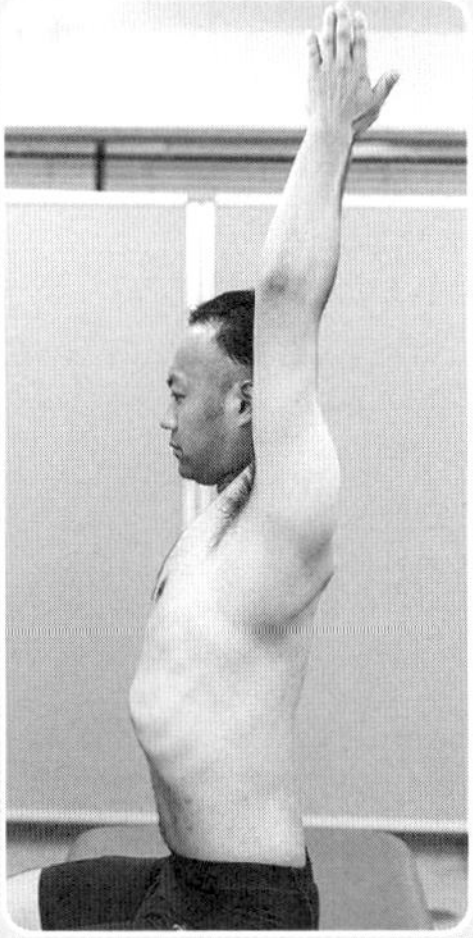

×

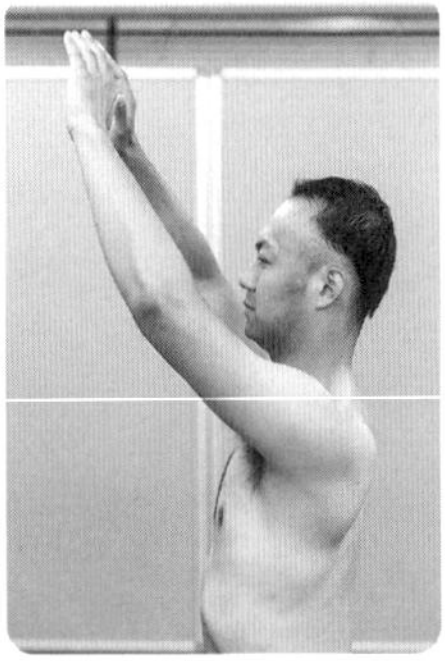

真上に
上がっていない

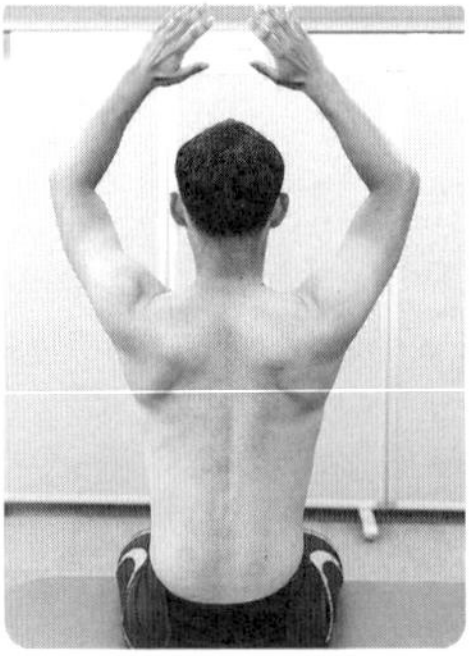

腕と耳が
離れている

Deltoid ● デルトイド

三《さん》角《かく》筋《きん》

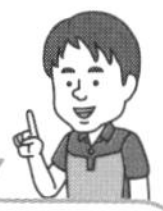

上肢で最も体積が大きい筋。鎖骨部(前部)・肩峰部(中部)・肩甲棘部(後部)に分けられ、肩関節のほぼ全ての働きに関与するぞ!

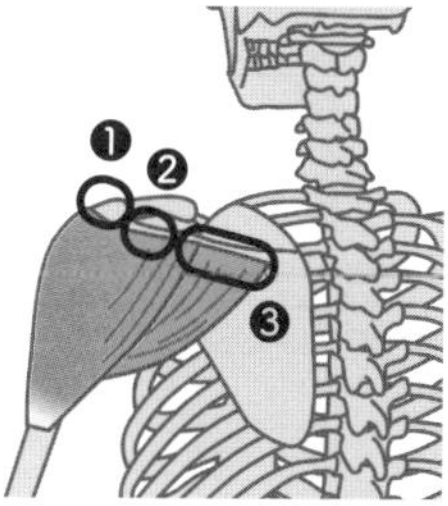

起始

鎖骨部:❶鎖骨の外側1/3の前縁
肩峰部:❷肩甲骨の肩峰外側縁と上面
肩甲棘部:❸肩甲骨の肩甲棘の下縁

停止

上腕骨の三角筋粗面

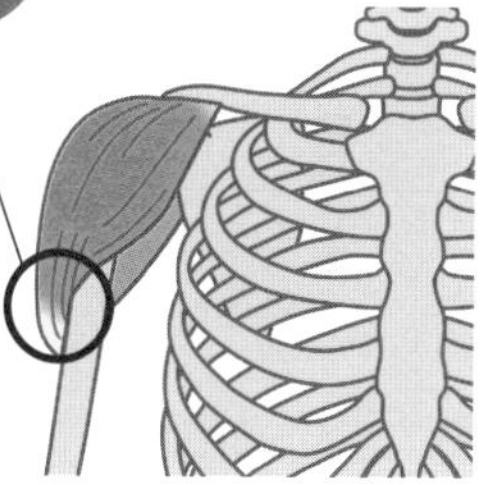

支配神経

腋窩《えきか》神経
(C5~6)

作用

全体:肩関節を外転する
鎖骨部:肩関節を屈曲、内旋、外転、水平屈曲する
肩峰部:肩関節を外転する
肩甲棘部:肩関節を伸展、外旋、外転、水平伸展する

筋肉を見つけよう!

1 全体像を把握する

筋肉が広いため、全体を把持するように握ってみよう。

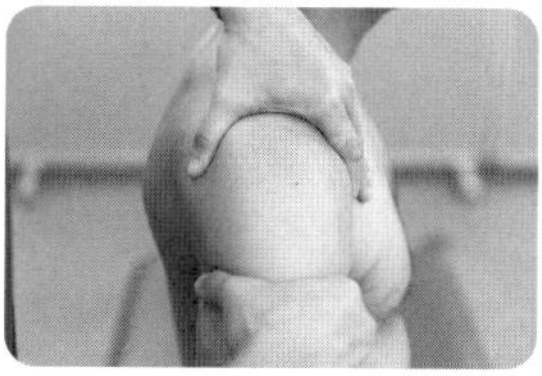

2 停止を触診しよう

起始は広いものの、停止は1箇所。筋肉の終わり側を確認しよう。

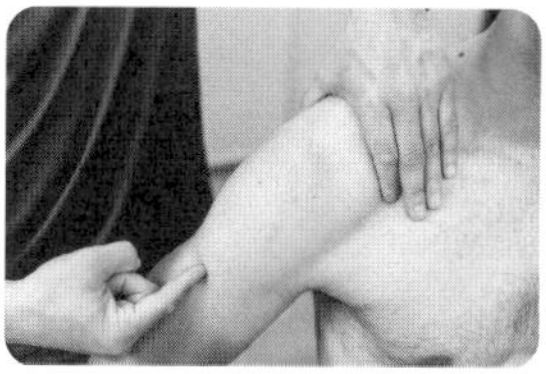

三角筋は、非常に広い筋肉で、正面からの解剖図でも、側面からでも、背面図でも登場するという、稀な筋肉です。肩の広い範囲を覆い、前部線維は肩の屈曲という動きを、後部線維は伸展、そして今回取り上げる外転の動きは、中部線維が担っていることになります。発達することで肩周りが大きく見えるため、体を鍛える方々は日頃からよく意識している筋肉だと思います。ただ、**動きが多様だということは、僧帽筋同様に疲労しやすい**側面があります。あまりにも負担をかけると、いわゆる**四十肩・五十肩の原因にもなる**ので、定期的なメンテナンスが要求されるような、繊細な筋肉ともいえます。

三角筋の異常で考えられる症状

- 肩関節周囲炎（五十肩）
- 野球肩
- インピンジメント症候群

アプローチすべき筋肉

肩の内転・大円筋

Teres major ● テレス メイジャー

大《だい》円《えん》筋《きん》

小円筋と位置も名前も似ているが、機能も支配神経も異なるので注意。広背筋の補助筋でもあるぞ！

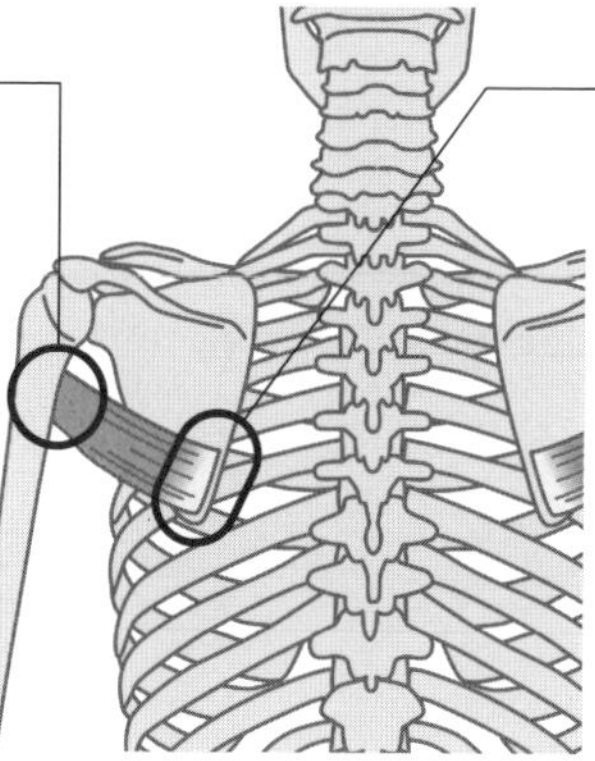

停止
上腕骨
小結節稜

起始
肩甲骨
下角後面

支配神経
肩甲下神経
(C5~6)

作用
肩関節を内旋、内転、伸展する

筋肉を見つけよう！

1 全体像を把握する

肩甲骨下角からはじまり、上腕骨の前に回り込むのを意識しよう。

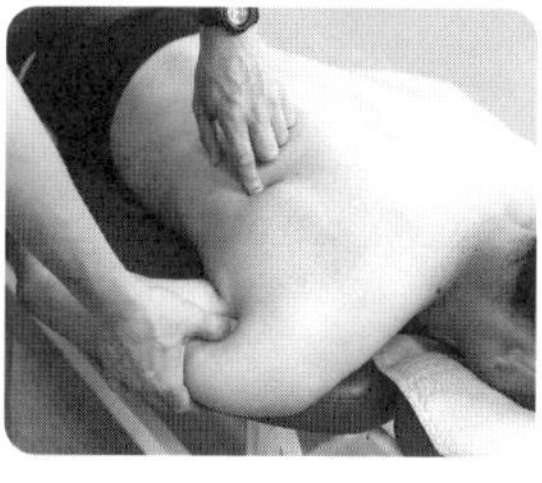

2 筋を触診する

停止を意識し、上腕骨に近づくにつれて深めに触診しよう。

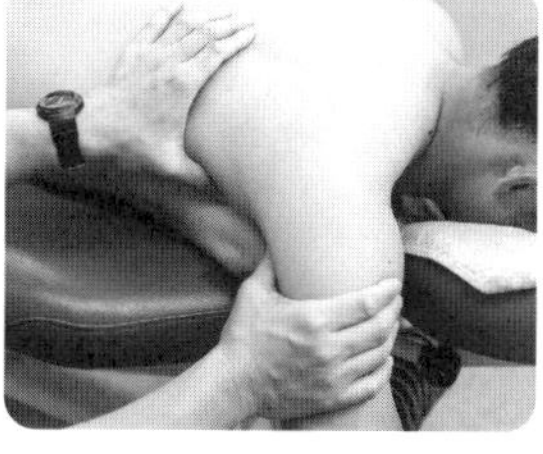

大円筋は骨に向かう筋肉なので、脇の下、やや後ろ側に位置します。その意味でも、肩こりとは無縁な場所にも見えます。しかし、この大円筋が硬いと何が起こるのでしょうか。そう、**外転の動作が厳しくなる**のです。シャツを下に引っ張られながら万歳をするイメージです。僧帽筋や肩甲挙筋・三角筋からしてみると、この**大円筋が少しでも柔軟であることが彼らの腕を上げる動きの助けになる**わけです。また、この大円筋は上腕骨の前面に停止しているため、肩の内転とともに内旋筋でもあるわけです。したがって**大円筋がこることにより、強力な内巻き肩をつくってしまう**のはいうまでもありません。

大円筋の異常で考えられる症状

- インピンジメント症候群
- 肩の内巻き（猫背）
- 肩関節周囲炎（五十肩）

肩のストレッチ
実技編

肩のこりに効くストレッチ

STEP 1

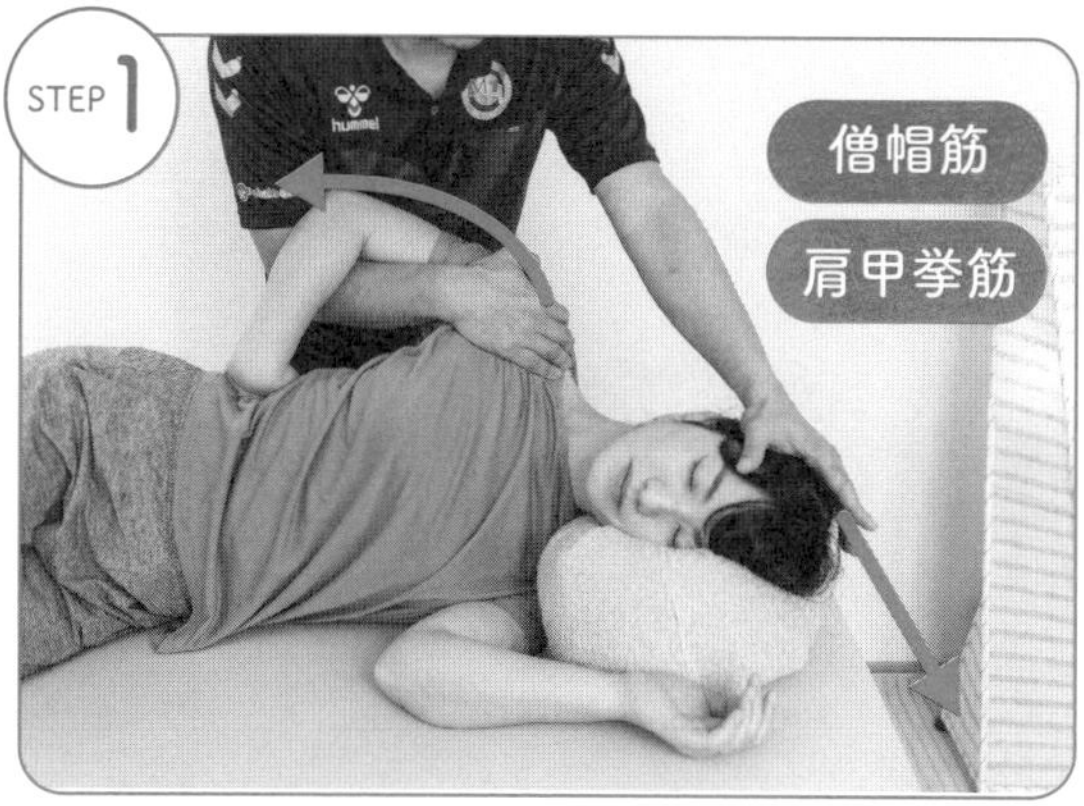

STEP 2

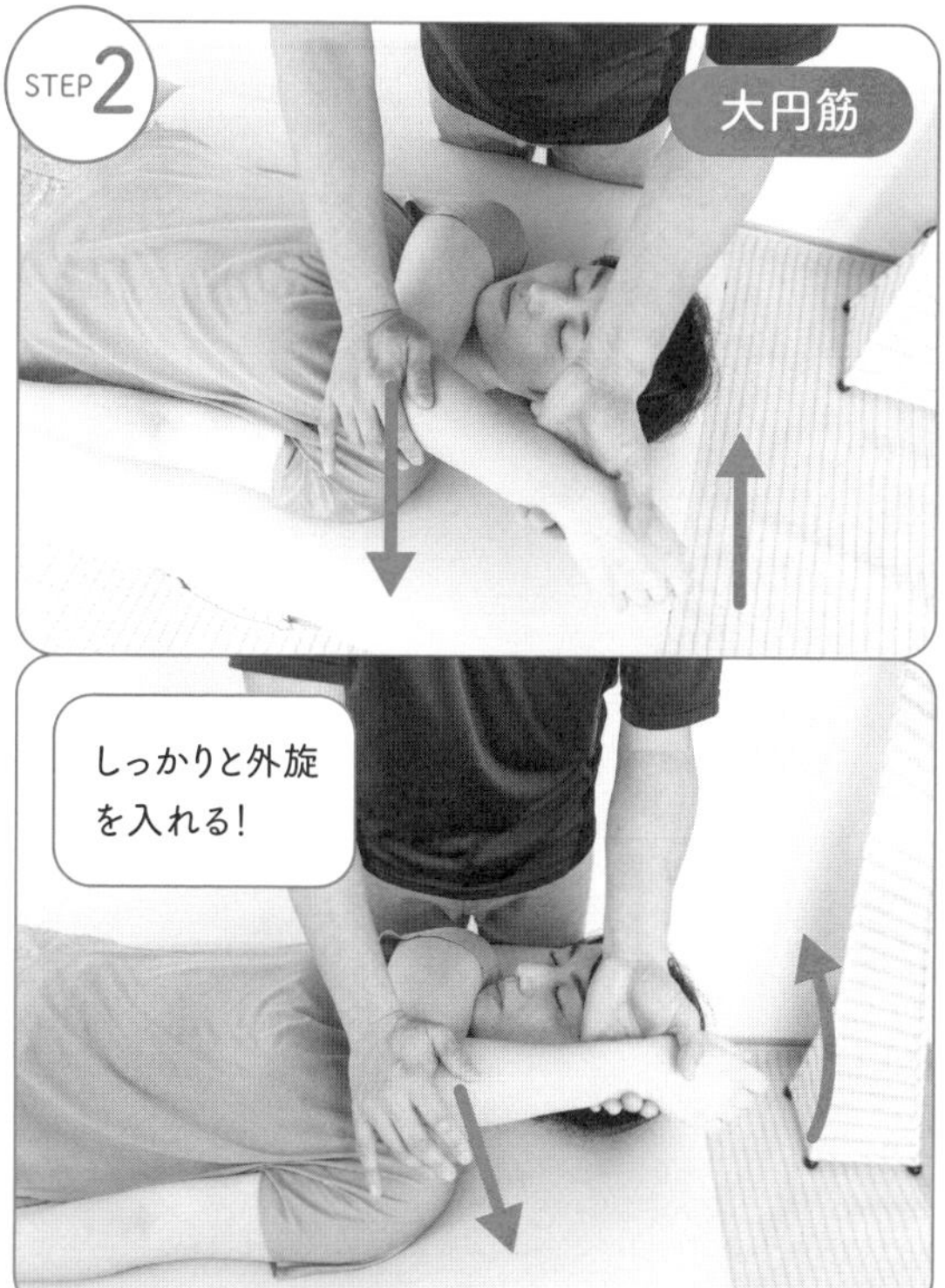

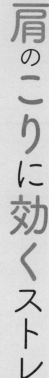

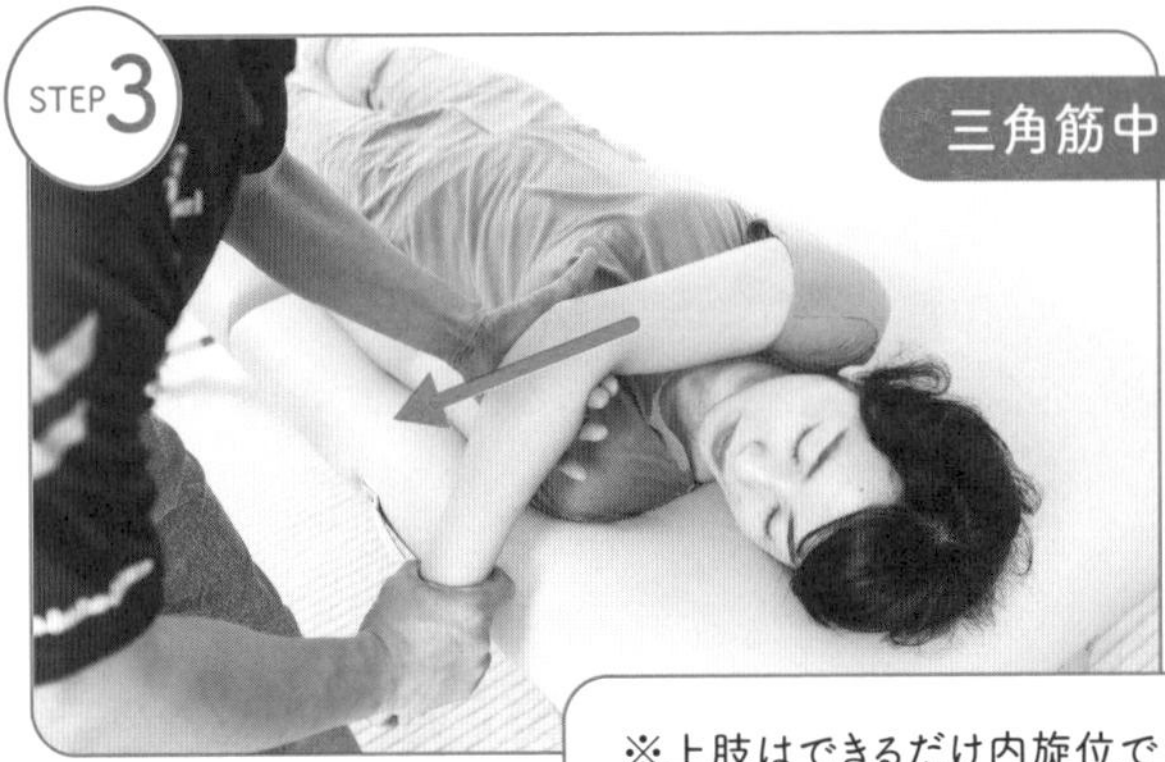

三角筋中部線維

※上肢はできるだけ内旋位で！

徐々に深く

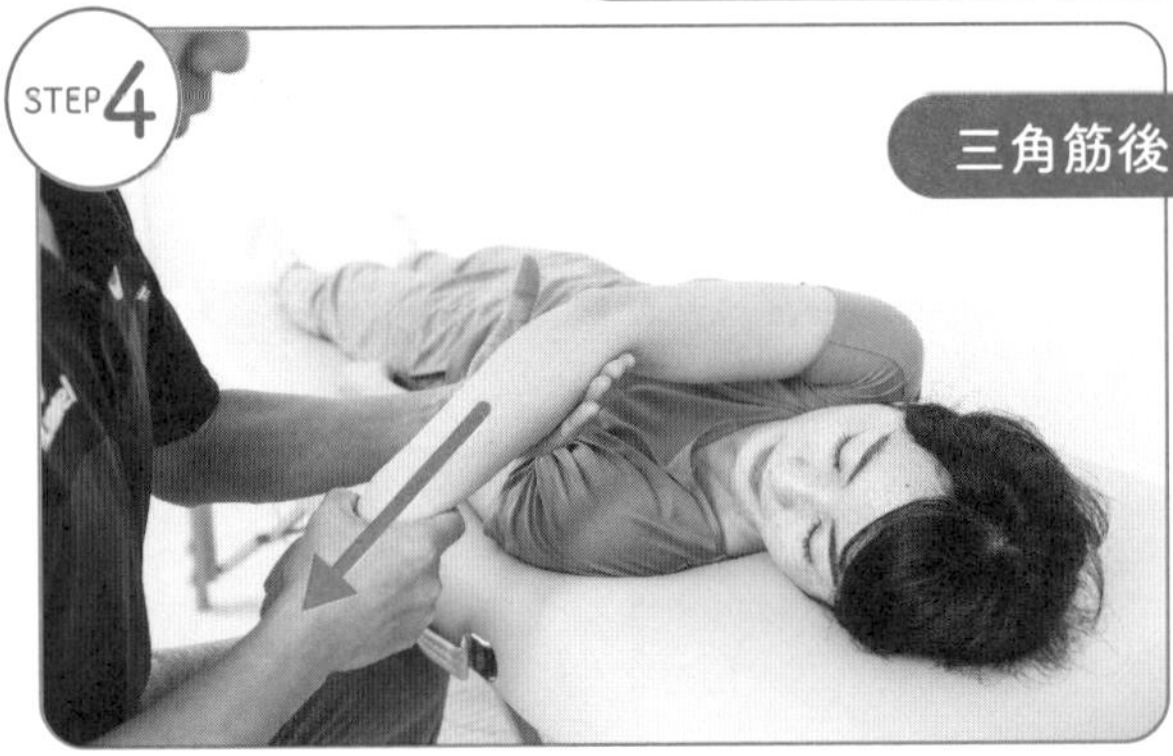

三角筋後部線維

肩〜背中への3段階アプローチ！

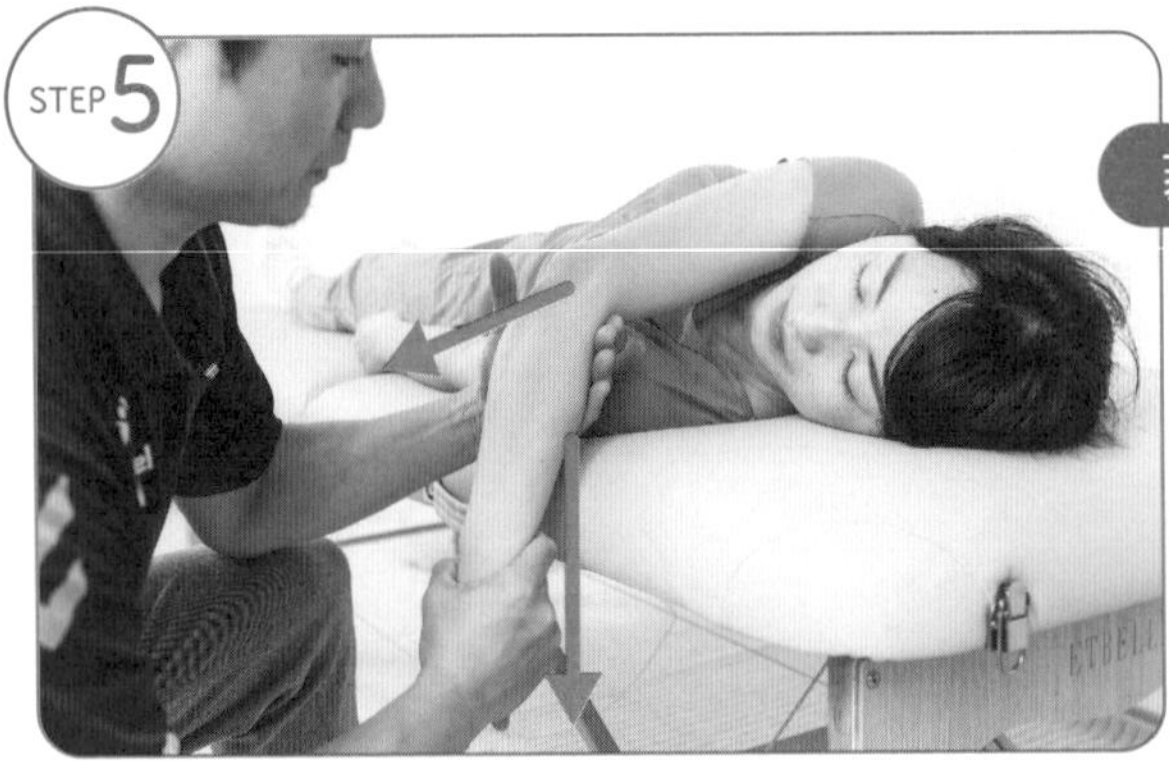

菱形筋

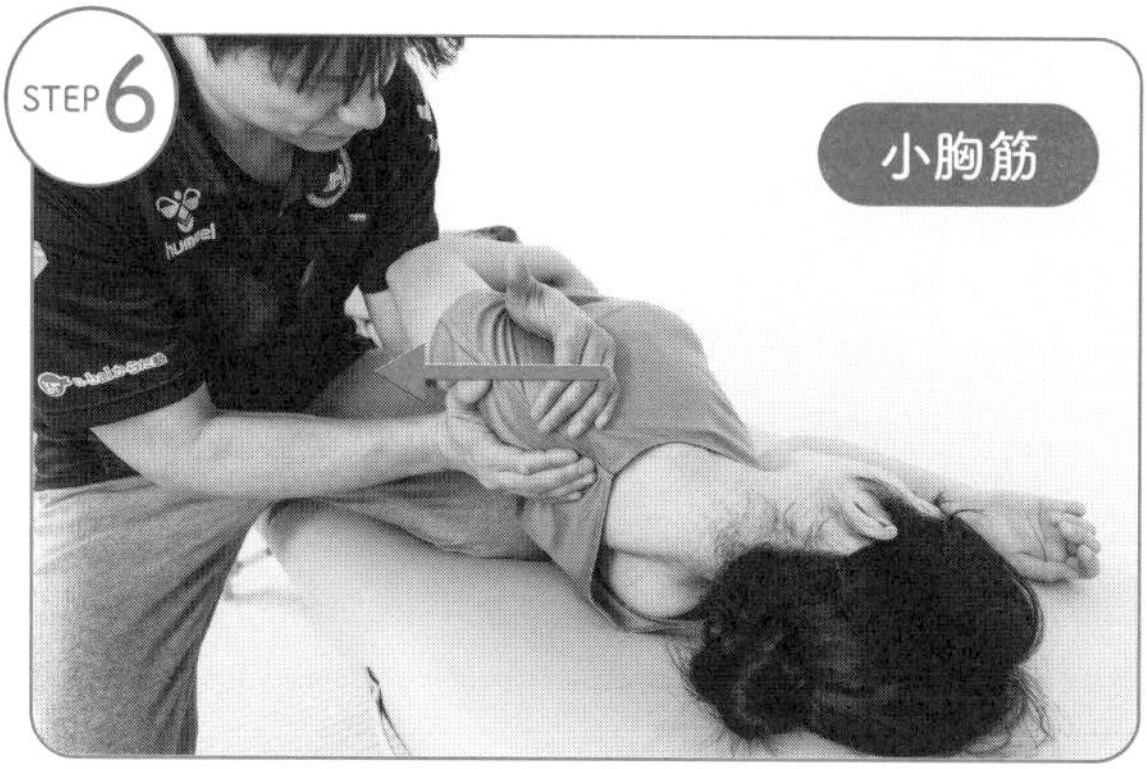
STEP6
小胸筋

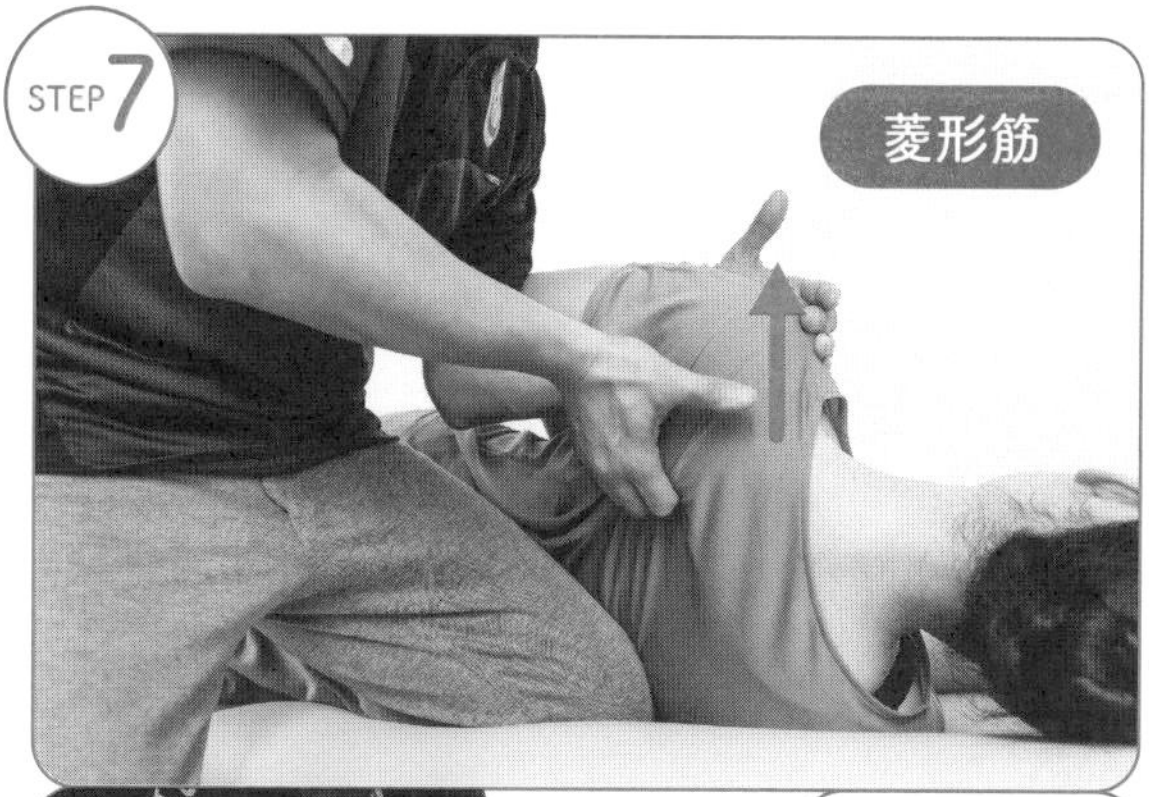
STEP7
菱形筋

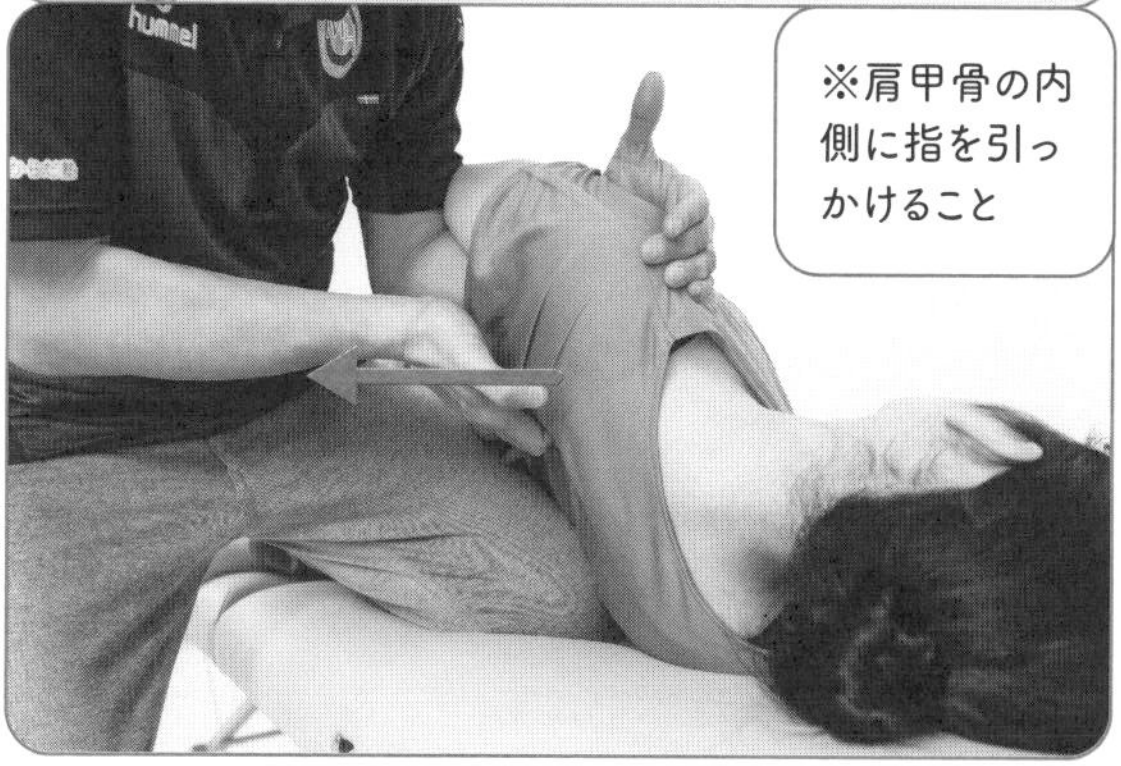
※肩甲骨の内
側に指を引っ
かけること

Advice

セラピストが使える コミュニケーション術

～肩こり編～

肩こりを主訴としてお越しになる方は後を絶ちません。そして今後も絶たないものと私は思っています。その理由は…

肩こりは病名ではなく、症状である

「肩こりに効く体操はありますか?」と聞かれることがよくありますが、これは肩こりを病名として捉えているからです。肩こりは病名ではなく、症状なのです。例えば、「お腹が痛いのですが、効く薬はありますか?」と聞かれたらどう答えますか。お腹が痛い理由にもよりますね。胃腸だったり、子宮だったり、腹筋だったり、それによって使う薬も違ってくるわけですから、一概にはいえません。

肩こりも全く同じで、それぞれ違った原因がある結果こっているわけで、**全ての肩こりに共通して効く処方箋などありません。**とはいえ、薬と同様きちんと原因が分かればそれに合わせた対策が見えてきます。結果の出せるセラピストとそうでないセラピストの決定的な違いはここです。肩こりにどんな施術をしたらよくなるか?　という技術の前に、**そもそもこの人はなぜ肩がこっているのか?　という原因追求**をいかにしっかりできるかが、結果の差だと私は思います。

Chapter
3

前腕の筋肉は
とても複雑で
数が多いぞ！

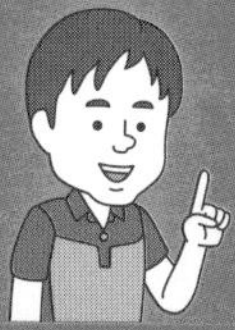

腕の疲れを改善

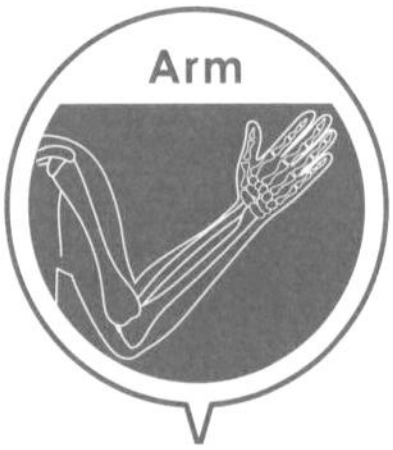

腕が疲れてしまう理由は

ひとくちに**「腕が疲れる」**といっても、腕は長いので、**具体的にどの部分が疲れるのかをカウンセリングで絞っていく**必要があります。例えば、二の腕の部分（上腕）なのか、ひじから下の部分（前腕）なのか、また、表面か裏面かでも違ってきます。そして、「動き」からその疲れる理由を探っていくのはここでも一緒です。重ねてお伝えしているように、疲れる部位が分かればどんな動きが原因かが想像できますし、繰り返している動きが分かれば、およそからだのどの部分が疲れているかが分かるのです。

それでは、腕を見ていく上でのコツを教えましょう。まず二の腕ですが、ここにある筋肉は**基本的にひじを動かすものが多く存在**します。そして前腕は、その先の**手首や指の動きに関与する筋肉**が多く見られます。したがって、**上腕が疲れるのは大抵ひじの使い過ぎ**

ですし、**ひじが痛いのは**ひじを使いすぎるからではなく、**手首や指を使いすぎている**ことが多いのです。

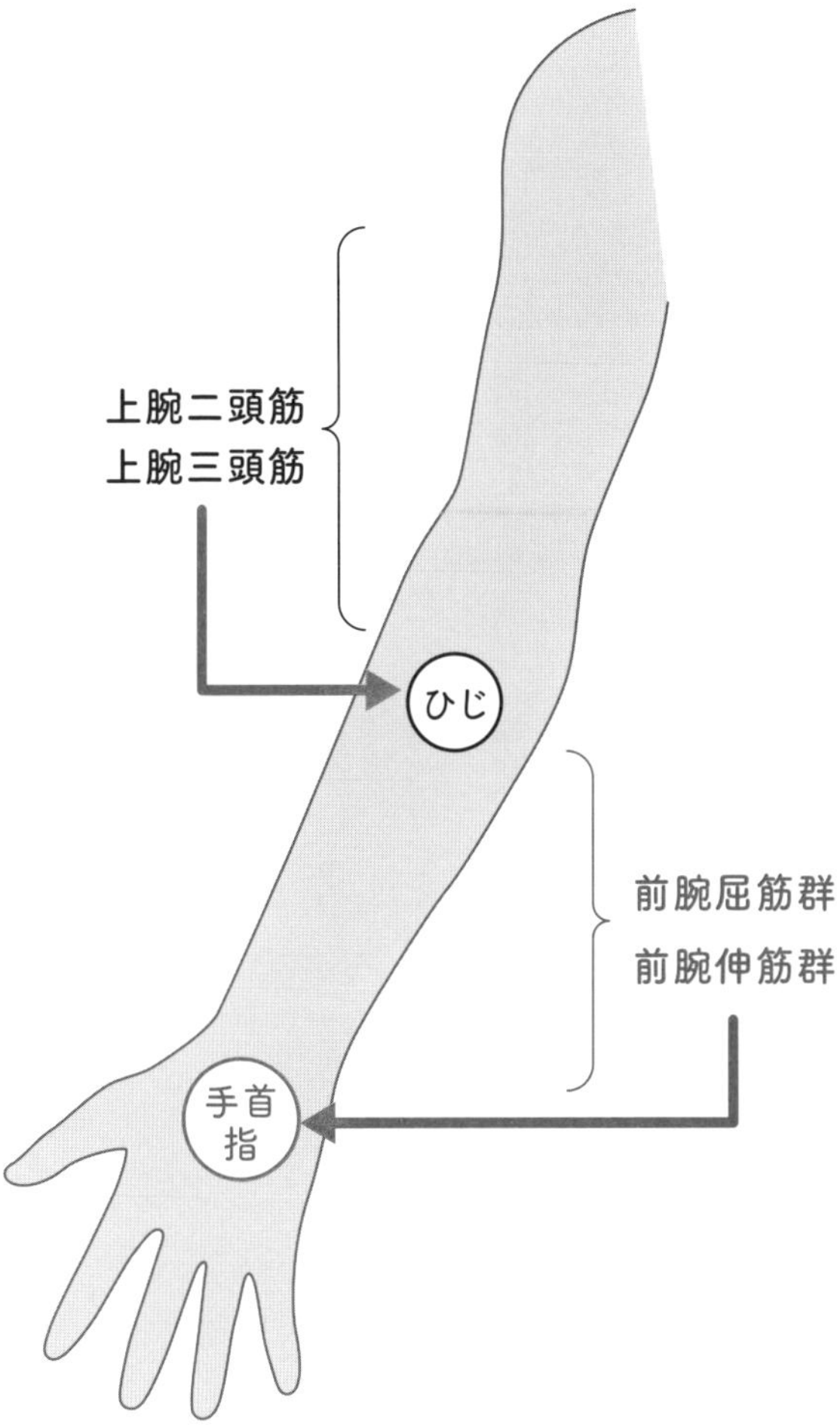

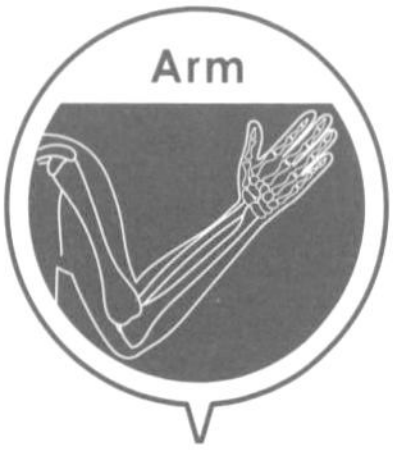

ひじの屈曲と伸展、回外《かいがい》と回内《かいない》

さて、ひじの2つの大きな動きを紹介しましょう。いわゆる**曲げ伸ばしの屈曲（曲げる方）と伸展（伸ばす方）**ですが、これは分かりやすいですよね。二の腕の太さにも影響されますが、通常だと屈曲は145度で、伸展は5度です。この5度は、過伸展とも呼ばれて、いわゆる「猿手」の方々の場合は優に5度を超えてくる方もいます。

次に、**回内《かいない》と回外《かいがい》**です。図のように手のひらを内側にして、親指を垂直に立てた状態から**内側に倒すことを回内**（私は講座でよく「蓋をする動作」と伝えます）、**外側に開くことを回外**（蓋を外す動き）といいます。「あれ、これって手首の動き？」と思われそうなのですが、実はひじが同時に動かないとできない動作なのです。

ひじの伸展は通常は5度。これを超えると過伸展となり、ひじを痛める可能性がある。関節の柔らかい女性に多い。

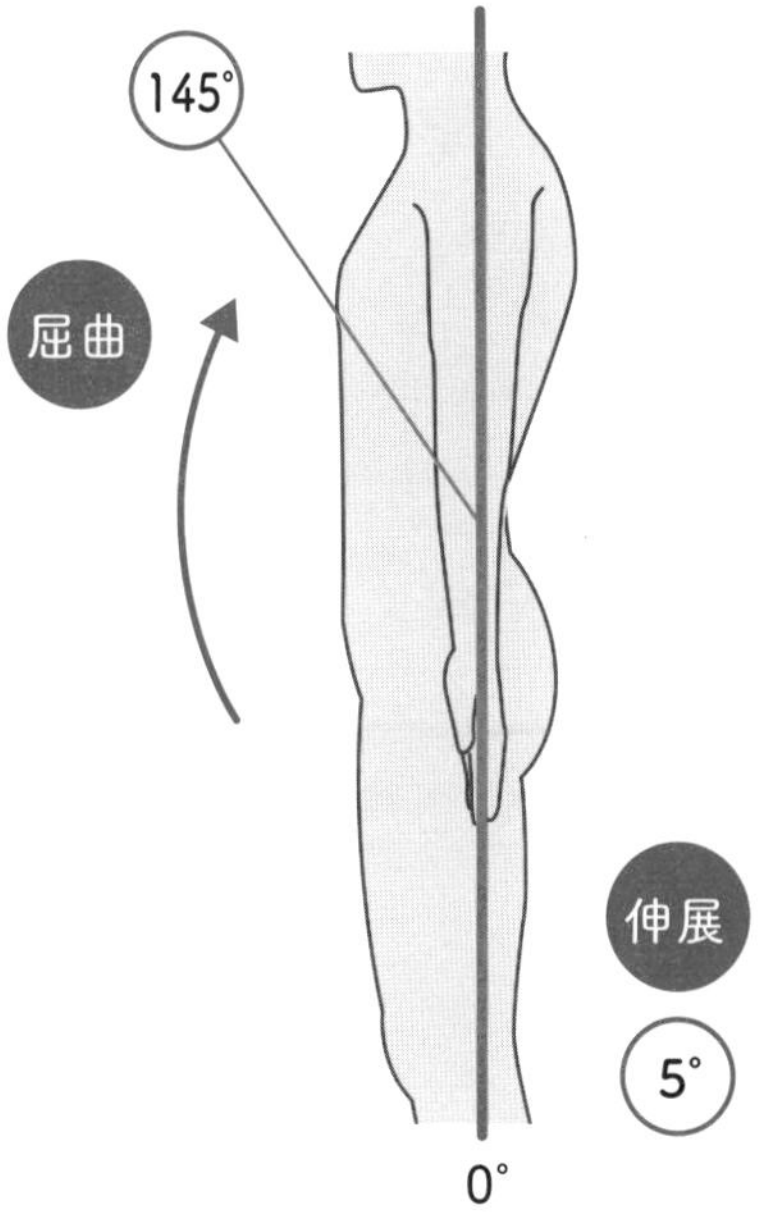

手のひらを内側にして内側に倒す、まるで蓋をするような動作を回内と呼ぶ。一方で手を外側に開き、蓋を外すような動作は、回外と呼ばれる。

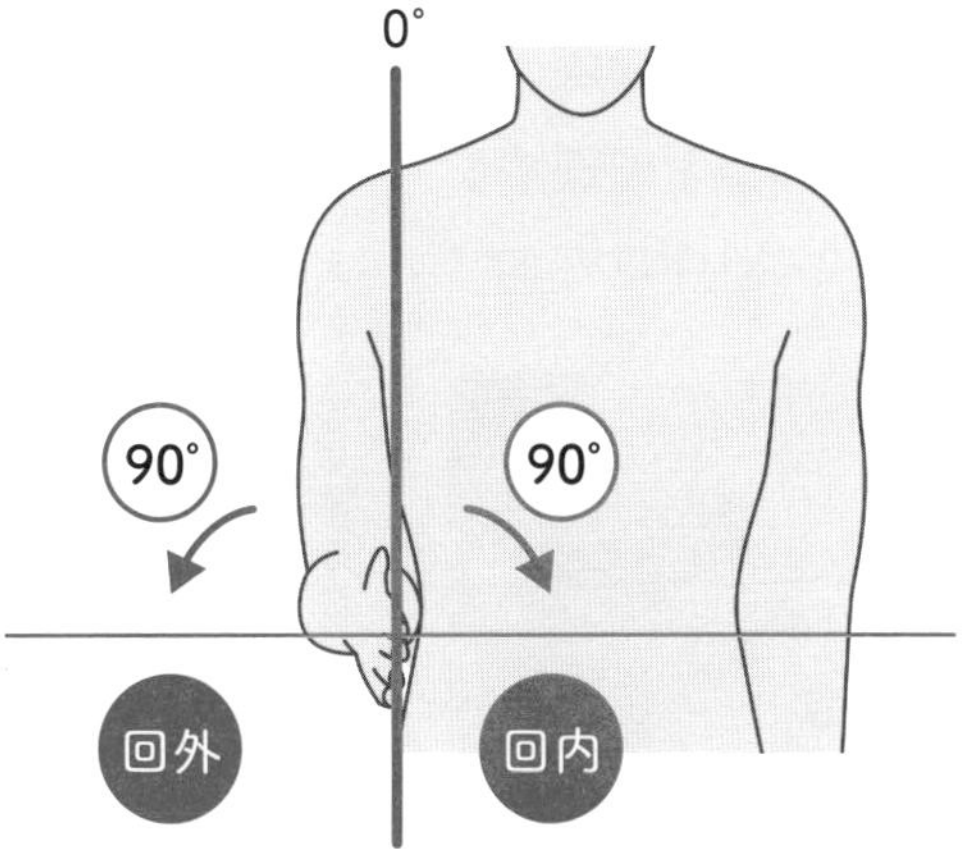

Biceps brachii ● バイセプス　ブラキアイ

上《じょう》腕《わん》二《に》頭《とう》筋《きん》

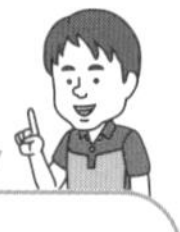

いわゆる「力こぶ」をつくる筋で、起始が二つある二頭筋でもあるが、肩とひじに作用する二関節筋でもあるぞ！

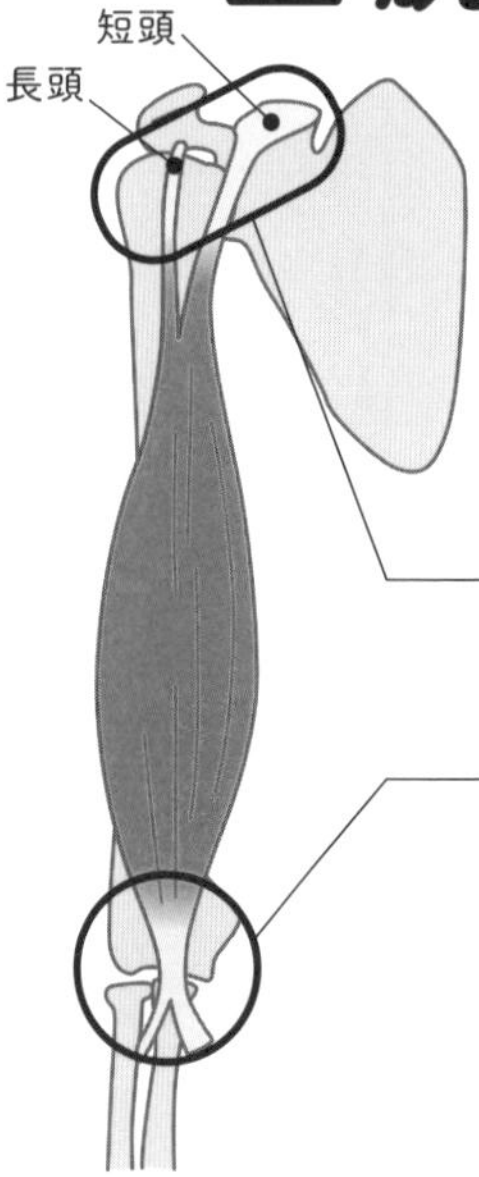

起始
長頭：肩甲骨の関節上結節
短頭：烏口突起先瑞

停止
橈骨粗面後部、腱の一部は上腕二頭筋腱膜となり、前腕筋膜に移行し尺骨に付く

支配神経
筋皮神経（C5〜6）

作用
肘関節を屈曲、前腕を回旋、肩関節を屈曲する

筋肉を見つけよう！

1 全体像を把握する

特に烏口突起は触診できるようにしよう。

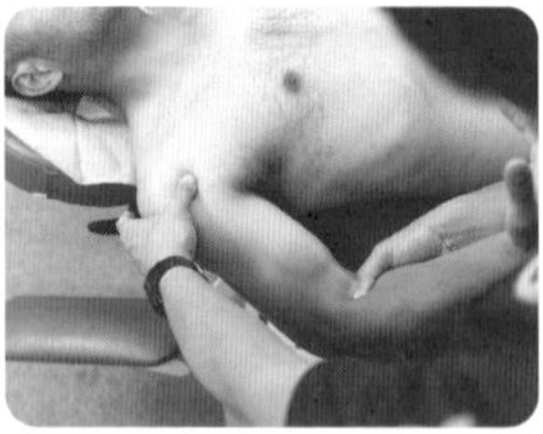

2 筋を触診する

前腕の回外作用もあるので、回外させながら触診してみよう。

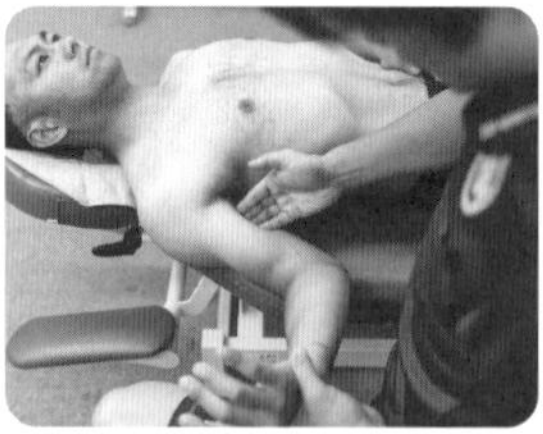

ひじの動きに関わる筋肉といえば、いわゆる「力こぶ」をつくり、からだの中で一番有名といってもいい**上腕二頭筋**です。この力こぶを大きくしようとする、ダンベルを持ったトレーニングは想像できると思います。まさにひじを曲げることがこの筋肉を使うことになります。さて、この筋肉、二頭筋というくらいなので、はじまり（起始）が2つあり、肩甲骨からはじまる長い方を長頭、上腕骨からはじまる短い方を短頭と呼びます。このように**長さが違う筋肉が協業する場合**、当然**長い方に負担がかかりやすくなる**ため、**上腕二頭筋の長頭はよく炎症を起こす**ことでも知られています。さらに、停止は橈骨《とうこつ》粗面《そめん》という、橈骨でも内側にある場所に付着しています。このため、収縮時にまるでトイレットペーパーの芯が転がるように橈骨が外側に向かって回転し、「回外」という動作を起こすのです。

上腕二頭筋の異常で考えられる症状

- **上腕二頭筋長頭腱炎**
- **上腕二頭筋長頭腱断裂**
- **筋疲労、筋肉痛**
- **野球肩**

Triceps brachii ● トライセプス ブラキアイ

上《じょう》腕《わん》三《さん》頭《とう》筋《きん》

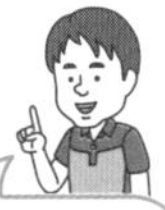

上腕で最も体積の大きい筋。3頭のうち長頭だけが肩甲骨から起始し、このため肘関節と肩関節をまたぐ二関節筋なのだ！

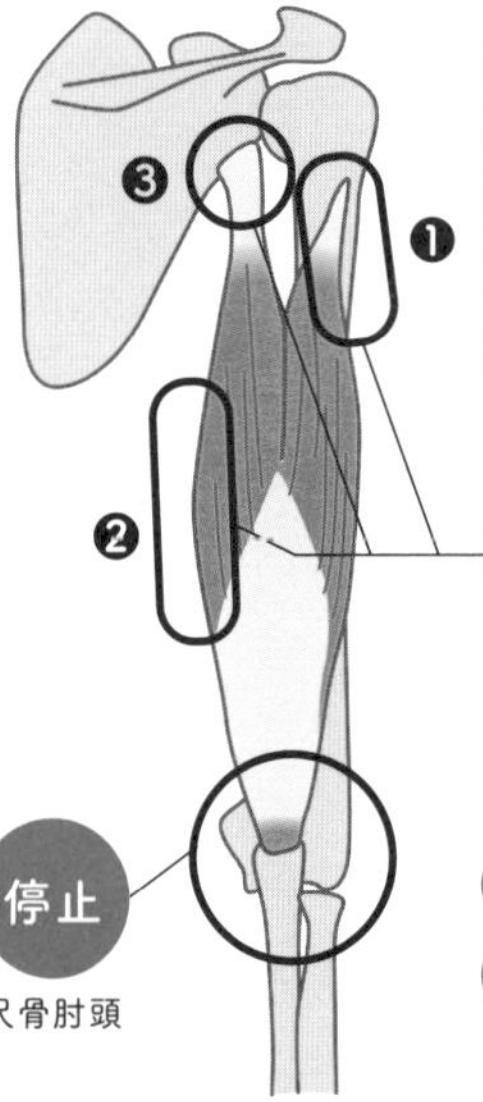

起始

外側頭：❶上腕骨後面（橈骨神経溝の上外側）、上腕骨外側縁、外側上腕筋間中隔
内側頭：❷上腕骨後面（橈骨神経溝の下内側）上腕骨内側縁、内側上腕筋間中隔
長頭：❸肩甲骨の関節下結節

支配神経 橈骨神経（C6~8）

作用 肘関節を伸展、長頭は肩関節を伸展と内転する

筋肉を見つけよう！

1 全体像を把握する

三頭は同じ腱板にて尺骨の肘頭に停止する。

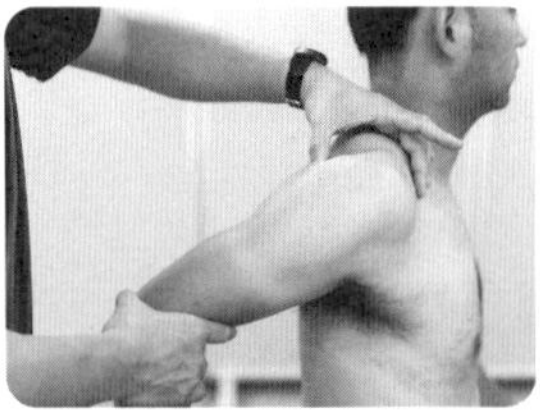

2 筋を触診する

肩関節・肘関節を最大屈曲させると筋腹が張って触りやすくなる。

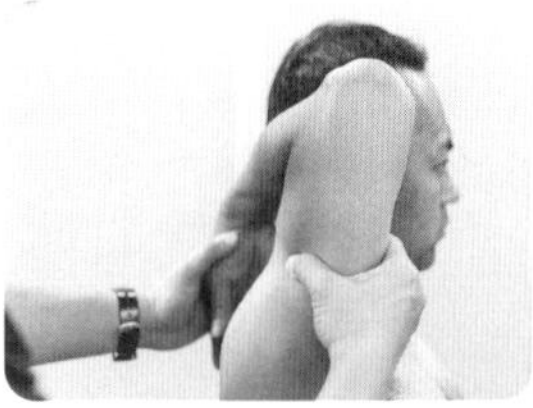

もう一つのひじの動きに関わる**上腕三頭筋**は、私が個人的に大好きな筋肉の一つです。

その理由は、作用としてはひじの伸展や肩の伸展にからむ単純なものではありますが、実は**姿勢の維持だったり、腰痛だったりとからだの他の部位と連動して作用する**ためです。
こういった筋肉同士の関係性や動きの連動は「機能解剖学」の分野なので本書ではあまり触れることはできませんが、簡単にいってしまえば、さまざまな不調への選択肢の一つとして、この上腕三頭筋へのアプローチを選ぶ施術家も少なくないということです。

実際、私も長年腰痛で悩んでいる方に、**腰に直接施術をするよりも、この上腕三頭筋を緩めることで改善に至ったケースを多く経験しています。**二の腕を施術することで他の不調が改善するわけですから、「まるで魔法」のような印象をお客様は受けますよね。しかし、決して魔法ではなく、広背筋・大円筋・三角筋など、他の筋肉との連動性という、機能解剖学的理由があるわけです。

上腕三頭筋の異常で考えられる症状

- 筋疲労、筋肉痛
- 肩こり、腰痛
- 姿勢不良

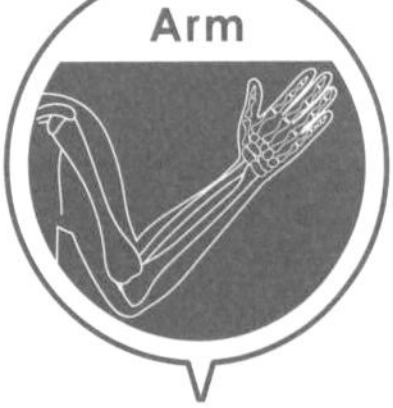

手首の屈曲・伸展、尺屈《しゃっくつ》・橈屈《とうくつ》

次は**手首の動き**です。ひじの動きのところで回内と回外には触れたので、残りの手首の動きに注目しましょう。よく準備体操などで手首を回しますが、そのイメージで手首は「回る」ものと思いがちです。しかし、手首（正式には橈骨手根関節）は関節の種類でいえば楕円関節に当てはまり、**その動きは2軸性、つまり4方向にしか動かない**のです。

その4つとは縦に動く**屈曲・伸展**と、側方に動く**橈屈**《とうくつ》（親指側への動き）と、**尺屈**《しゃっくつ》（小指側への動き）です。素早く連続的に行うとまるで回るような動きに感じますが、実際はそうではありません（動きが滑らかというよりはカクカクしますよね）。したがって、**手首を調整する時は回すのではなく、しっかりと4方向への動きをつけてあげる**ことにより、手首の動きは滑らかになるわけです。

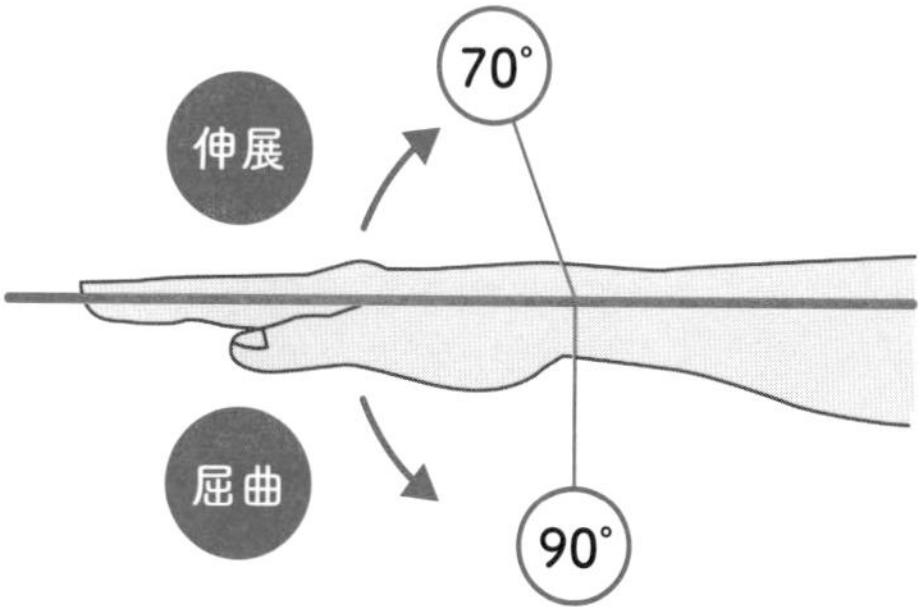

手首を伸展位で打つバックハンドを繰り返し過ぎると、「外側上顆炎」つまりひじの炎症を起こしてしまう。

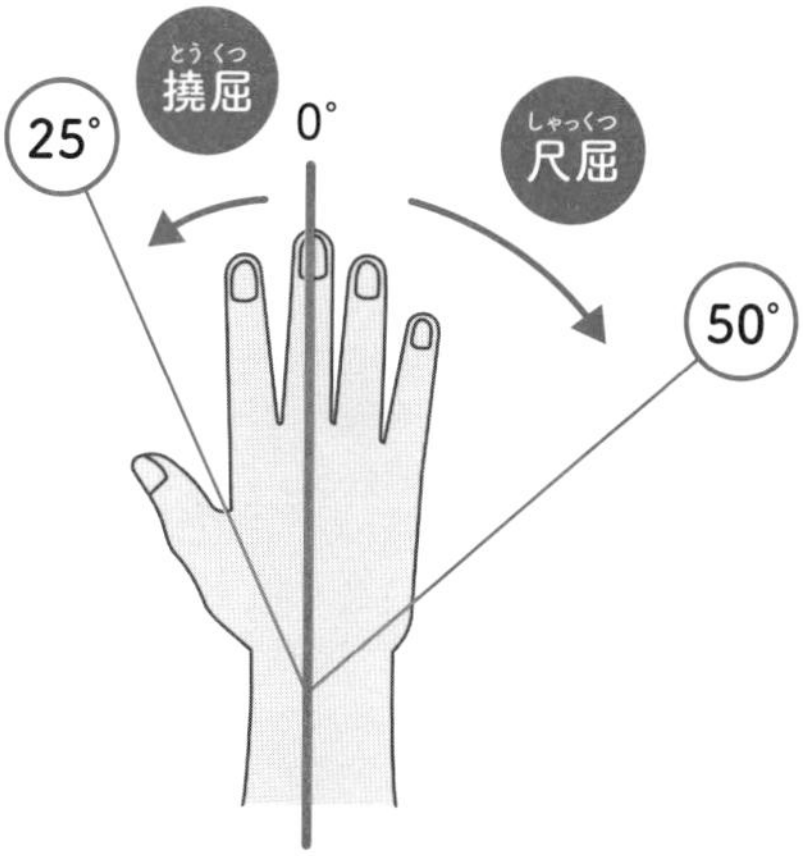

手首の骨のうち、親指側の「橈骨」の方に曲げることを「撓屈」、小指側の「尺骨」の方に曲げることを「尺屈」という。

Flexor digitorum superficialis ● フレクサー ディジトーラム スーパーフィシィアリス

浅《せん》指《し》屈《くっ》筋《きん》

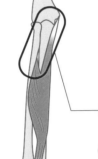

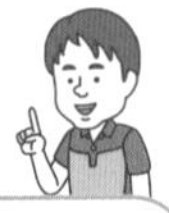

前腕屈筋群の中で最大の筋。尺側手根屈筋と、長掌筋の間に位置するぞ！

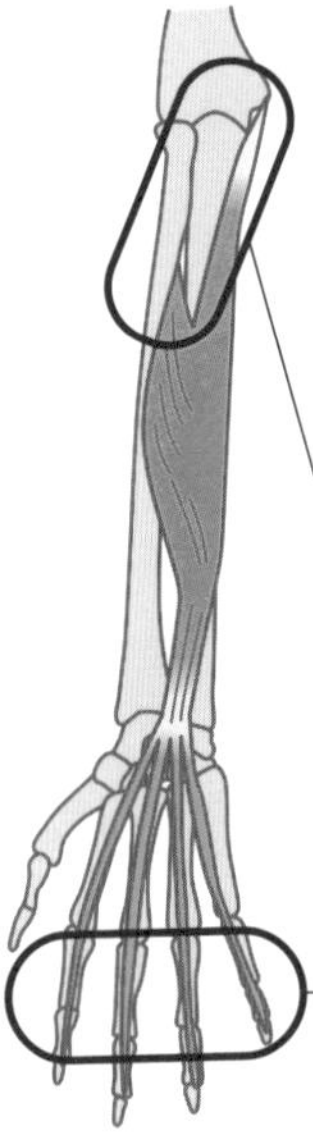

起始
上腕尺骨頭：上腕骨内側上顆、尺骨粗面の内側
橈骨頭：橈骨上方前面

支配神経
正中神経（C7~T1）

作用
示指から小指のPIP（近位指節間）関節を屈曲、MP（中手指節）関節の屈曲の補助手関節を掌屈する

停止
示指から小指の中節骨体中央部両側の骨稜

筋肉を見つけよう！

1 全体像を把握する

母指以外の四指まで伸びている長い筋肉だ。

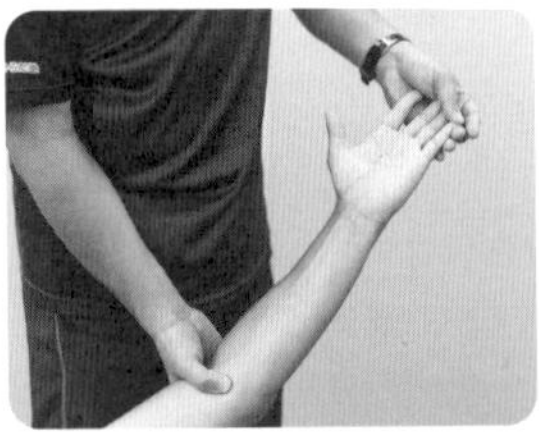

2 筋を触診する

位置が正しければ、押さえた際四指が屈曲してくるのを確認しよう。

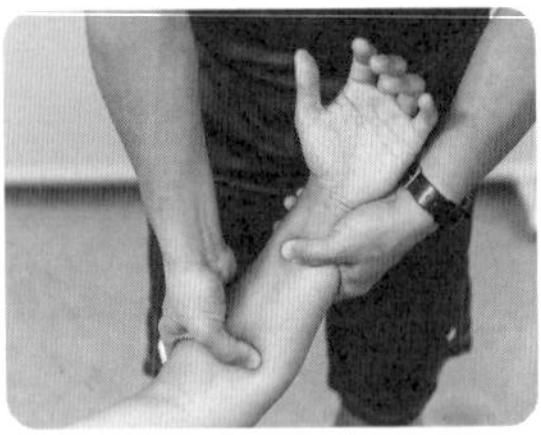

アプローチすべき筋肉

手首の屈曲、尺屈・尺側手根屈筋

Flexor carpi ulnaris ● フレクサー カーパイ アルネイリス

尺《しゃく》側《そく》手《しゅ》根《こん》屈《くっ》筋《きん》

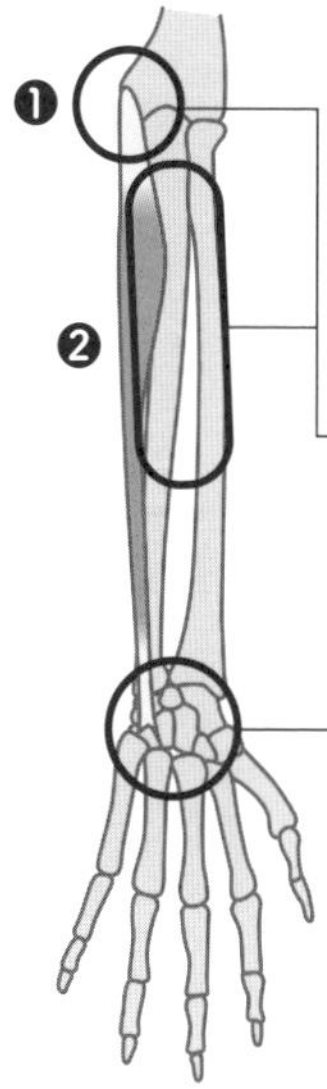

前腕屈筋の中で一番内側（尺側）にあり、二頭筋であることも忘れないように!!

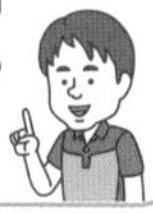

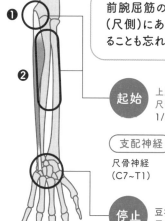

起始

上腕頭：❶上腕骨内側内上顆
尺骨頭：❷肘頭内側縁、尺骨後縁上1/3

支配神経

尺骨神経（C7~T1）

作用

手関節を掌屈、尺屈、肘関節を屈曲する（補助的作用）

停止

豆状骨、有鉤骨、第5中手骨、屈筋支帯

筋肉を見つけよう!

1 全体像を把握する

指先までは行かずに手根で終わるのを確認すること。

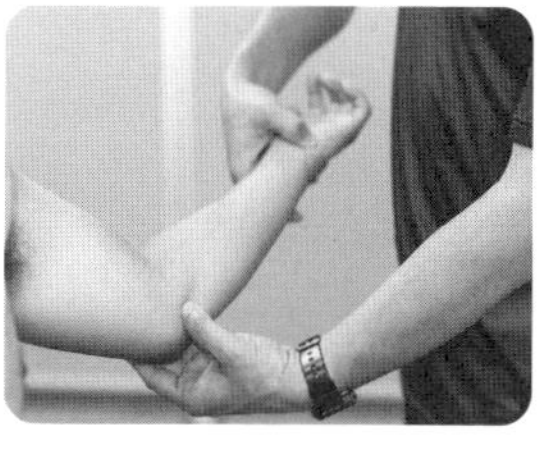

2 ストレッチをかける

手関節を橈屈・伸展をさせて意図的に伸ばしてみよう。

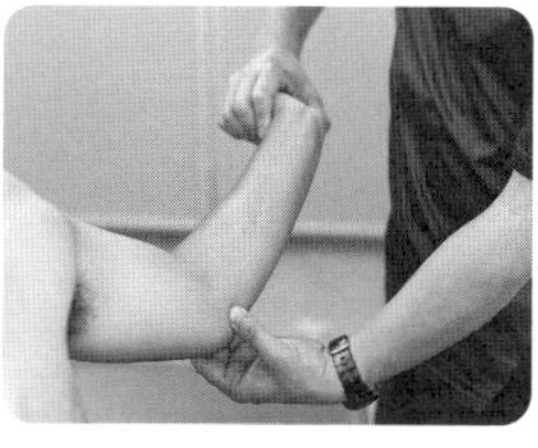

ご存知の読者も多いと思いますが、**前腕は多くの筋肉**があり、覚えるだけでも一苦労です。中にはここでつまずいて筋肉の勉強に苦手意識を持ってしまう方もいるくらいです。それだけに教える方も細心の注意を払うわけですが、このように細かくて分かりづらいところは、全体像を理解できるよう、伝えることを大切にしています。

手のひらを上にして、自分の前腕を見てみましょう。そのままグー・パーの動きを繰り返すと、前腕の筋肉が動くのが分かります。さらに細かく見ると、主に握る時に大きく筋肉が収縮するのに気づくと思います。そう、この手のひらを上に向けた側の筋肉たちは**手首や指を屈曲するための筋肉たちで、「前腕屈筋群」**と呼ばれています。先に挙げた浅指屈筋も尺側手根屈筋もこの前腕屈筋群に当てはまります。そして面白いことに、**ほとんどの前腕屈筋群は上腕骨の「内側上顆」と呼ばれる、ひじの内側の出っ張っているところから起始している**のです。いわゆる「野球ひじ」と呼ばれる疲労性の障害は、投球の際にボールを握り、手首を屈曲する動作の繰り返しで、上腕骨の内側上顆に炎症が起きることで発症してしまうのです。

アプローチすべき筋肉

手首の伸展・総指伸筋

Extensor digitorum ● イクステンサ ディジトリアム

（総《そう》）指《し》伸《しん》筋《きん》

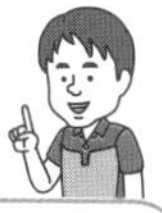

指の伸筋の中では最も強力で、前腕後面のほぼ中央を走る。浅層なので、見た目も分かりやすいぞ！

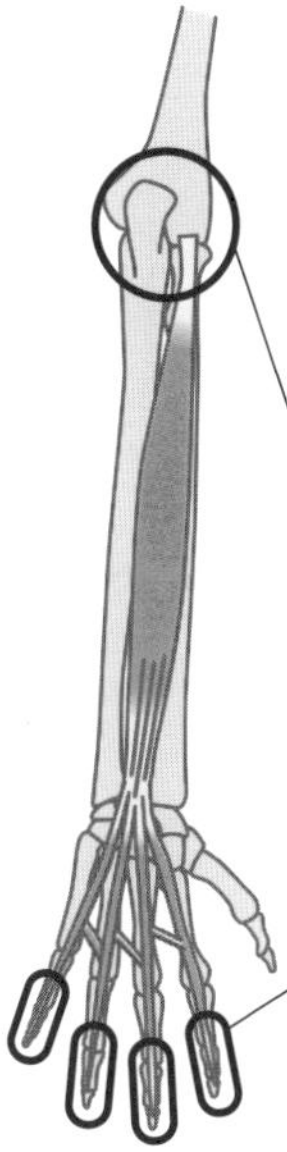

起始
上腕骨外側上顆、筋間中隔、前腕筋膜

支配神経
橈骨神経深枝（C6~8）

作用
第2~5指を伸展、手関節を背屈する

停止
中央索：第2から第5中節骨底背面
側索：第2から第5末節骨底背面

筋肉を見つけよう！

1 全体像を把握する

指を広げてもらうと分かりやすく見つけられる。

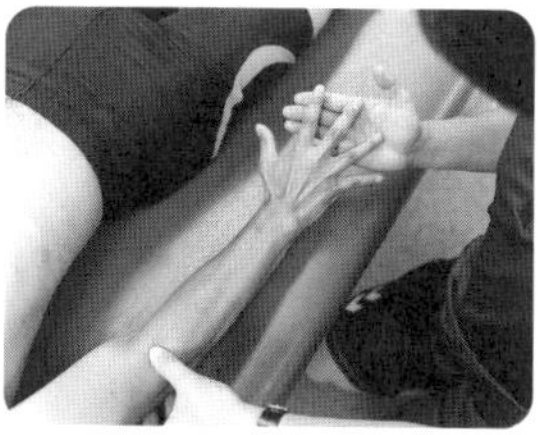

2 筋を触診する

押した際に指が伸びる動きが見られれば正しい。

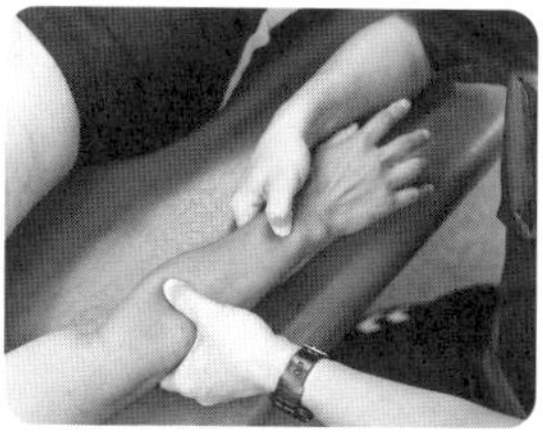

Extensor carpi radialis longus ● イクステンサ カーパイ レイディアリス ロンガス

長《ちょう》橈《とう》側《そく》手《しゅ》根《こん》伸《しん》筋《きん》

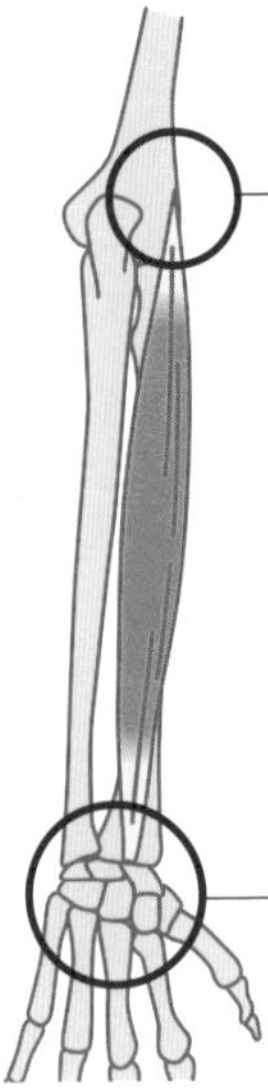

前腕後面の最も外側(橈側)に位置する筋。特に前腕が回内位にある時に強く働くぞ!

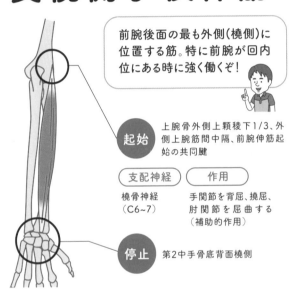

起始 上腕骨外側上顆稜下1/3、外側上腕筋間中隔、前腕伸筋起始の共同腱

支配神経 橈骨神経(C6~7)

作用 手関節を背屈、撓屈、肘関節を屈曲する(補助的作用)

停止 第2中手骨底背面橈側

筋肉を見つけよう!

1 全体像を把握する

指先まではいかずに手根で終わるのを確認すること。

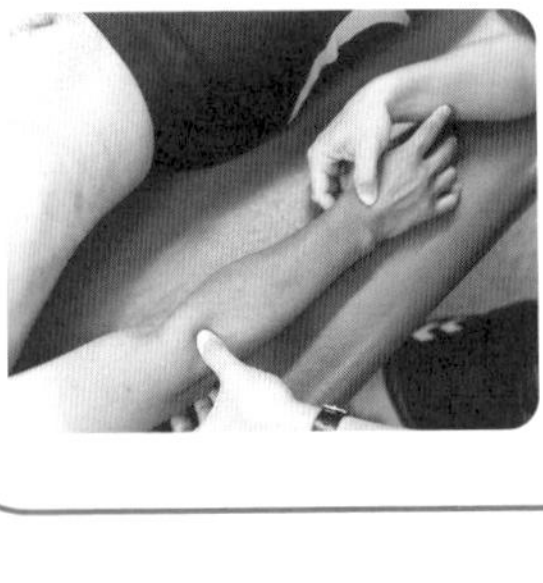

2 筋を触診する

押した際に第2指の伸びる動きが見られれば正しい。

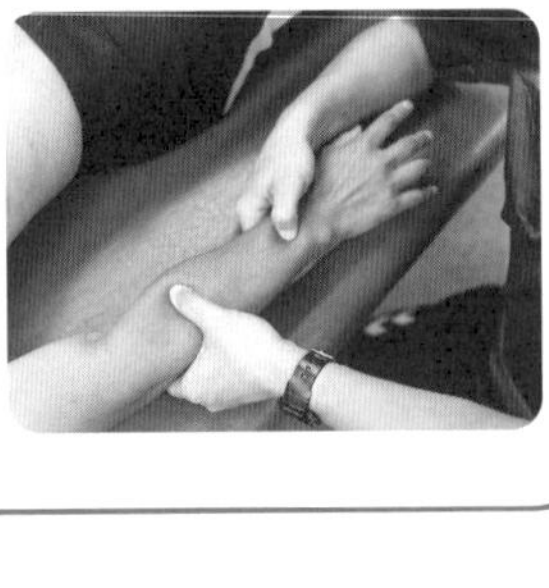

今度は、手の甲を上にして前腕を見てみましょう。先ほどの手のひら側とは反対側を見る形です。**こちら側にある筋肉は「伸」という字を使う筋肉が多く、「前腕伸筋群」**と呼ばれています。文字通り、手首や指を伸ばすための筋肉たちがたくさん集まっているのですが、屈筋群の主なはじまりが内側上顆だったのに対し、伸筋群は上腕骨の「外側上顆」となっています。また、ここが炎症を起こすのを外側上顆炎といいますが、バックハンドで繰り返し手首を伸展位にて打つテニスのプレイヤーに多いことから、「テニスひじ」ともいわれています。もちろん、先の野球ひじも今回のテニスひじもそのスポーツに特化したものではなく、同じように手首のオーバーユースをすれば、テニスをしていなくてもテニスひじになることはあるのです。このように、**クライアントの日頃の動きを把握し、負担が出やすい場所を予測**していきましょう。

前腕の筋肉は非常に複雑かつ数が多いので、今回のように**場所だけでなく、浅い・深いといった位置関係**から覚えたりする方法もあります。分かりやすいよう、次の頁で全体像を表にまとめてみましたので、参考にしてみてください。

右前腕屈筋群（手のひら側）

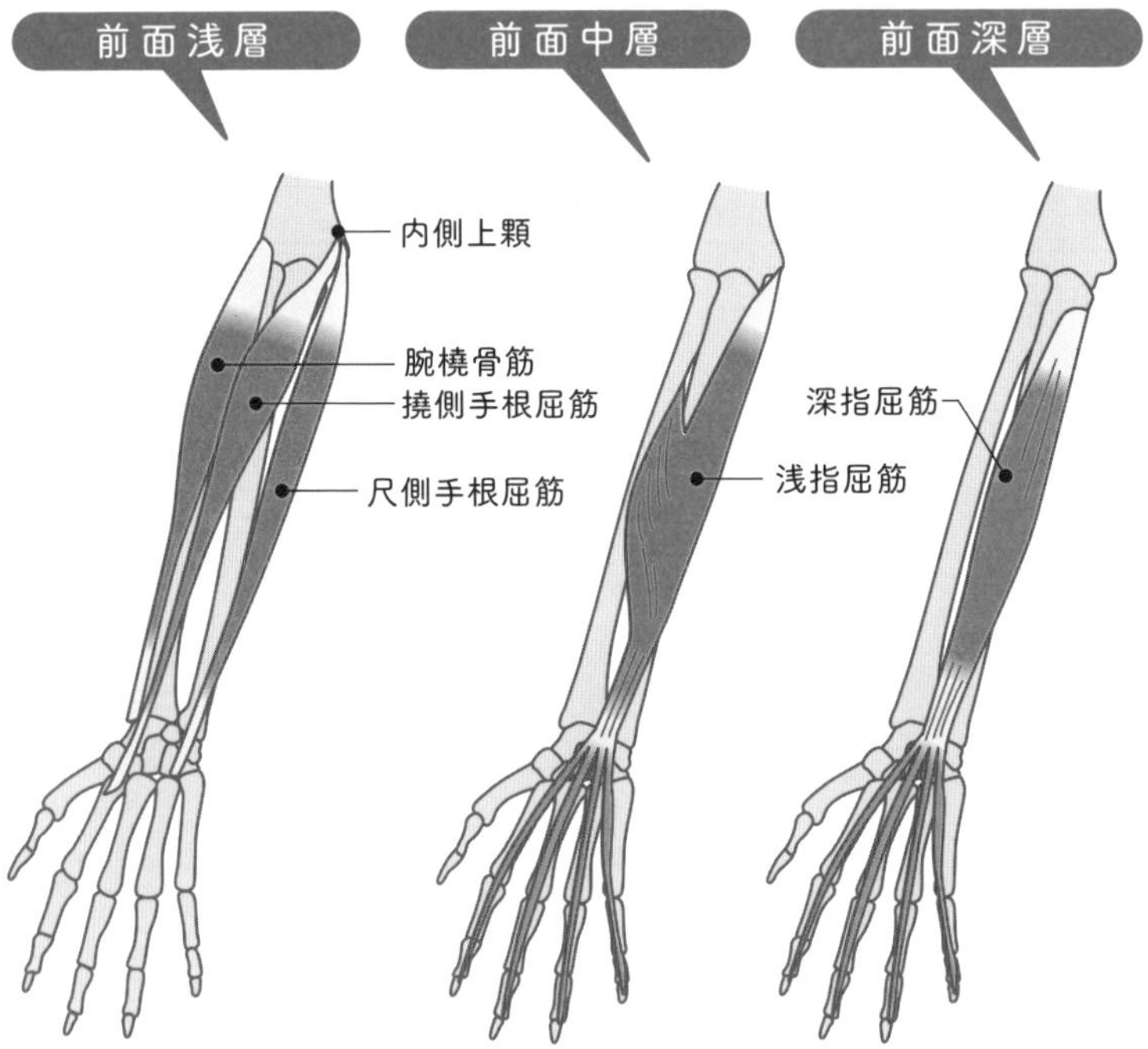

分類	主な筋肉	起始	主な作用
前腕屈筋群（掌側・8個）	浅層：上腕骨内側上顆から起こる5筋 ①円回内筋 ②橈側手根屈筋 ③長掌筋 ④浅指屈筋 ⑤尺側手根屈筋 深層：前腕より起こる3筋 ⑥深指屈筋 ⑦長母指屈筋 ⑧方形回内筋	上腕骨内側上顆 または前腕	指を曲げる・手首屈曲

右前腕伸筋群（手の甲側）

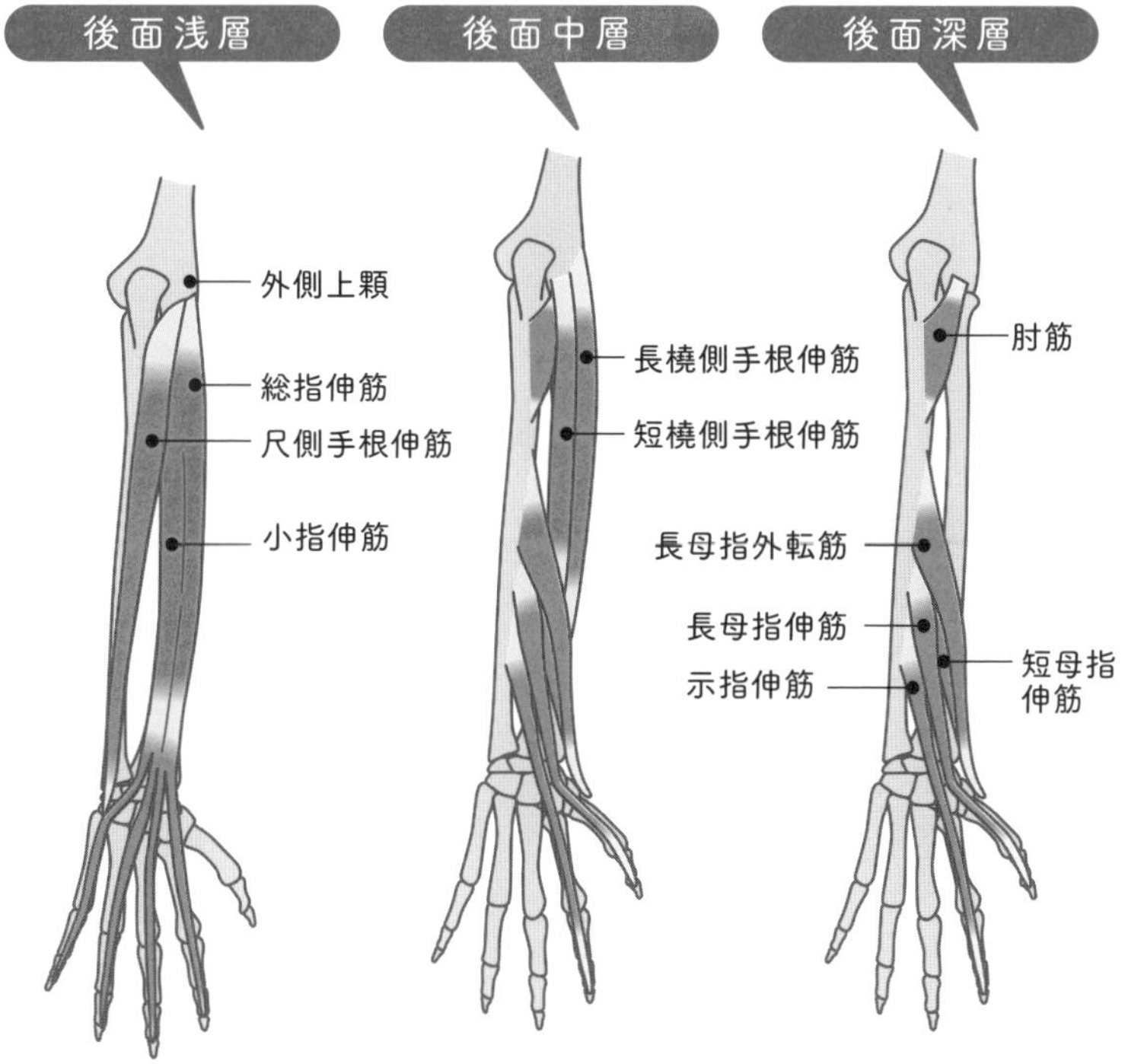

分類	主な筋肉	起始	主な作用
前腕伸筋群 （甲側・11個）	浅層：上腕骨外側上顆から起こる6筋 ①腕橈骨筋 ②長橈側手根伸筋 ③短橈側手根伸筋 ④総指伸筋 ⑤小指伸筋 ⑥尺側手根伸筋 深層：5筋 ⑦回外筋 ⑧長母指外転筋 ⑨短母指伸筋 ⑩長母指伸筋 ⑪示指伸筋	上腕骨外側上顆または前腕 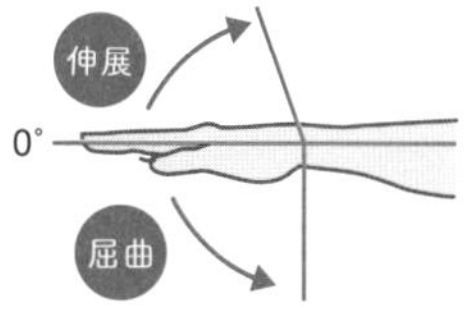 	指を伸ばす・手首伸展

腕のストレッチ
実技編

腕の疲れに効くストレッチ

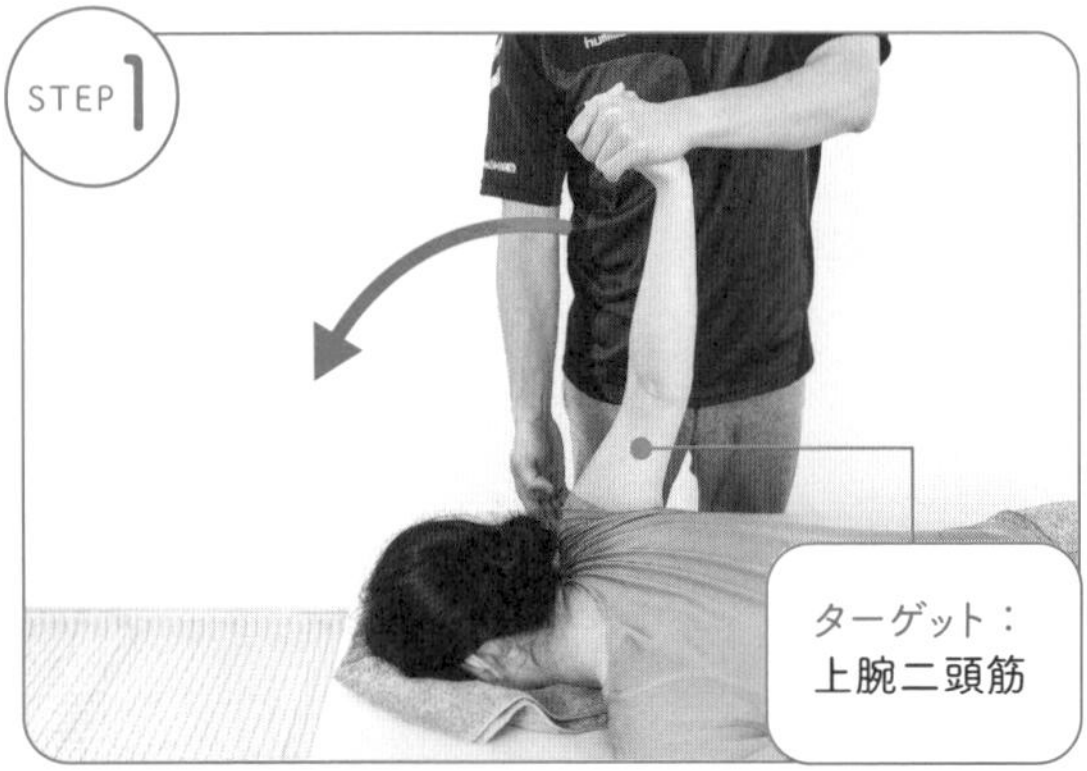

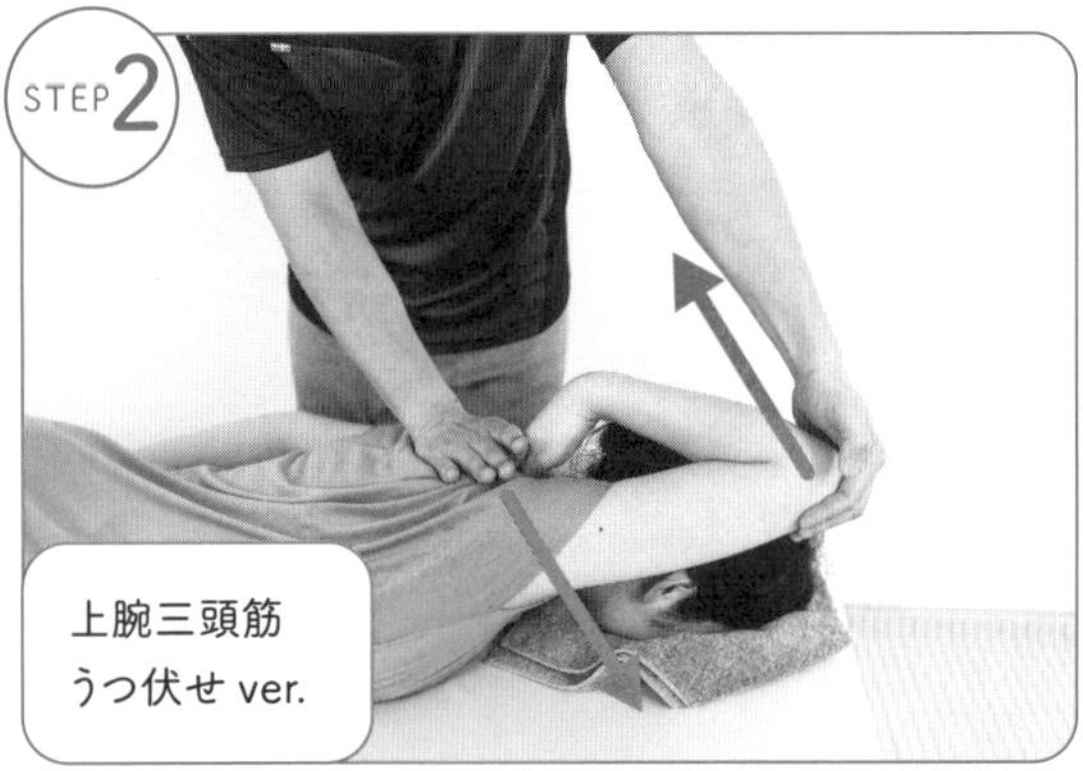

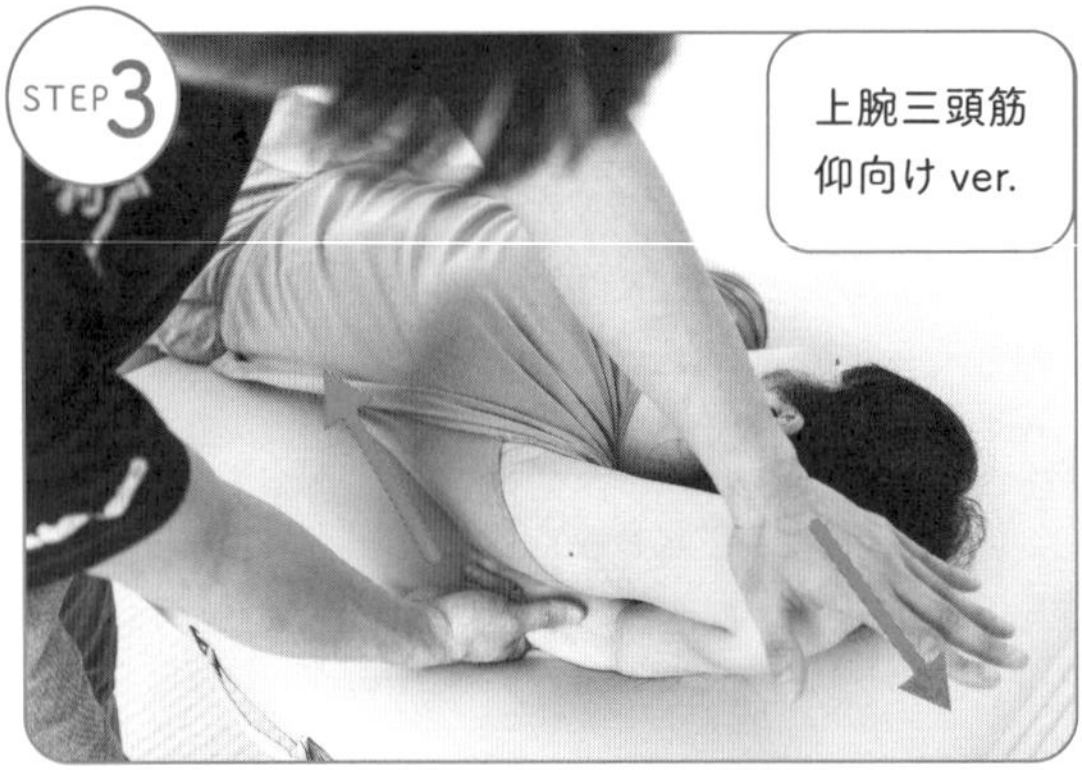

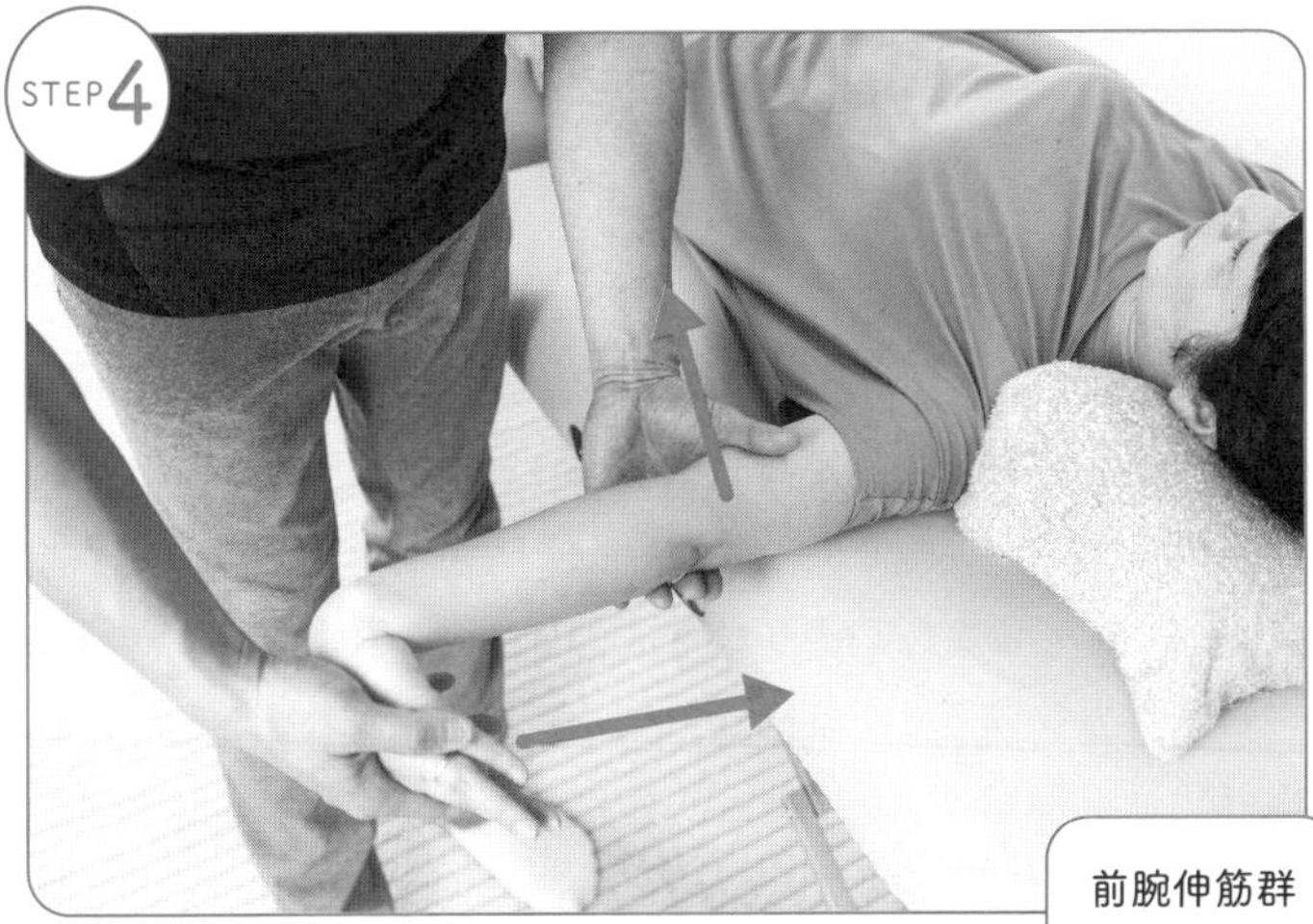

前腕伸筋群

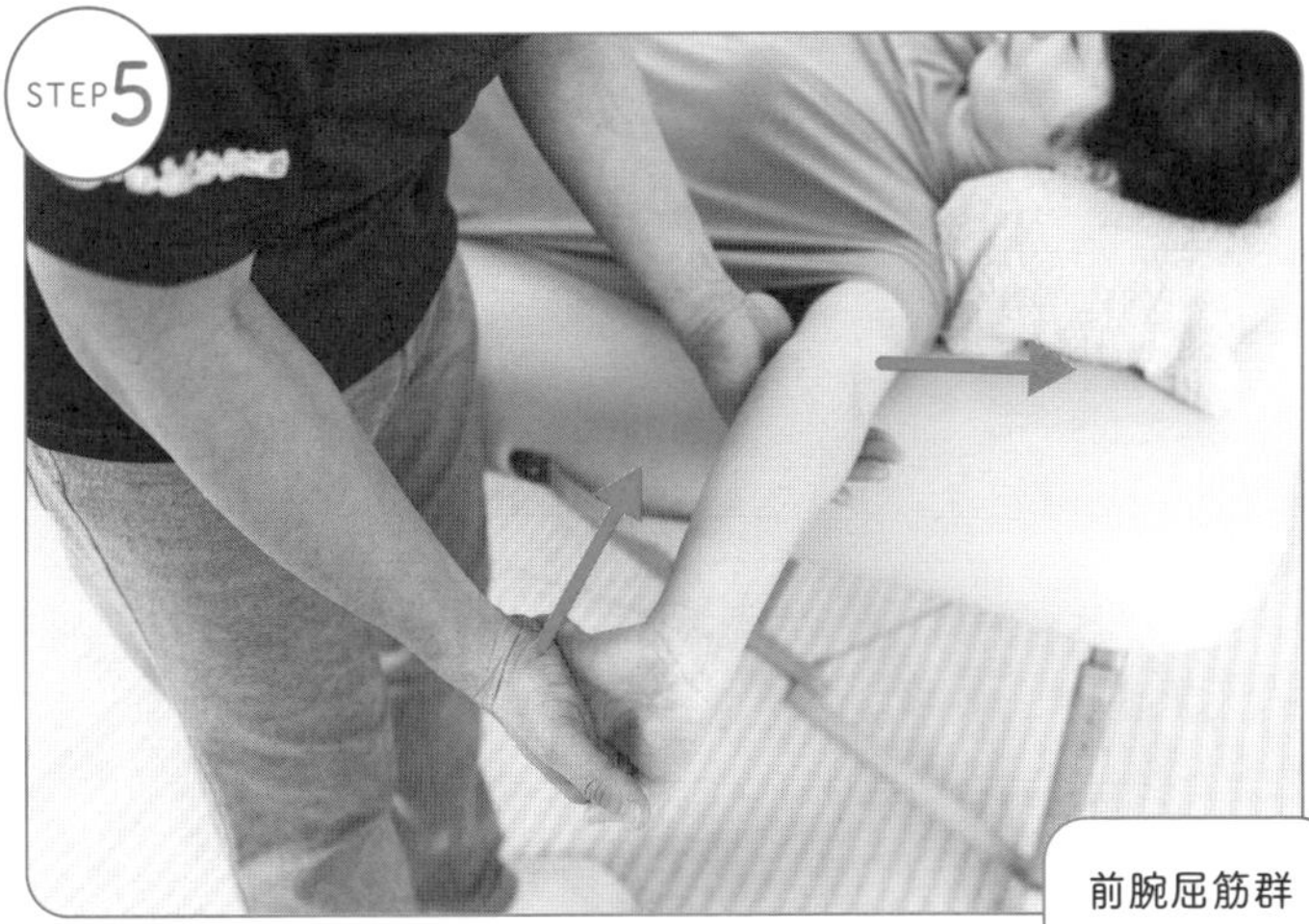

前腕屈筋群

Advice

セラピストが使える コミュニケーション術

～腕の疲れ編～

腕の障害でよく聞くのが、「腱鞘炎」です。**腱鞘とは、腱の周りを包んでいる鞘（さや）のことで、腱を保護する役割**があります。腱と腱鞘は通常は適度な潤滑油で満たされており動きがスムーズなのですが、繰り返し使いすぎると油切れ状態となり、摩擦が発生して痛みや炎症の原因となります。

通常ケガをするとある程度の時間が経てば治りますが、この腱鞘炎は職業病などで２年も３年も続くことも珍しくはありません。つまり、どれだけ正しい施術やケアをしても、油切れが起きるような環境が続けば痛みも治まらない、私たちセラピストにとって厄介な障害といえます。

この場合、お客様の協力がどうしても必要になってきます。どれだけ**正しく消火活動をしても、それ以上に火元から出火していれば火事が消えることがない**のと同じなのです。

- 使う量
- 使い方
- 使用後のケア
- 元々の能力（筋力・持久力）

これらをしっかりと見極め、どこに問題があるのかを一つひとつ試しながら改善策をお客様と一緒に講じていくのが良い関係性といえます。

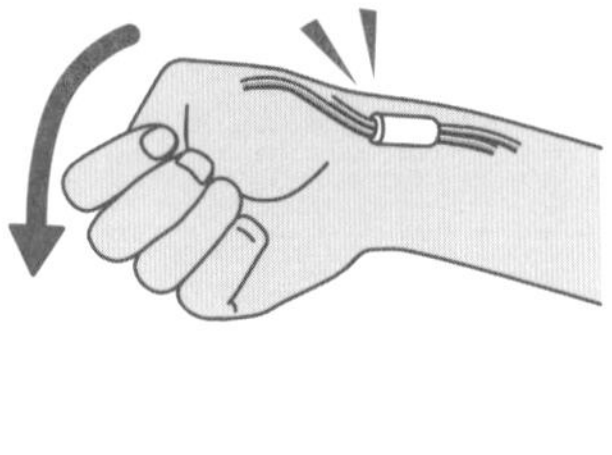

Chapter

4

腰痛改善に向け
腰まわりの
筋肉を
覚えよう!

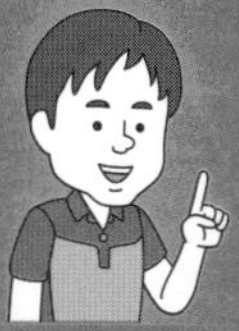

腰の痛みを改善

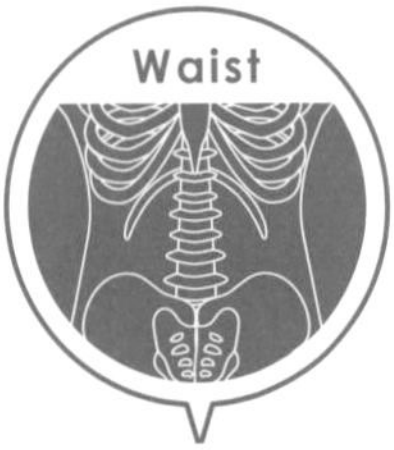

腰が痛くなる理由は

腰痛は国民生活基礎調査でも必ずといっていいほど1位・2位に登場してくる、いわゆる国民病です。その人数は２８００万人ともいわれ、当然私たちのクライアントで最も遭遇する可能性が高いといえます。つまり、この**腰痛の施術が得意になっておくことこそ、この仕事をしていく上で最低限の条件**ともいえます。腰痛が苦手なセラピストは、例えるならマグロに自信がないお寿司屋さんのようなものです。

そして注目すべきは、**腰痛を抱えている患者の全体中、実に85％が原因不明という事実**です。これに関してはまた後ほど触れますが、原因が特定できず行き所のない腰痛難民がたくさんいるということは、まさに私たちセラピストの出番だと私は思っています。医療従事者の負担を軽減するためにも、私たちが水際で**腰痛を防ぐ取り組みを積極的に進める**

ことは、社会貢献以外のなにものでもありません。本書を機会にぜひ腰痛アプローチの引き出しを増やしてみましょう。

男女ともに腰痛で悩む人が多い

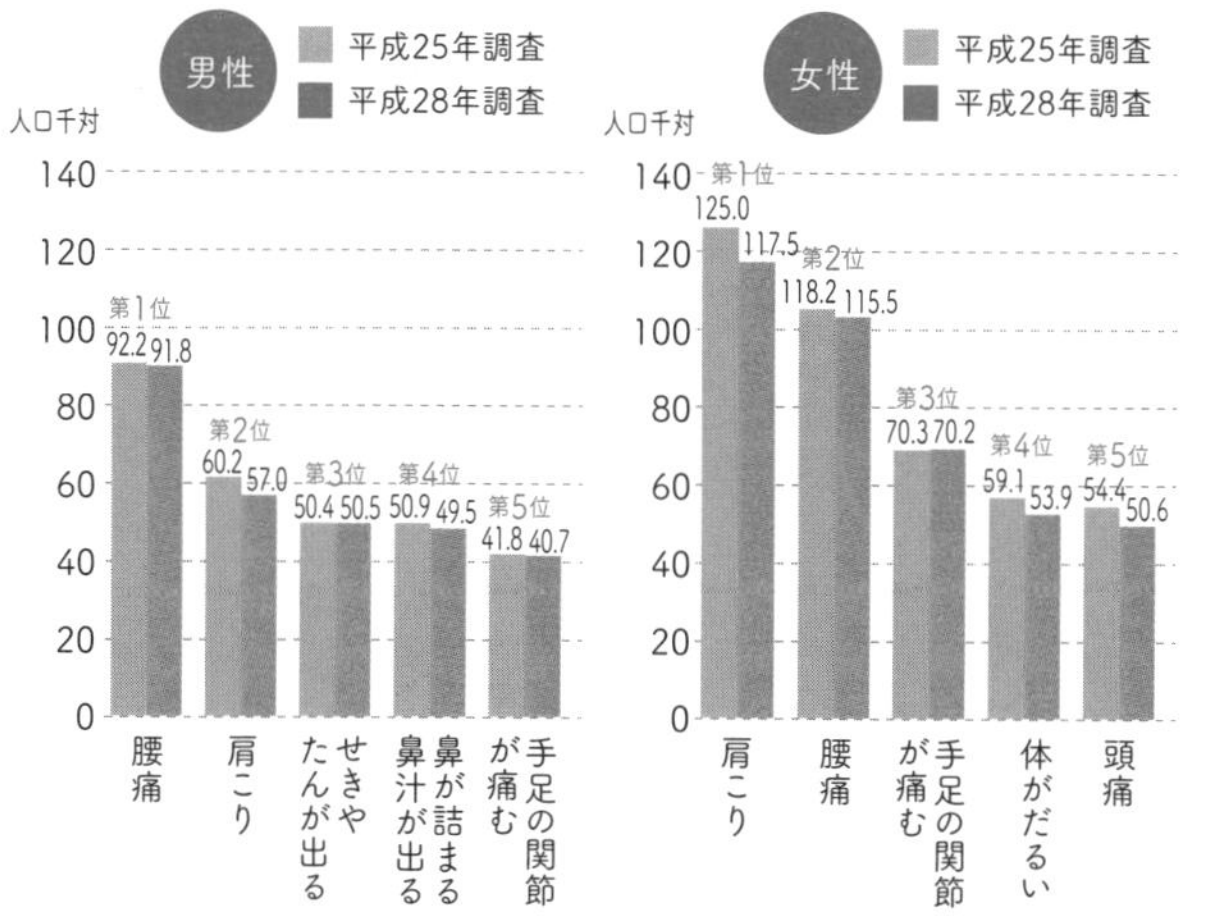

「有訴者率の上位5症状」(複数回答)
厚生労働省「国民生活基礎調査」より

原因が特定できない腰痛がほとんど

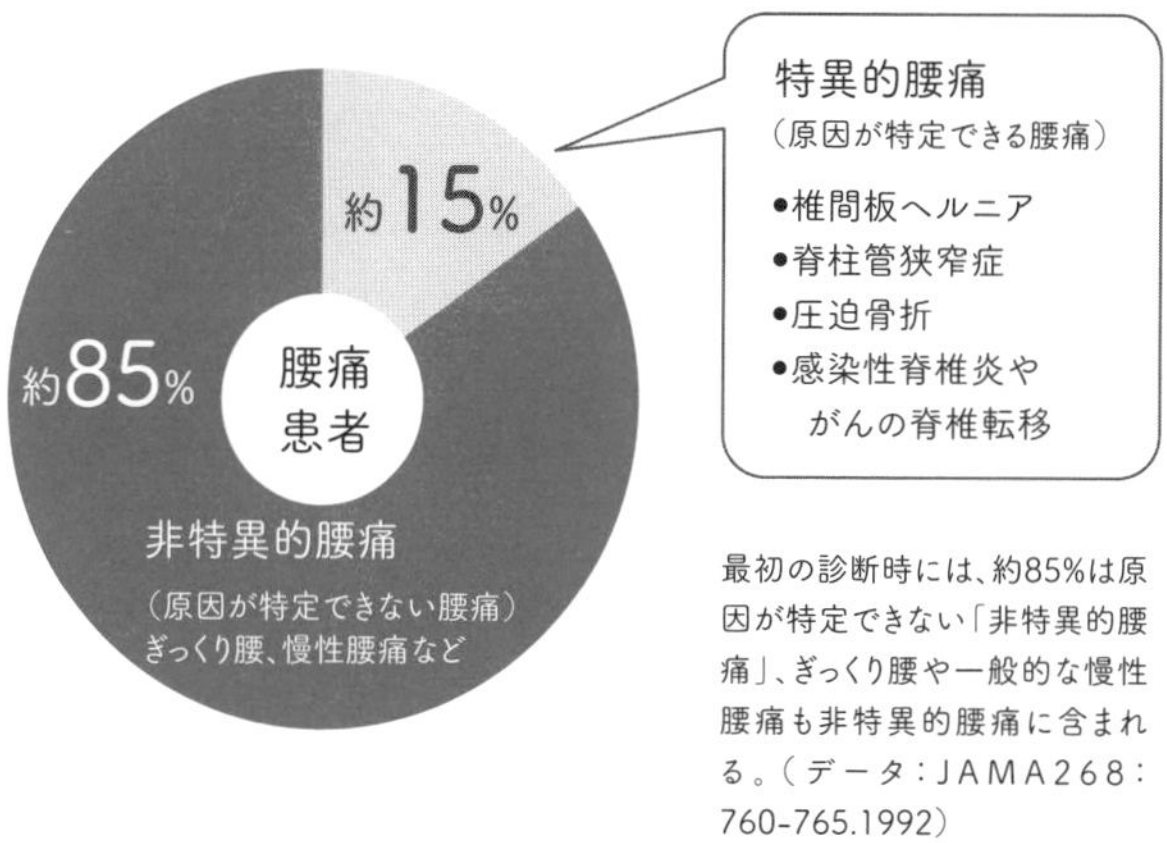

最初の診断時には、約85%は原因が特定できない「非特異的腰痛」、ぎっくり腰や一般的な慢性腰痛も非特異的腰痛に含まれる。(データ:JAMA268:760-765.1992)

腰の施術は難しいとよくいわれますが、その理由として、さまざまなタイプがあることが挙げられます。例えばこりや疲労など筋肉が原因の腰痛、歪みや詰まりなど骨が原因の腰痛、じっとして固まってしまうことで起こる腰痛もあれば、反対に動き過ぎることによって起きる腰痛もあります。このように**多岐にわたるタイプの腰痛があり、それぞれに合った施術やアドバイス**が求められます。

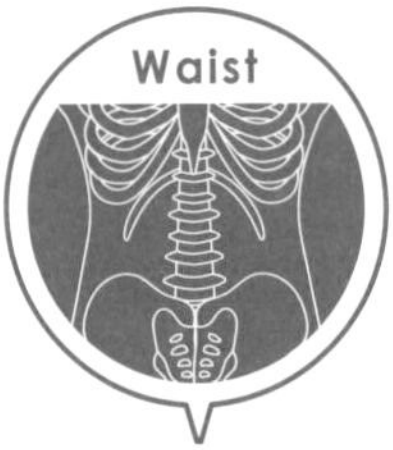

骨盤の正しい位置とは？

セミナーにお越しになる受講生から、よく「骨盤ってどの位置が正しいのですか？」という質問をされます。しかし、その答えはなかなか難しいものです。例えば、骨盤の動きに前傾（いわゆる出っ尻の形）と後傾（高齢者型）がありますが、立っている場合は生理的弯曲をつくるために多少前傾であることで重心が保てますが、仰向けで寝ている時などは重力のかかり方が立位と変わってくるため、前傾である必要がありません。

つまり、**正しい骨盤の位置や動きはその都度変化する**ものであり、「この位置が正しい」というものが存在しないのです。例えば、バランスボールの上に座った時、上半身が乱れないように必死に骨盤でバランスを取りますよね。前傾も後傾も、時には歪みだって必要です。**骨盤にとって必要なのは「自由自在に動くこと」**であり、どれだけ綺麗な位置にあったとしても、その位置からピクリとも動かないような「固定されている」状態こそ、むしろ不調を引き起こす原因になったりするのです。私のクライアントには、このように骨盤が固定されてしまっている人が多く見られ、その際、この位置に変えようと思ったことはありません。さまざまな動きをするのが人間ですから、それらの動きに合わせて自由に動く骨盤をまずつくってあげたいからです。

では、**どうすれば骨盤が解放され動くようになる**のでしょうか。それこそタイプ分けが必要で、前傾位・後傾位・その中間のニュートラルの位置など、どの形で固定されているかにより対応が変わってきますが、ここではそれぞれの形に導く筋肉を見ていきましょう。

鍛えるべき筋肉と、緩めるべき筋肉の違いを施術する際の参考にしてください。

骨盤の傾き

骨盤の形状	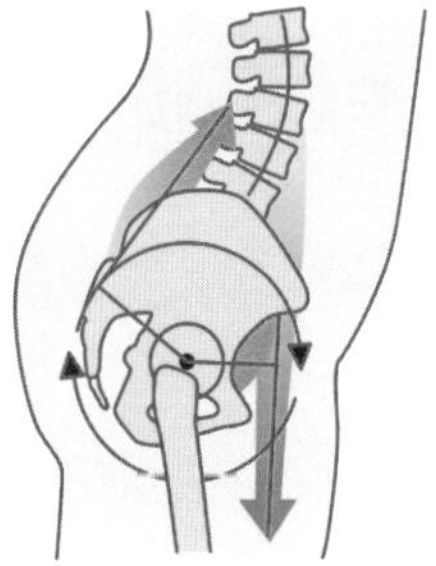 前傾	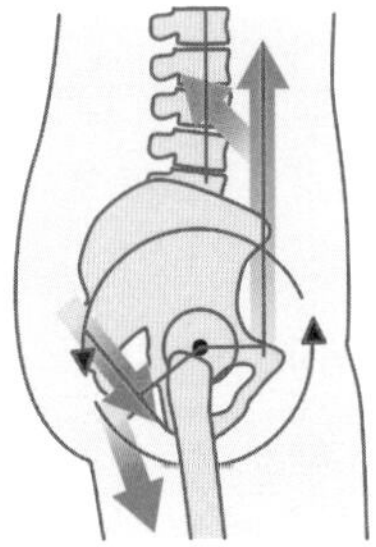 後傾
緩めるべき	●大腿四頭筋 ●大腿筋膜張筋 ●腸腰筋 （大腰筋・小腰筋etc） ●脊柱起立筋	●ハムストリングス ●殿筋群 ●腹筋群
鍛えるべき	●ハムストリングス ●殿筋群 ●腹筋群 （腹直筋、腹横筋など）	●脊柱起立筋 ●大腿四頭筋 ●腸腰筋 ●大腿筋膜張筋
示す姿勢	●反り腰（腰椎前弯） ●猫背（胸椎後弯） ●頭部前傾	●ストレートネック ●円背・亀背

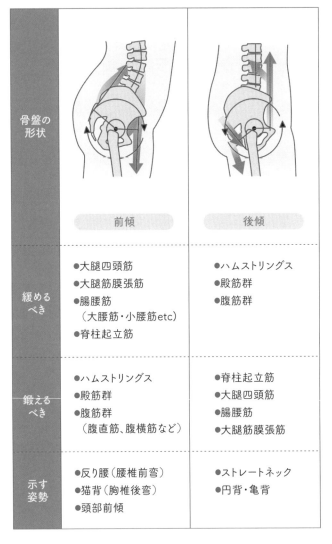

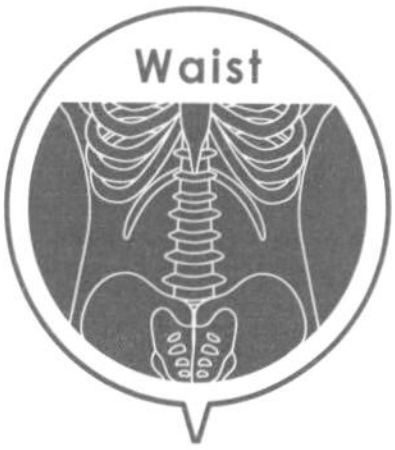

腰の屈曲・伸展、側屈、回旋

腰の動きは、屈曲・伸展、左右の回旋、左右の側屈と首の動きとほぼ同じです。また、ラジオ体操の時のように大きく回すことをぶん回しといったりします。このように可動域が広く動ける理由として、その構造が挙げられます。**骨盤から縦に伸びる腰椎は、肋骨に差しかかるまでに左右に大きく空間**が空いています。この空間を利用して、からだを大きく動かすことができるのです。しかし、裏を返せば、**構造的に非常に不安定**ともいえます。したがって、筋肉に依存していて、筋肉の状態次第で調子が良くなったり悪く

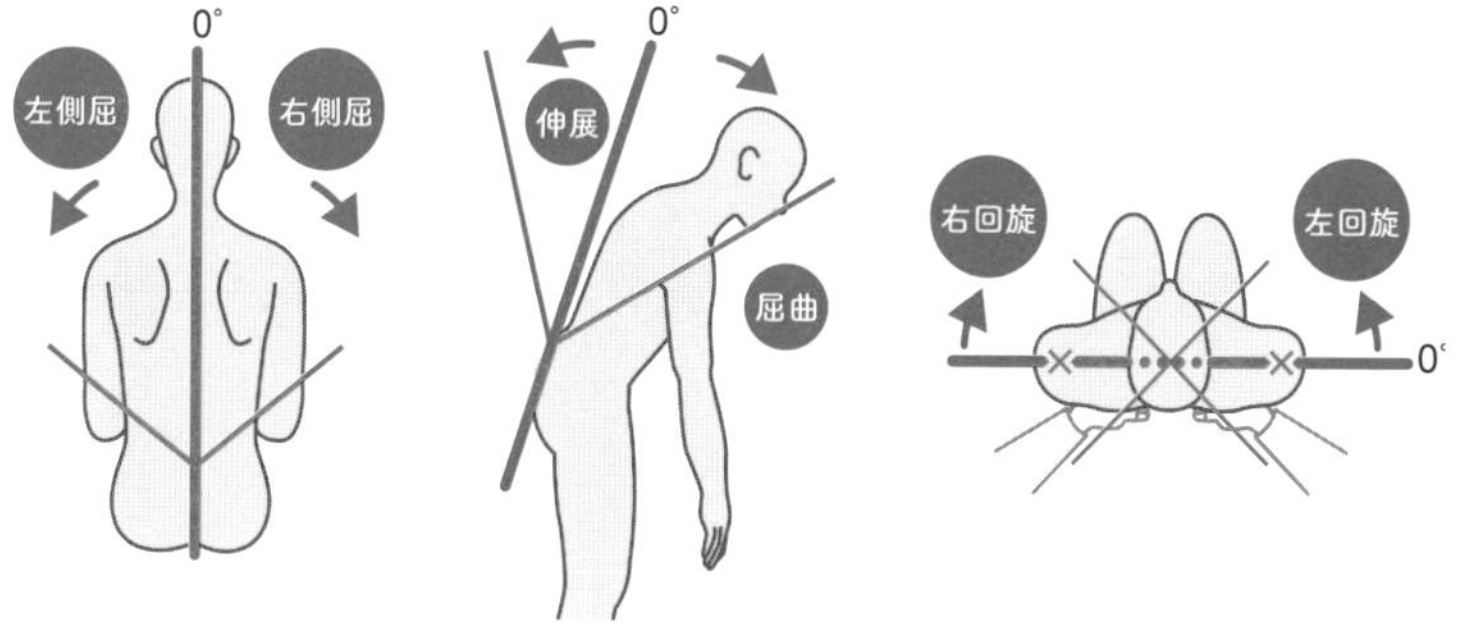

なったりするわけです。
腰の動きに関わる筋肉には、内腹斜筋、外腹斜筋、腰方形筋、広背筋などがあります。

※腰椎の横には
空間がある

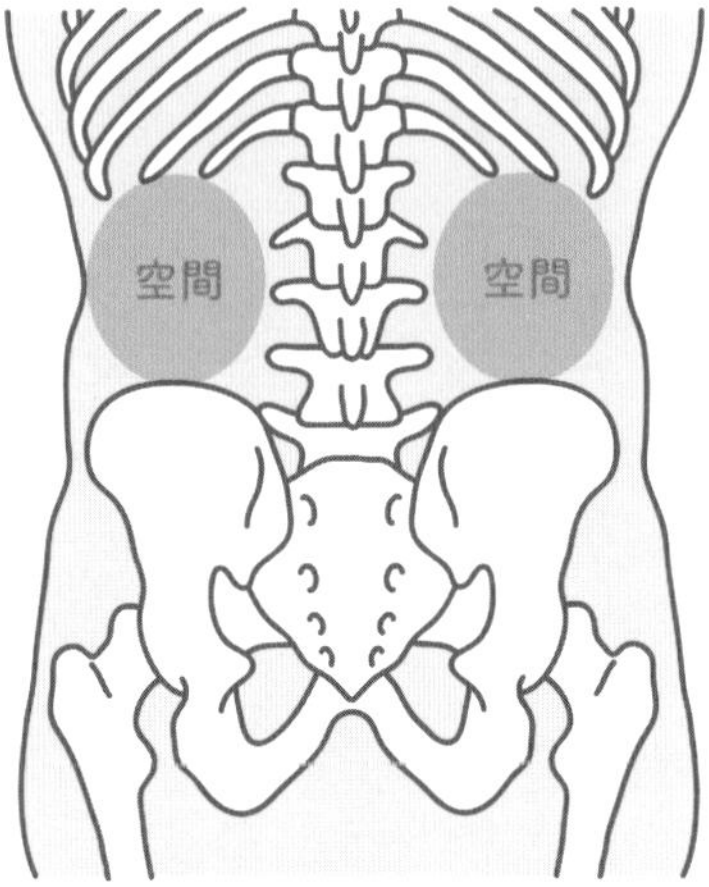

肋骨と腸骨の間にある骨は腰椎のみで、左右が空間になっている。その空間を、内腹斜筋、外腹斜筋、腰方形筋、広背筋などが支える。

可動域がある分、不安定に!

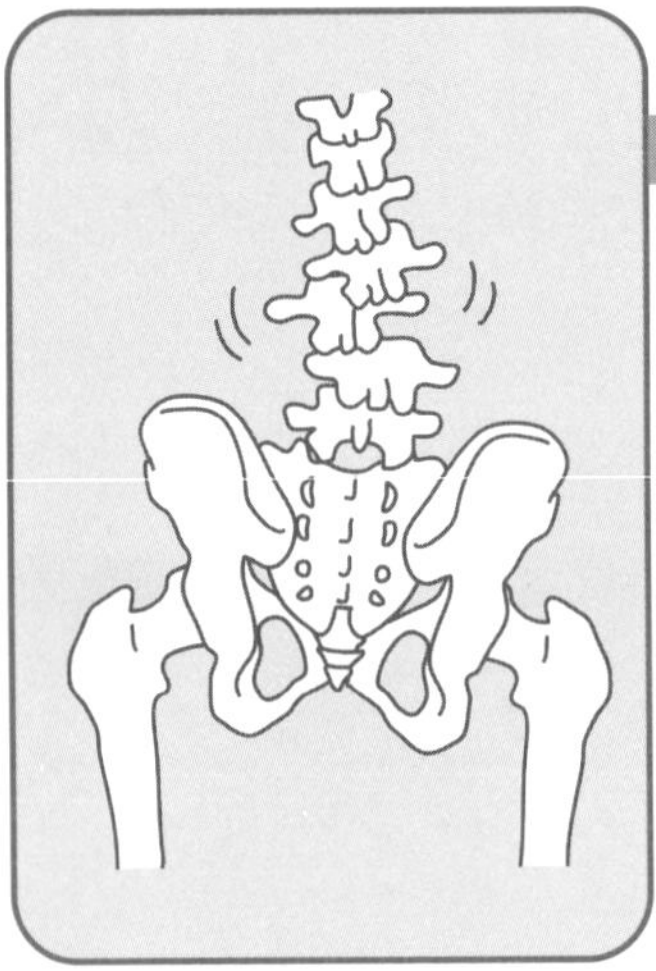

周りを支える筋肉の状態が鍵!

周りを支える筋肉の状態が良くないと、腰痛の原因となる。いずれもマッサージでのアプローチが難しいため、ストレッチが効果的である。

アプローチすべき筋肉

腰の屈曲、回旋、側屈・内腹斜筋

Internal oblique ● インターナル オブリーク

内《ない》腹《ふく》斜《しゃ》筋《きん》

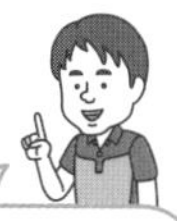

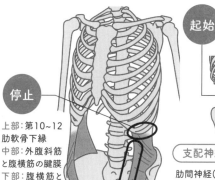

外腹斜筋よりも深く、腹横筋よりは浅い位置にある。排便や咳、分娩など、腹圧を高めるシーンで活躍するぞ！

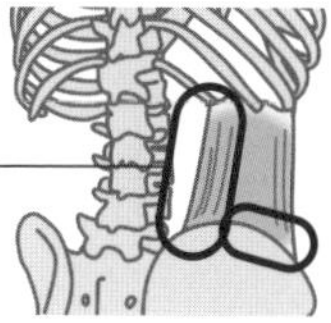

起始
鼠径靭帯外側半分、腸骨筋膜、腸骨稜中間線の前2/3、胸腰筋膜深葉

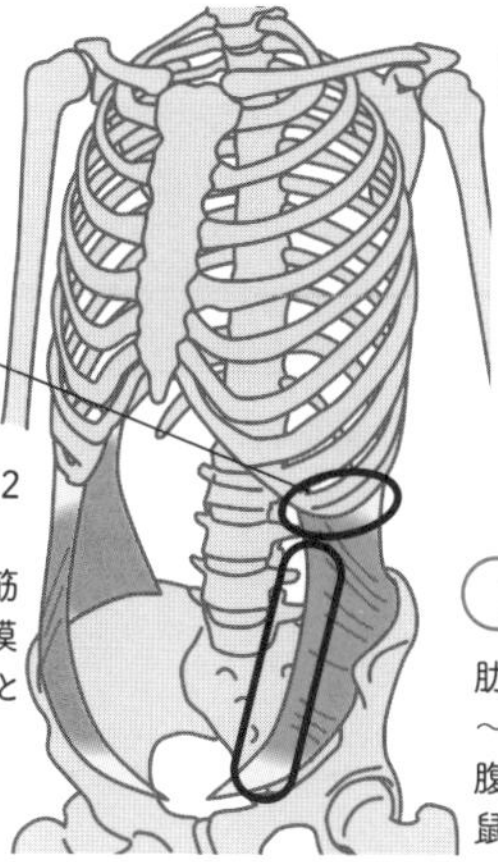

停止
上部：第10~12肋軟骨下縁
中部：外腹斜筋と腹横筋の腱膜
下部：腹横筋ともに薄い腱膜

支配神経
肋間神経(T10～12)、腸骨下腹神経と腸骨鼠径神経の枝

作用
体幹を屈曲、側屈、同側に回旋、骨盤を側方傾斜する

筋肉を見つけよう！

1 筋の走行を把握する

腸骨から斜め上方に向かって走行する筋線維を確認しよう。

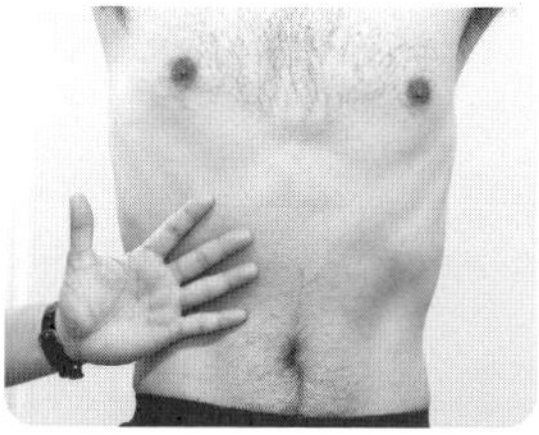

2 収縮を確認しよう

体幹を同側に捻ると収縮を触診しやすくなる。

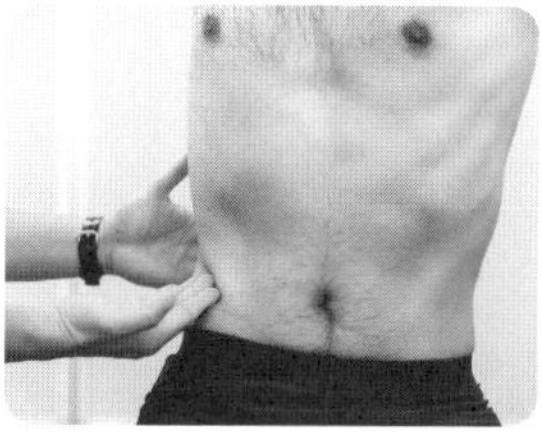

External oblique ● イクスターナル オブリーク

外《がい》腹《ふく》斜《しゃ》筋《きん》

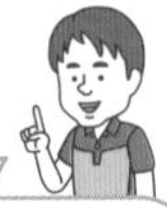

側腹で最も表層にある筋。内腹斜筋に比較して、体幹動作に多く貢献するぞ！

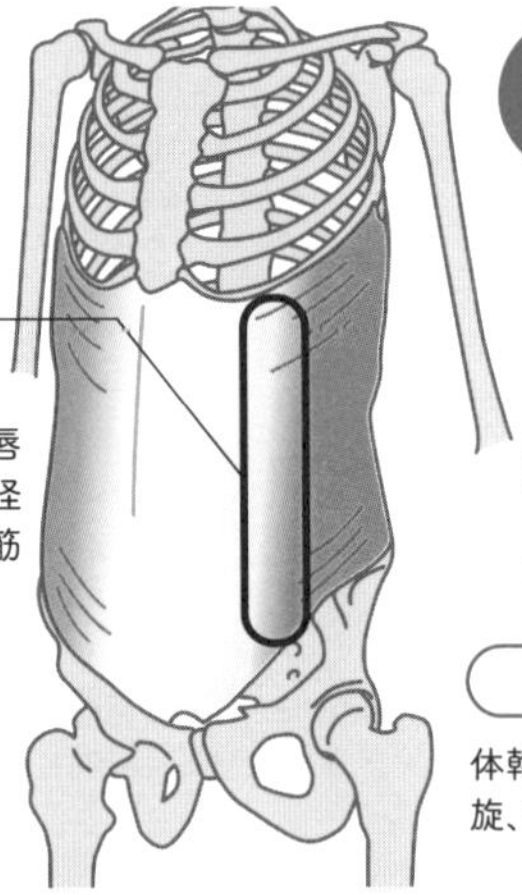

停止

腸骨稜の外唇の前半分、鼠径靭帯、腹直筋鞘前葉

起始

第5~12肋骨外側面と下縁

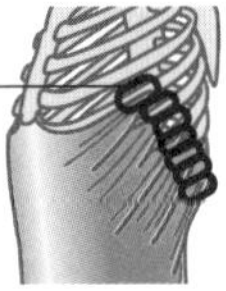

支配神経

肋間神経(T5~12)、腸骨下腹神経と腸骨鼠径神経

作用

体幹を屈曲、側屈、反対側に回旋、骨盤を後傾、側方傾斜する

筋肉を見つけよう！

1 筋の走行を把握する

外から中心に向かって斜め下に走行する筋線維を確認しよう。

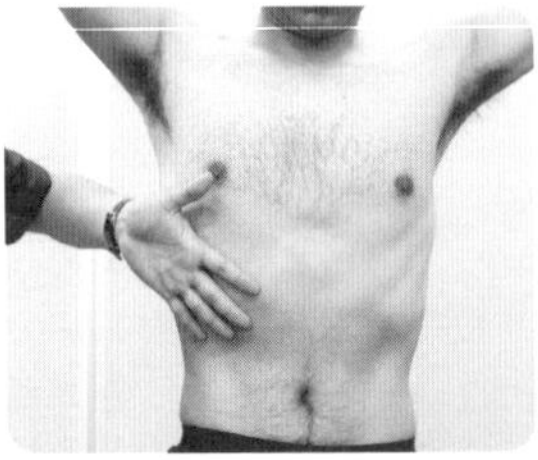

2 収縮を確認しよう

体幹を反対側に捻ると収縮を触診しやすくなる。

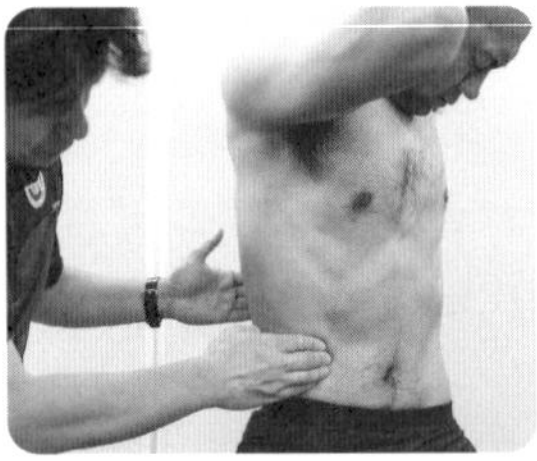

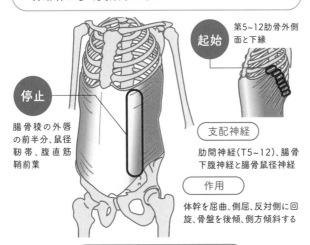

Quadratus lumborum ● クワドラタス ランボーラム

腰《よう》方《ほう》形《けい》筋《きん》

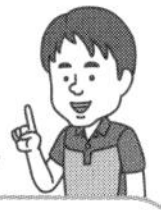

深い位置にあり、小さいが、骨盤を介して股関節を上げたり、第12肋骨を下制したり、よく働くぞ！

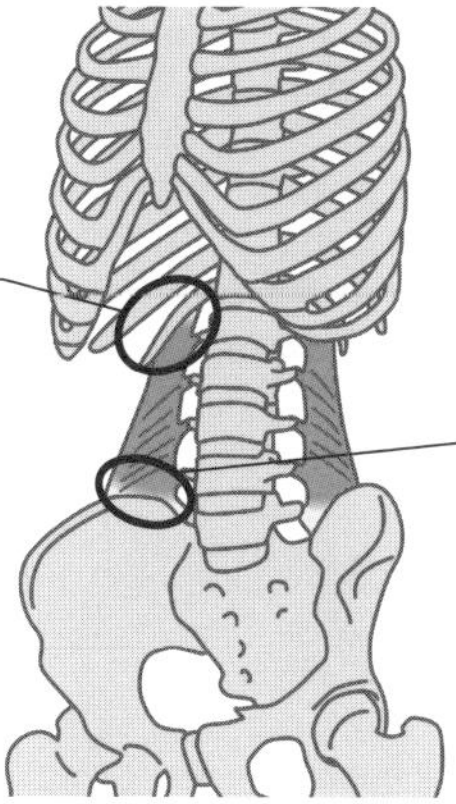

停止

第12肋骨
第1- 4腰椎
（横突起）

起始

腸骨稜と腸腰靱帯
※起始・停止どちらも後面にある

支配神経

第12肋間神経、第1-4腰神経

作用

片側：体幹を同側に曲げる
両側：いきみ、呼出、第12肋骨の固定

筋肉を見つけよう！

1 全体像を把握する

腸骨と肋骨に触れ、図などで見るよりも小さいことを知ろう。

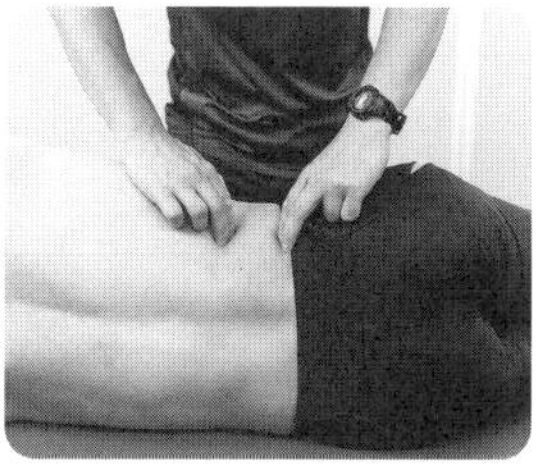

2 筋を触診する

腰椎の両脇にあるため、深く押し込んで触診しよう。

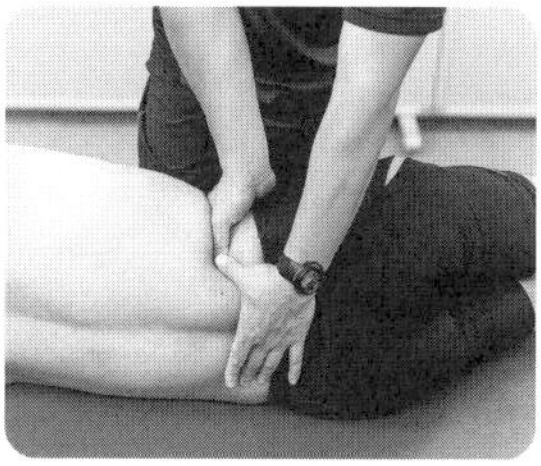

アプローチすべき筋肉

腰の伸展、回旋、側屈・腰方形筋

Latissimus dorsi ● ラティッスィマス ドーサイ

広《こう》背《はい》筋《きん》

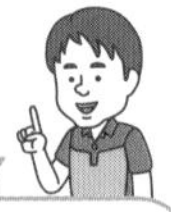

人体で最も大きな面積の筋で、スポーツ動作では非常に重要。鍛えると、いわゆる「逆三角形」ボディがつくれるぞ！

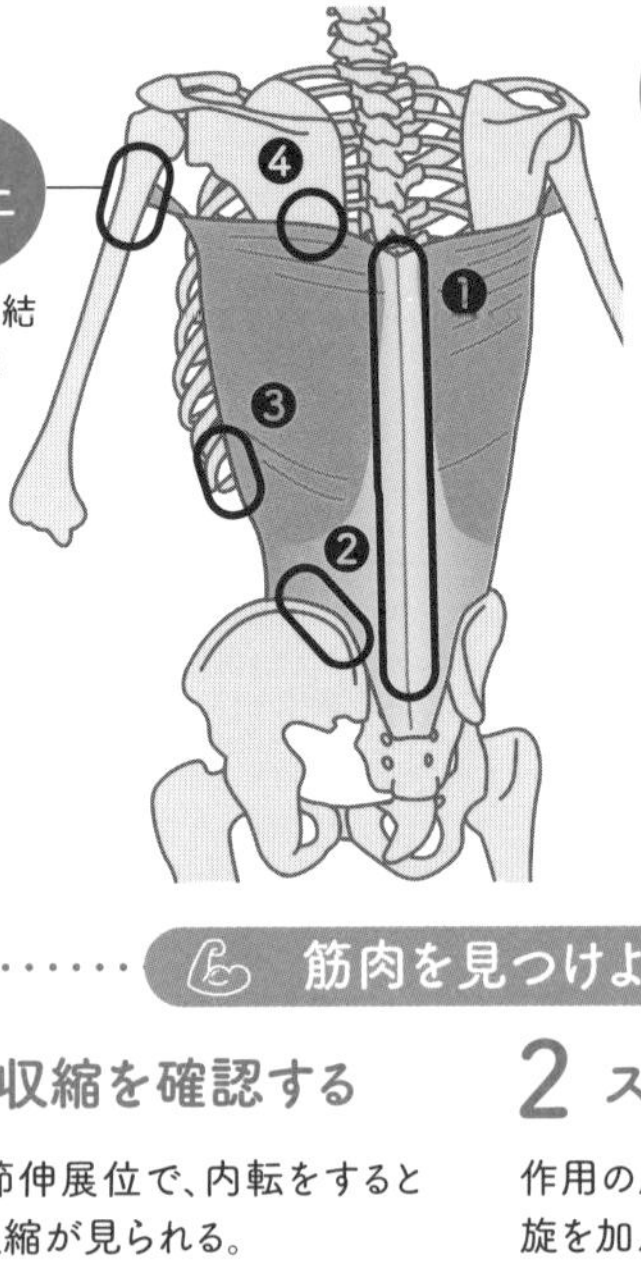

停止

上腕骨結節間溝の底

起始

椎骨部：❶T7～L5棘突起、正中仙骨稜、棘上靭帯
腸骨部：❷腸骨稜後1/3
肋骨部：❸第10～12肋骨
肩甲骨部：❹肩甲骨下角

支配神経

胸背神経(C6~8)

作用

肩関節を伸展、内転、内旋、肩甲帯を下制、腕を固定したとき骨盤を挙上、前傾する

筋肉を見つけよう！

1 収縮を確認する

肩関節伸展位で、内転をするとその収縮が見られる。

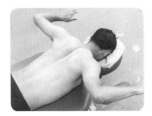

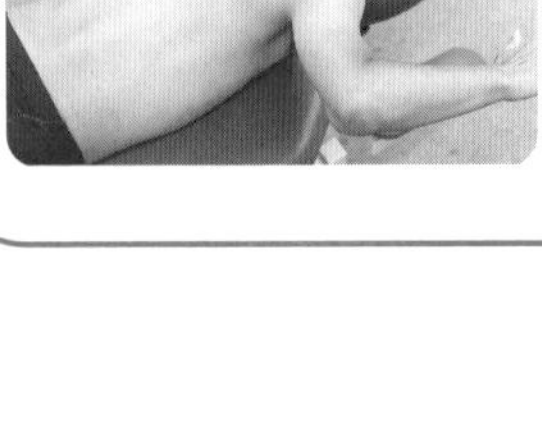

2 ストレッチしてみよう

作用の反対である肩の外転・外旋を加え、筋線維の伸びを確認。

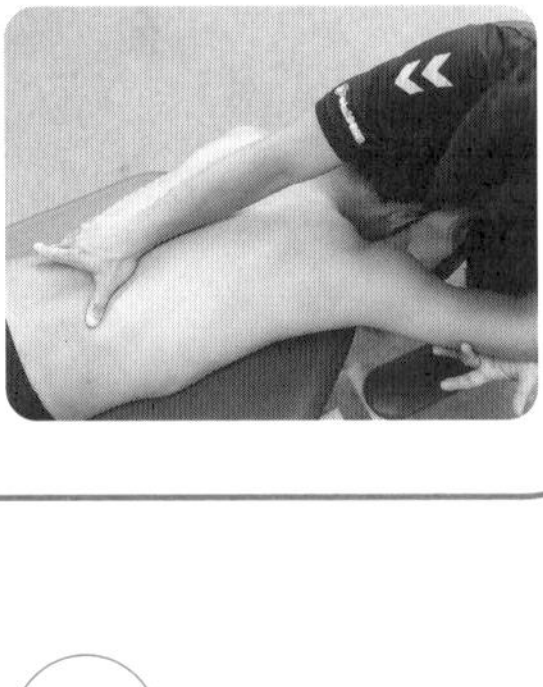

さて、いくつか筋肉を紹介しましたが、共通しているのは、**どれも位置や構造的に指圧のようなマッサージのアプローチが難しい**という点です。腹斜筋や広背筋は非常に薄くて範囲が広く、腰方形筋は筋肉自体が小さいのと、走行の位置が深いために、それぞれ触診に非常にテクニックが必要になってきます（腰方形筋に関しては触れることすらできないとおっしゃる先生もいます）。したがって**各々ストレッチが効果的**なのですが、これもまた簡単というわけではなく、正しくかけないと効果はありませんので、のちに紹介する手技を参考にしてください。

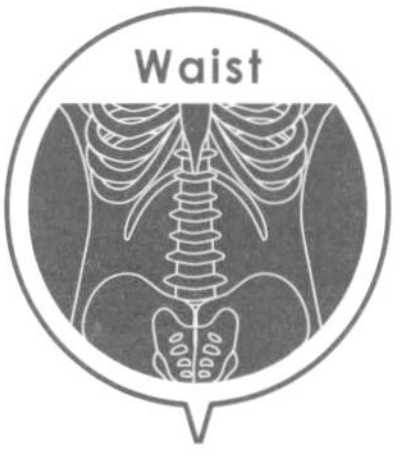

腹《ふく》圧《あつ》の考え方

腰痛を防ぐ上で避けられないファクターが**腹圧**《ふくあつ》です。先ほど空間が空いている話をしましたが、空間は横だけではなく、腰椎の前にも大きく空いています。その場所は腸や胃など内臓が詰まっているわけですが、それら全体を包んでいる腹膜というものがあり、その**腹膜の中の圧力を腹圧**と呼んでいます。まるでお腹の中にビーチボールのようなものがあって、そのビーチボールがしぼんでいる状態が「腹圧が低い」、パンパンに膨らんでいる状態が「腹圧が高い」と例えれば分かりやすいでしょうか。そしてどちらが良いかですが、普段の生活をするにしても、激しいスポーツをするのにも**腹圧が高い方がいいのはいうまでもありません。**

腰回りの筋肉は薄くて範囲が広いものが多いといいましたが、その理由として、腹圧を逃さないように維持してくれる役割があるからなのです。したがって、これらの筋肉が正しく機能しないと腰痛を招くことはもちろん、私たち施術家が歪みを治したり、筋肉を緩めるなど、いくら正しい処置をしても再び腰痛をぶり返したりするのです。

さらに腹圧は呼吸とも密接な関係もありますし、また腰にとどまらず、肩こりやひざの痛みまで、全身に影響するので、「避けて通れない」と表現したことはご理解いただけると思います。反対にいえば、**腹圧を高めることができれば、さまざまな不調を取り除ける可能性がある**ということです。肝心要の腰といったりしますが、まさにその通りですね。

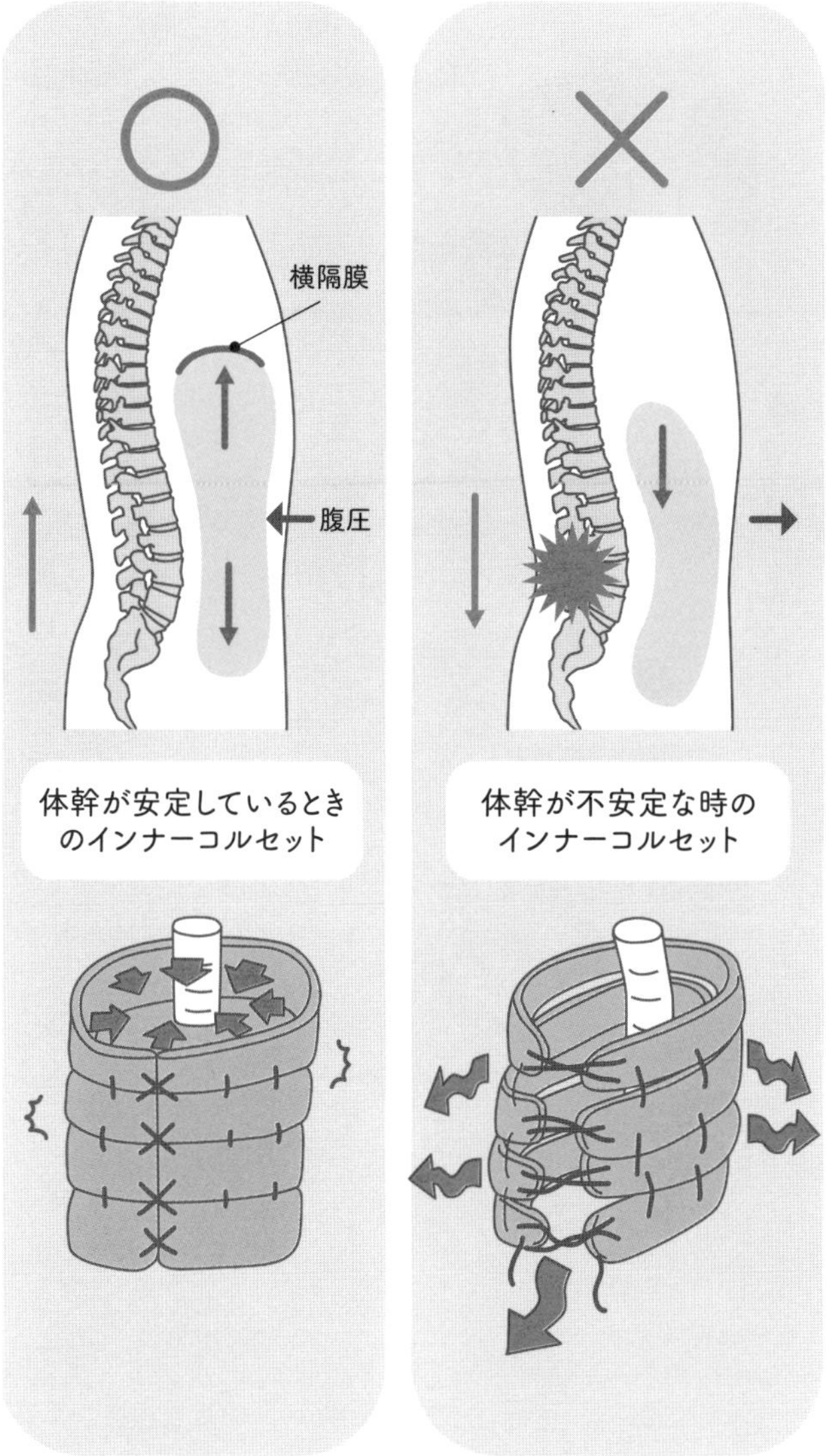

腰のストレッチ
実技編

腰の痛みに効くストレッチ

腰の痛みに効くストレッチ

腹斜筋

STEP1

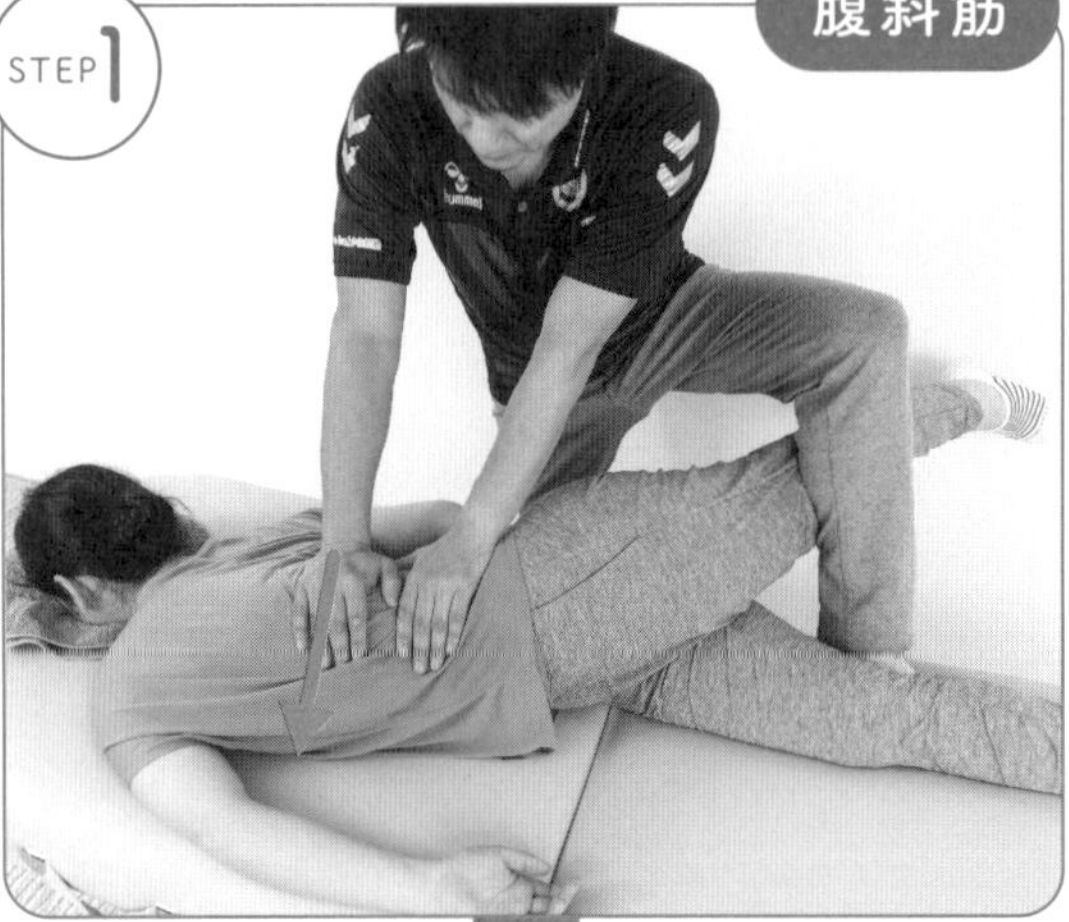

STEP2

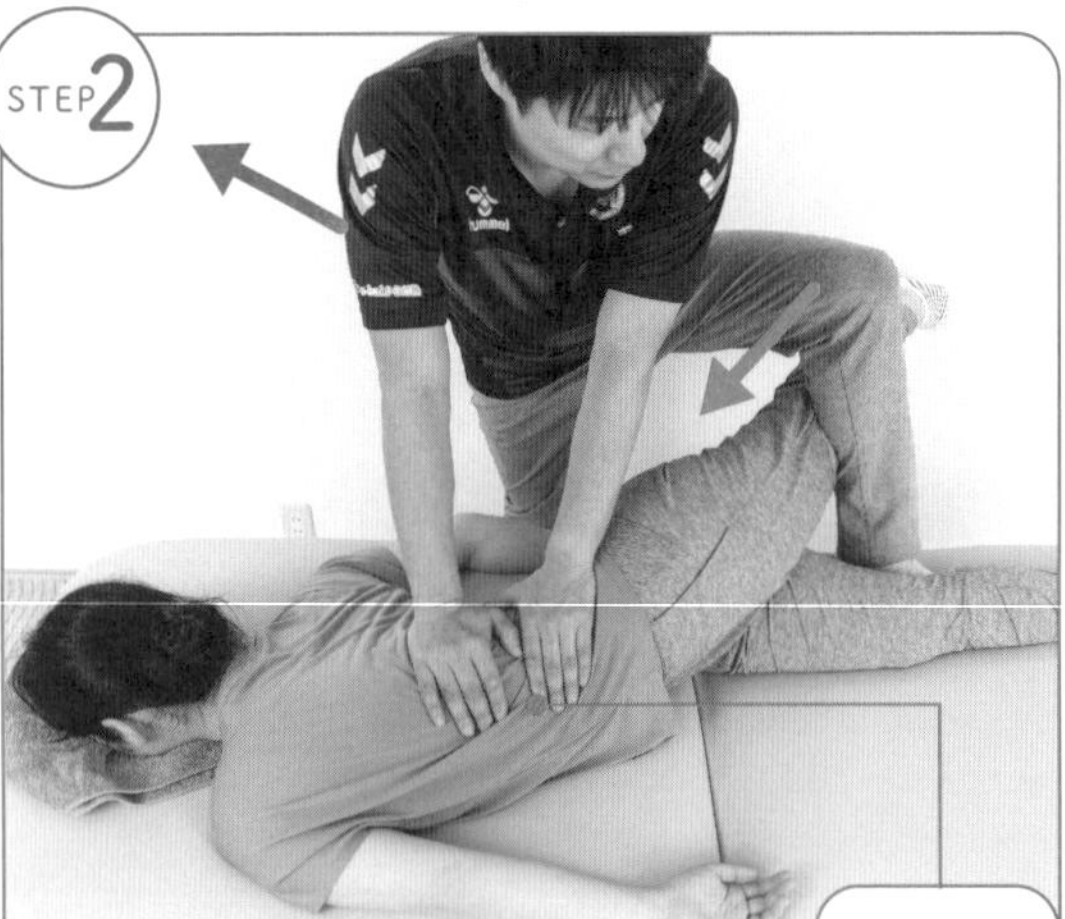

ターゲット：
腹斜筋

STEP 1

腰方形筋

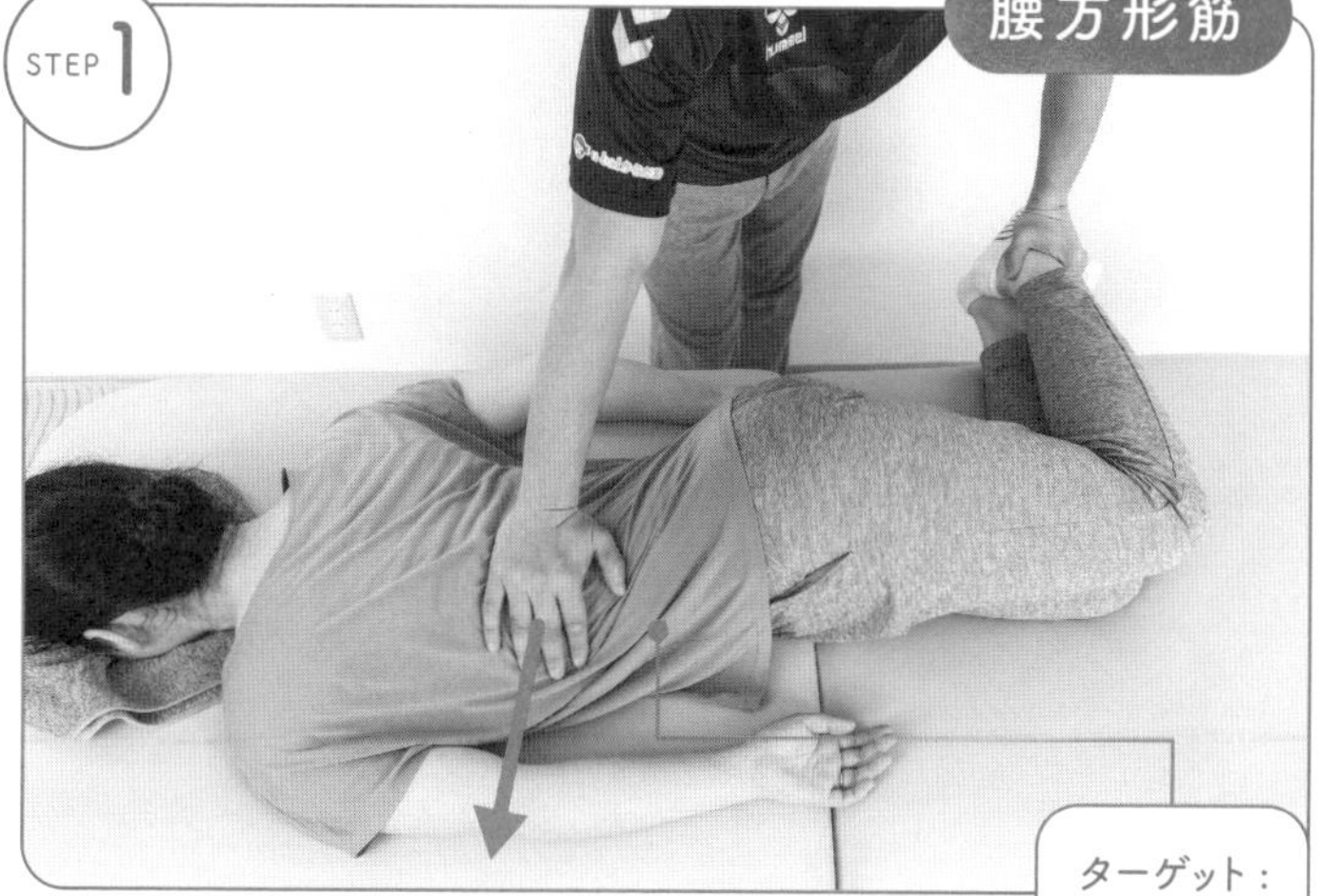

ターゲット：
腰方形筋

STEP 2

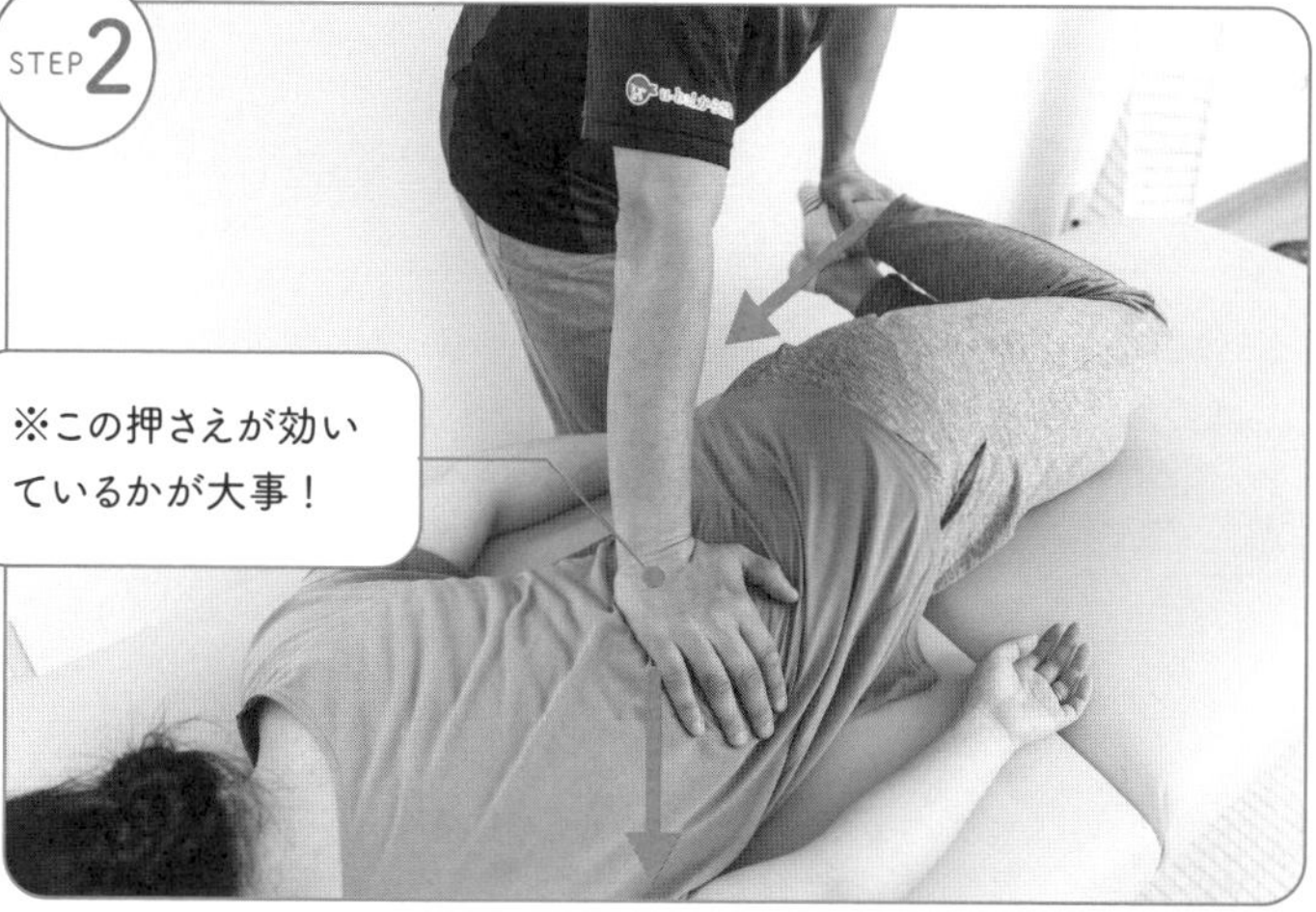

※この押さえが効いているかが大事！

STEP 3

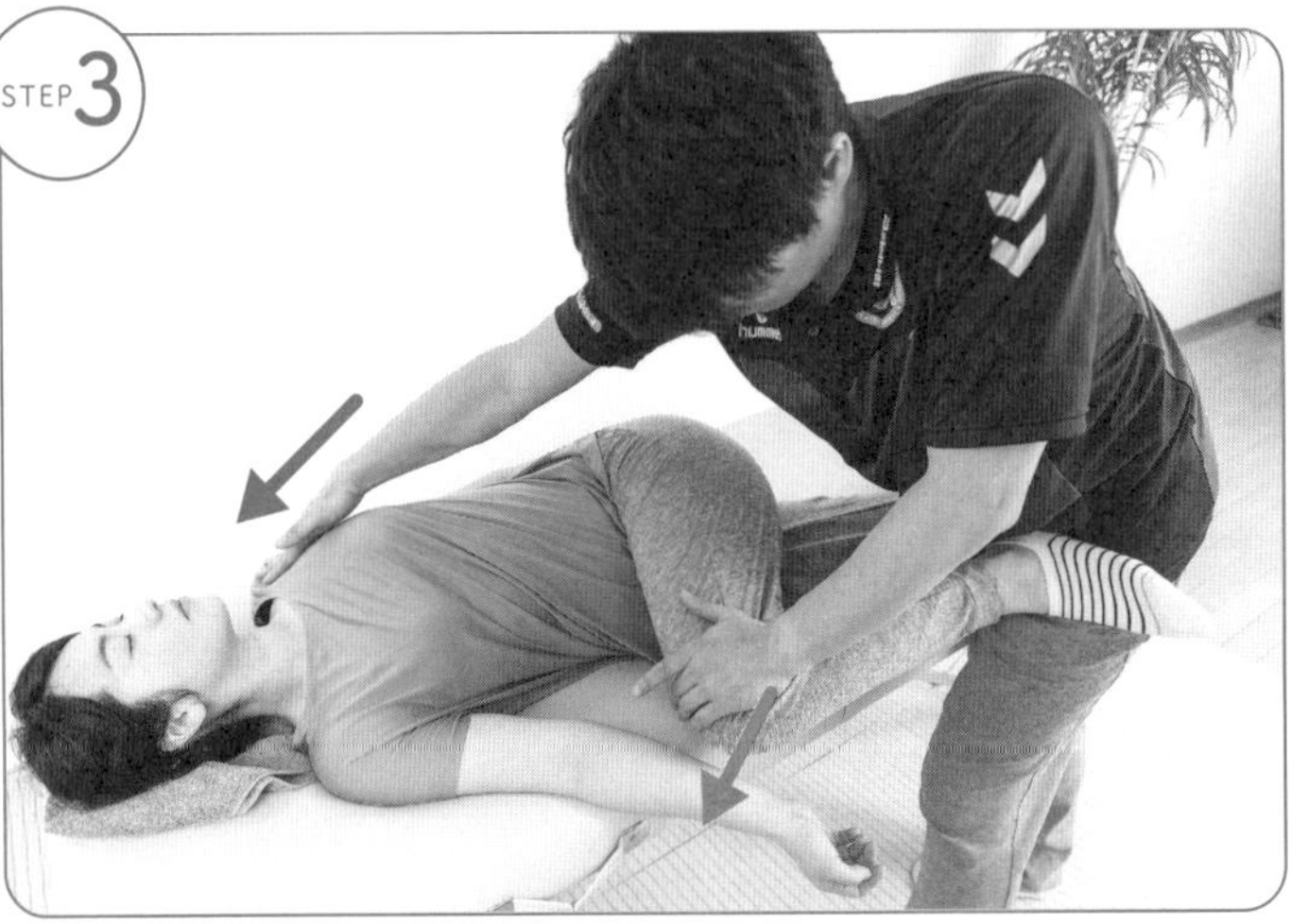

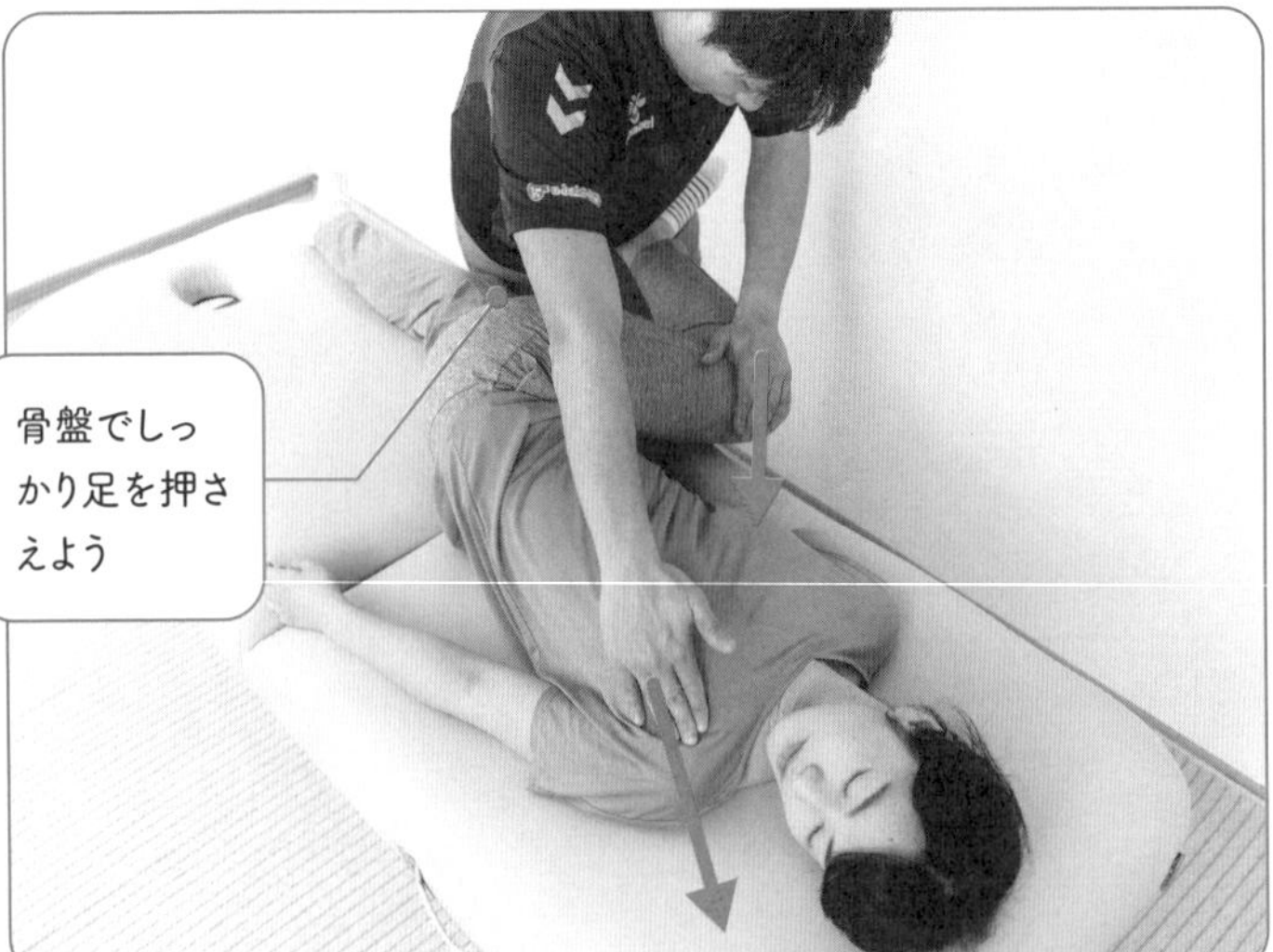

STEP 4 広背筋・胸腰筋膜

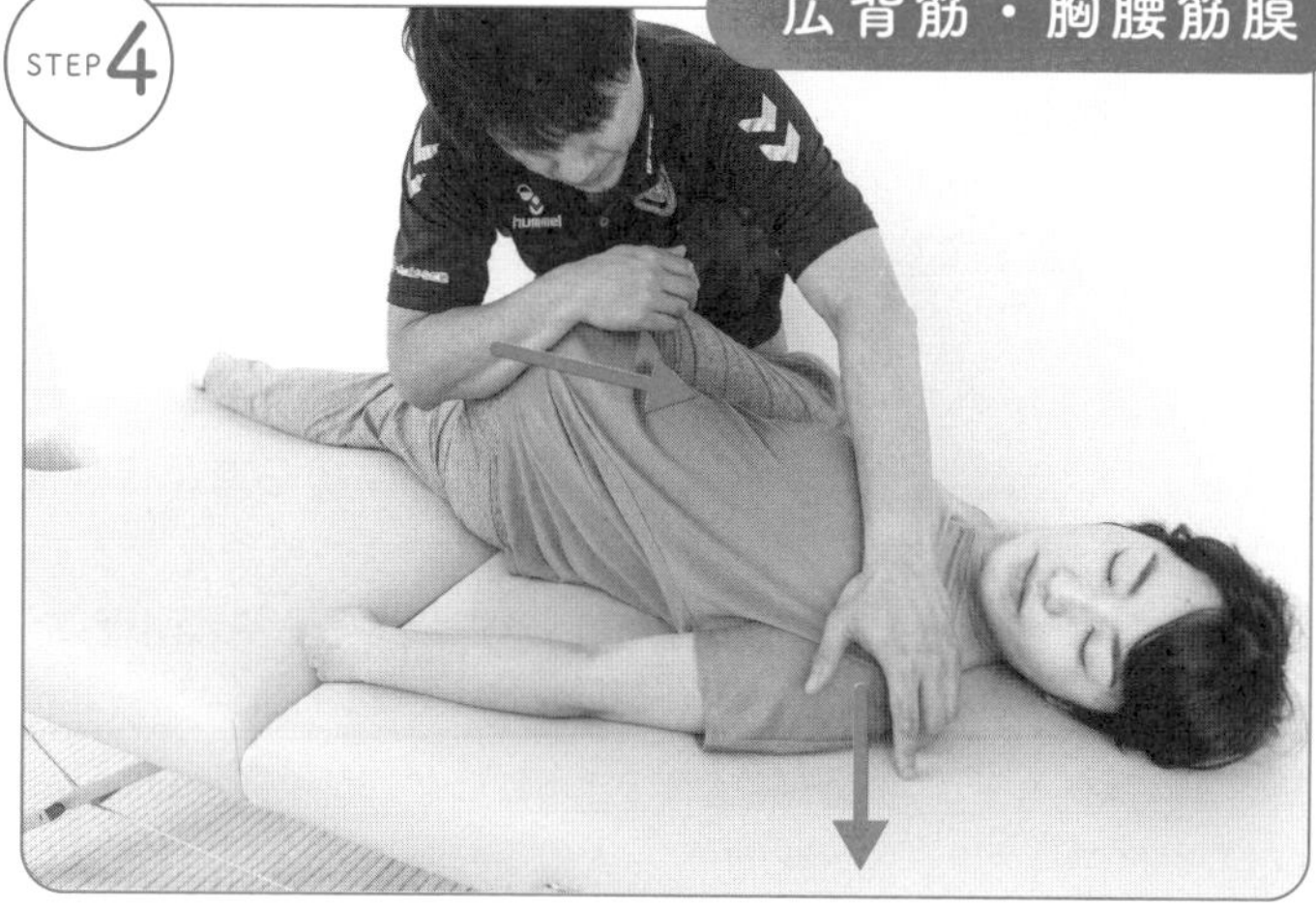

STEP 5

自分に引きつけるように
※両膝を曲げてしゃがむように!

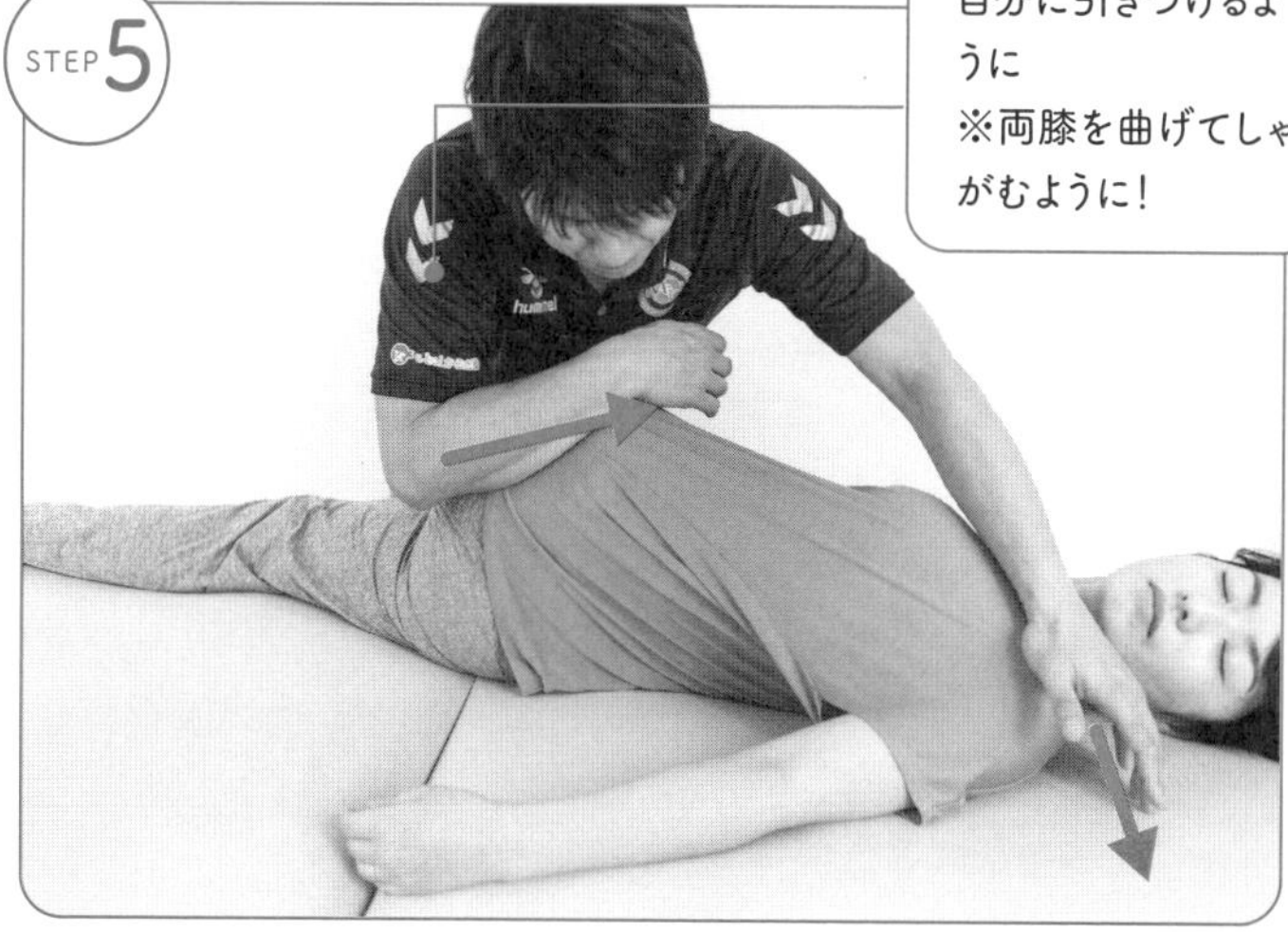

Advice

セラピストが使えるコミュニケーション術

～腰の痛み編～

「型にはまったような腰痛対策」を聞かれることがよくあります。どんな腰痛も治してしまう魔法の整体法や、ゴッドハンド的な施術マニュアルのことだと思いますが、私はこのような話になるたびに勉強の方向性がそのように向いていくことに懸念を抱きます。

料理でいえば、いわゆる「レシピ」。確かに初心者には大事な手引きになりますが、一流のシェフはレシピ頼りの料理をするでしょうか。ましてや、**他の料理人のレシピを真似するかと聞かれたら、答えはおそらく「ノー」**だと思います。

腰痛にはタイプがあるとお話してきましたが、タイプ分けは決まっているものではなく、セラピスト一人ひとりが知識や経験に基づいてつくり上げるべきだと教えています。同じからだが一つも無いように、その人に合わせた、あなただけの施術やアプローチがあって良いですし、そうあるべきなのです。そして施術には必ず結果があるので、「その技術は正しい」「その技術は間違っている」などと指摘する専門家がいますが、それを決められるのは施術を受けた本人だけで、周りがどうこういうものではありません。

料理人でいえば、**必要なのはレシピではなく、食材の知識や調理法のバリエーション、食材を見ただけで料理をイメージできる想像力**です。私たちでいえば、まさに体の知識、つまり解剖生理学なのです。本当にお客様のからだを楽にしたいのなら下記をこころがけましょう。

**誰かがつくったレシピを覚える
セラピストではなく、自分のレシピを
つくり出せるセラピストを目指す**

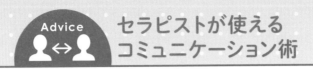

多彩な動きをする
殿部の
疲れの原因を
突き止めよう！

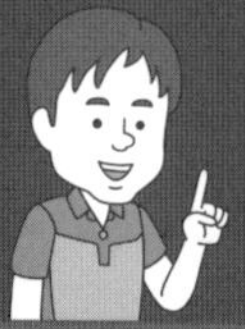

Chapter
5

殿部の疲れを改善

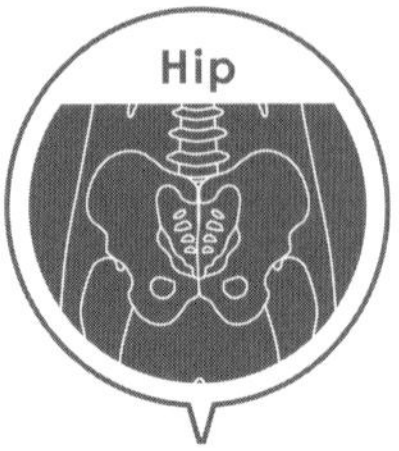

殿部が疲れる理由は

殿部は私が受講生に教える時に、最も時間をかけ、ていねいに教える部位です。というのも、大きい筋肉と小さい筋肉がとても複雑に入り組んでおり、理解できるとこれほど楽しい部位はないのですが、それを理解した施術を行うまでは相当訓練が必要です。

さて、殿部が疲れてしまう理由はズバリ、その**複雑な構造ゆえの多彩な動きをする場所**だからです。具体的には股関節の動きになりますが、肩関節と同じ球関節に分類され、四方八方の多軸性の動きをします。そして特徴的なのは、**人によっての可動域の差が他のどの部位よりも大きく見られる**ことです。バレエダンサーや力士の股割りのように180度（またはそれ以上）の開脚ができる人もいれば、反対にほとんど動かない人もいます。この個人差が、不調を引き起こす最大の理由といってもいいかもしれません。

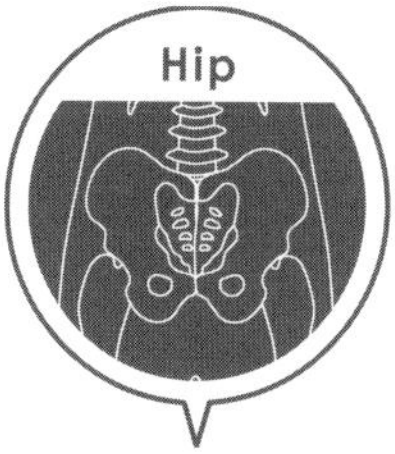

殿部の動き（股関節伸展・外旋《がいせん》）

殿部の主な動きとして、**股関節の伸展と外旋《がいせん》**があります。どちらも非常に大事な動きで、**歩く時・走る時・座っている状態から立ち上がる時などに、後ろに蹴り出す推進力**となる動きです。バレエダンサーの立ち姿勢を想像してみてください。つま先が外向き（これが股関節外旋位）に保たれ、これらを維持する筋肉を使って高く、遠くジャンプできるのです。水泳における平泳ぎのかき足も外旋位ですね。反対に、殿部が上手に使えなくなると、歩幅が狭くなったり、歩くスピードが遅くなります。

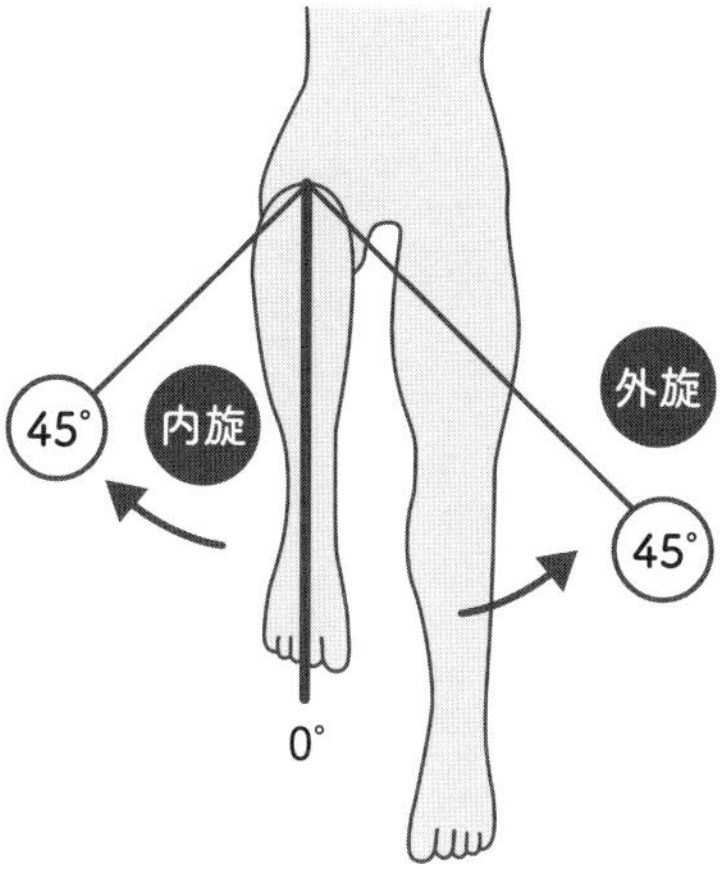

Gluteus maximus ● グルーティアス マクスィマス

大《だい》殿《でん》筋《きん》

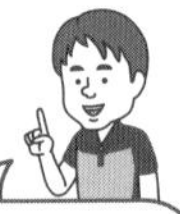

単一筋としては人体最大、最重量。お尻の丸みを形成するので、ヒップアップをしたい方は大注目!

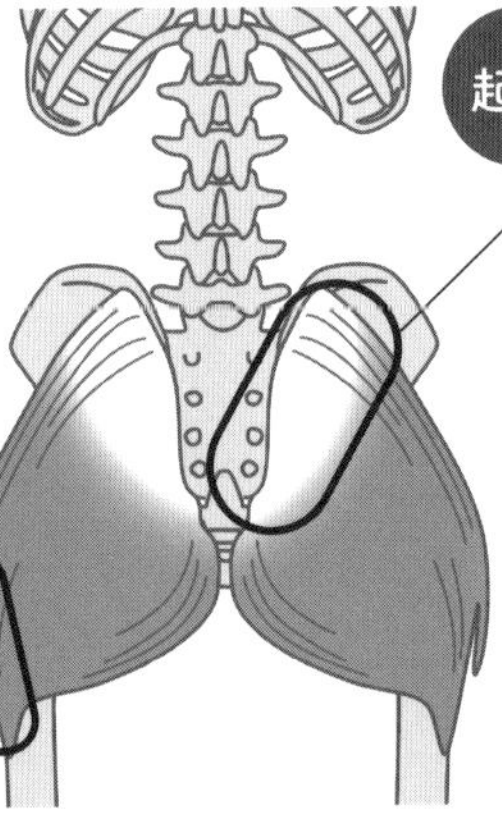

停止

上部と下部
表層:腸脛靭帯
下部深層:大腿骨殿筋粗面

起始

表層:腸骨稜上後腸骨棘、仙骨下部後面、尾骨側面
深層:腸骨後殿筋線、仙棘筋腱膜、仙結節靭帯、中殿筋を含む殿筋腱膜

支配神経

下殿神経(L5〜S2)

作用

股関節を伸展、外旋、外転、内転する

筋肉を見つけよう!

1 全体像を把握する

お尻の膨らみを把持するように筋肉全体を確認しよう。

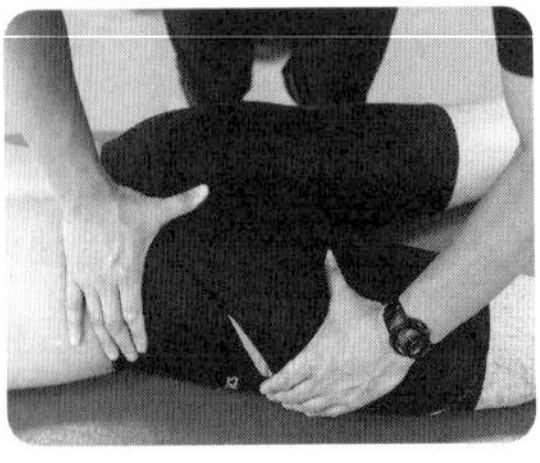

2 筋を触診する

手根で筋腹を押さえ、外に押し出すように触診しよう。

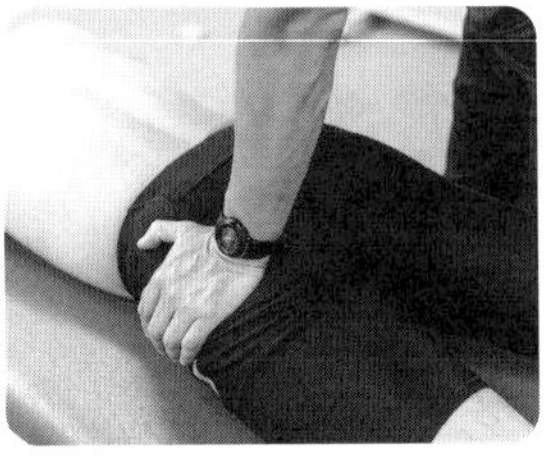

アプローチすべき筋肉

股関節外転、外旋・中殿筋

Gluteus medius ● グルーティアス ミーディアス

中《ちゅう》殿《でん》筋《きん》

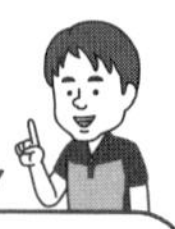

上外側部以外の大部分が大殿筋に覆われているため、触診時注意。疲れやすく、効果も大きいので得意な筋肉にしたい！

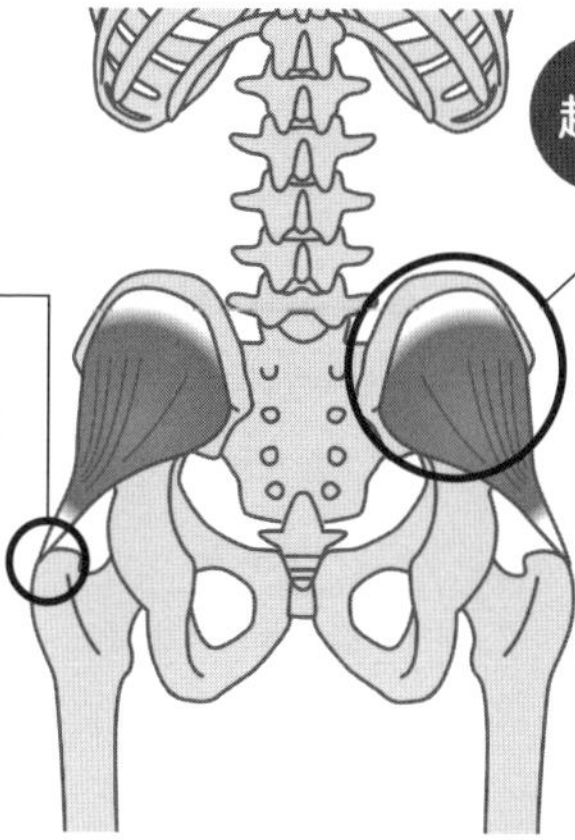

起始

腸骨稜の外唇、後殿筋線と前殿筋線の間の殿筋面、殿筋腱膜

停止

大転子外側面の隆起線

支配神経

上殿神経(L4〜S1)

作用

股関節を外転、内旋、外旋、屈曲する

筋肉を見つけよう！

1 収縮を確認する

股関節外転させ、筋肉の収縮を確認。

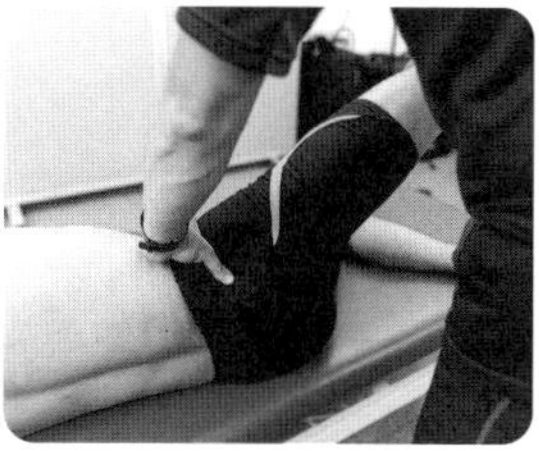

2 筋を触診する

大殿筋から外れている上外側を押さえながら、股関節を動かす。

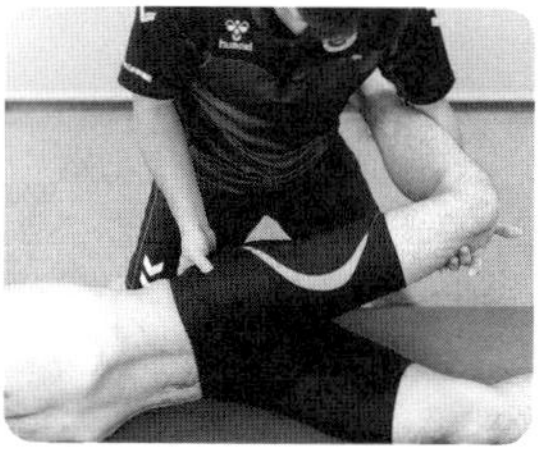

股関節外転、内旋・小殿筋

Gluteus minimus ● グルーティアス ミニマス

小《しょう》殿《でん》筋《きん》

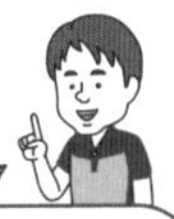

大殿筋、中殿筋のさらに奥にある深い筋。直立の時に骨盤を支える役割があるので、アプローチできるといいぞ！

停止

大転子前縁の圧痕、一部は股関節包

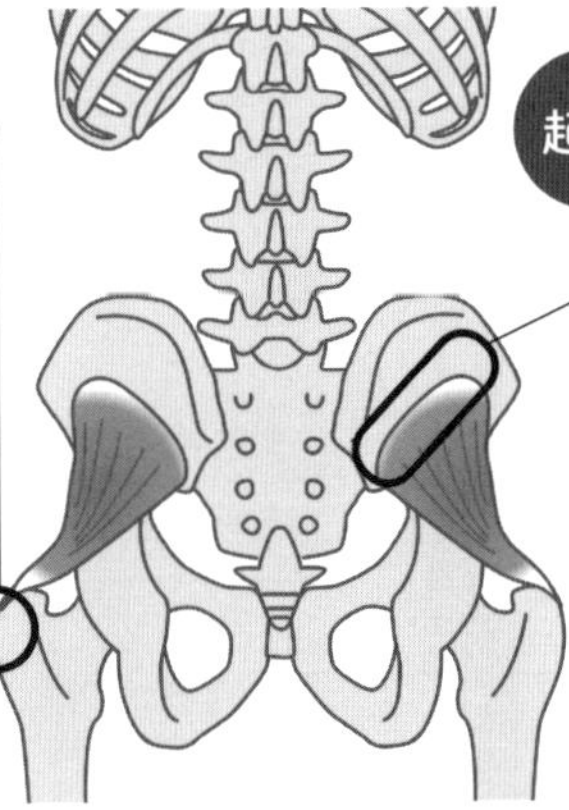

起始

前殿筋線と下殿筋線の間の腸骨外側面、大坐骨切痕の縁

支配神経

上殿神経(L4～S1)

作用

股関節の外転、わずかに内旋

筋肉を見つけよう！

1 筋を触診する

股関節屈曲肢位にすると後面が開き、触診しやすい。

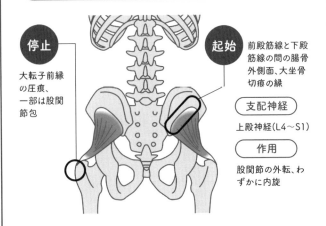

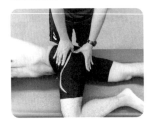

2 走行に沿って触診

①で押した状態のまま、筋肉の起始・停止に向かって指をずらす。

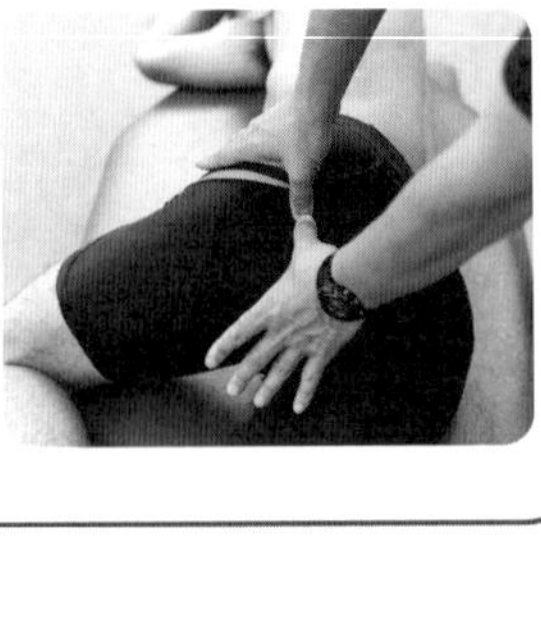

殿部の動きに関わる筋肉としては、**まずは3つの「殿筋群」があります。表層から、「大・中・小」と深くなるに連れて筋肉の大きさも小さく**なります。**大殿筋**は表層にあって形も大きく、いわゆるお尻の形をかたどる筋肉です。ヒップアップなど、お尻を綺麗に見せたい人にとっては重要な筋肉ですし、大きさからいってパワーもあり、運動時など機能的にも活躍する筋肉です。また、**中殿筋や小殿筋**は股関節の安定に寄与しています。

特に**中殿筋**は片足立ちの時に作用するため、なんらかの理由で障害が起きるといわゆる**「トレンデレンブルグ徴候」という、片足立ちの時に骨盤が斜めに偏る現象や、「デュシェンヌ徴候」という、上半身を麻痺側に傾ける代償動作**を引き起こします（詳しくは図参照）。これらの兆候はトレンデレンブルグテストと呼ばれる検査でも見つけることができますし、「うまく中殿筋を使えていないのでは？」と街中で歩いている人をよく観察すると分かったりします。日頃から動きや姿勢を見る習慣をつけましょう。

ケアの仕方でいえば、筋肉が深いほどマッサージ施術が難しいので、よりストレッチで対応していきましょう。さらに殿部の動きに関わる6つの筋肉も紹介します。

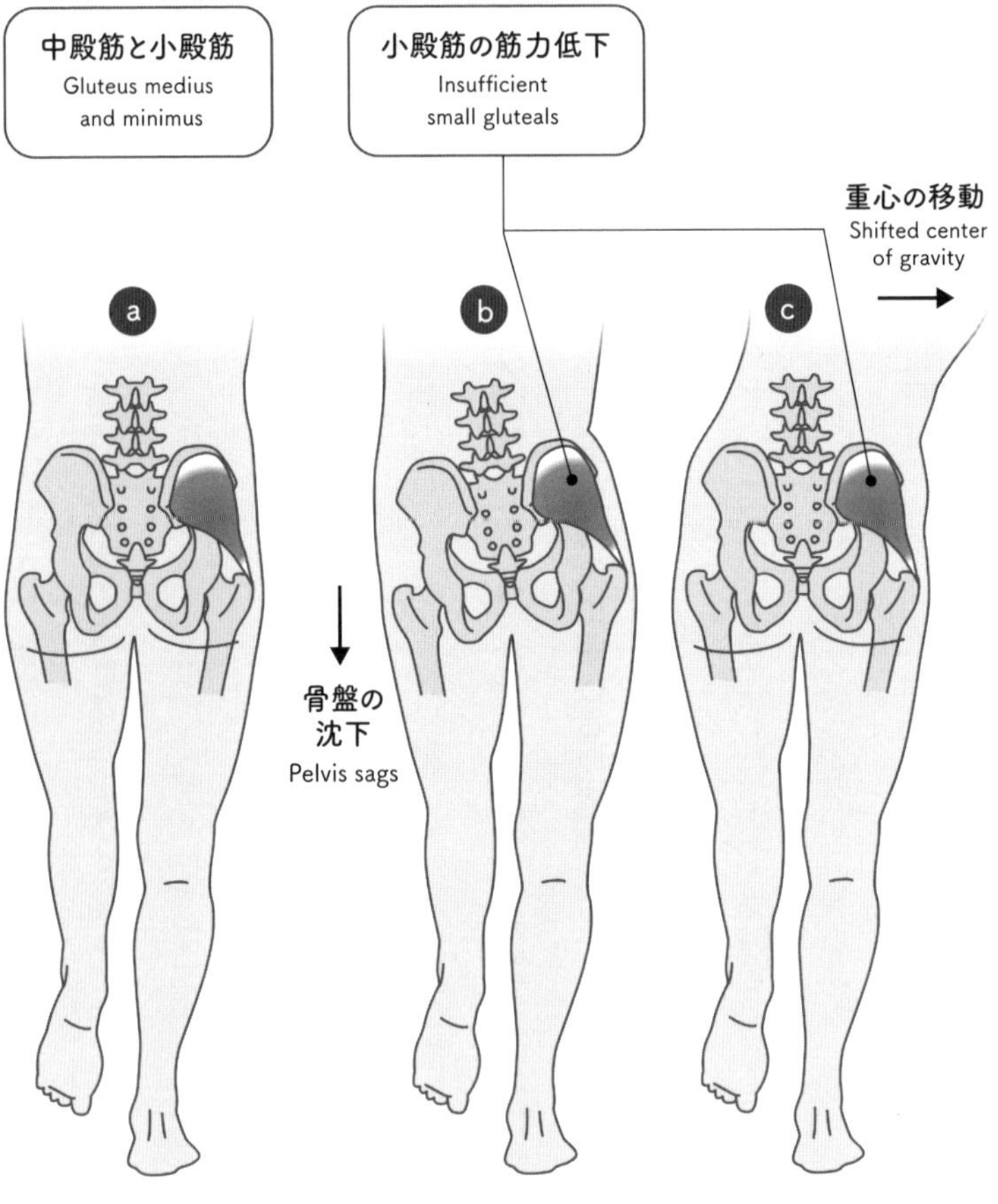

（ⓐ：正常、ⓑ：トレンデレンブルグ徴候、ⓒ：デュシェンヌ徴候）

ⓑトレンデレンブルグ徴候では、軸足側（上図では右足）と反対側の骨盤（上図では左側）が下がります。

ⓒデュシェンヌ徴候では、骨盤が下がらないように体幹が軸足側（上図では右足）に傾きます。（代償作用）

Piriformis ● ピリフォーミス

梨《り》状《じょう》筋《きん》

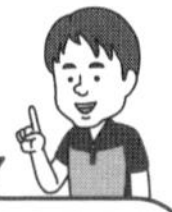

坐骨神経痛を引き起こすことでも有名な、大殿筋の深部にある筋。仙骨と寛骨の位置を左右する超・重要な筋肉だぞ！

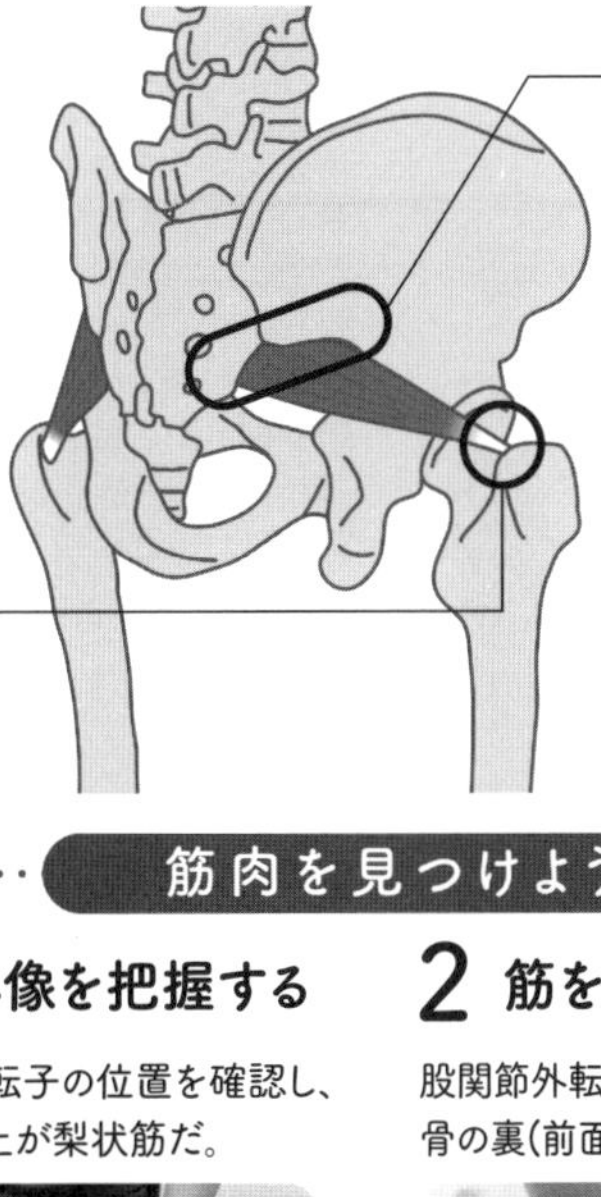

起始
仙骨の前面

支配神経
仙骨神経叢から直接出る枝(L5~S2)

作用
股関節の外旋、わずかに外転

停止
大腿骨の大転子

筋肉を見つけよう！

1 全体像を把握する

大腿骨の大転子の位置を確認し、その延長線上が梨状筋だ。

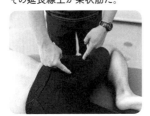

2 筋を触診する

股関節外転外旋位にて、起始の仙骨の裏(前面)を狙って深めに触診。

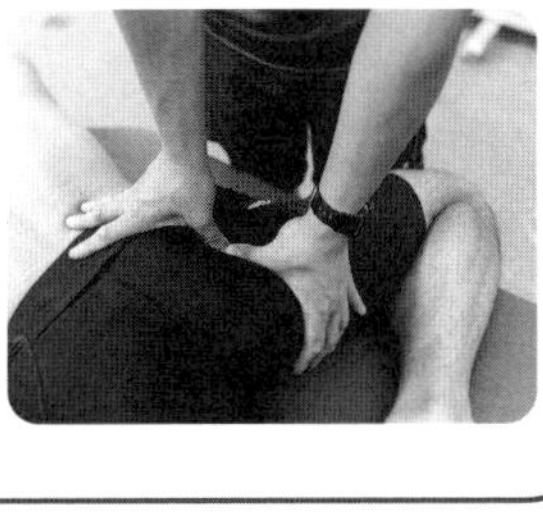

アプローチすべき筋肉

股関節外旋・梨状筋

Superior gemellus ● スーピアリア ジェメラス

上《じょう》双《そう》子《し》筋《きん》

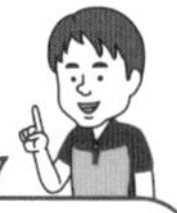

梨状筋と内閉鎖筋の間に位置する小さな筋。働きは弱く、内閉鎖筋の補助筋としての役割が大きいぞ！

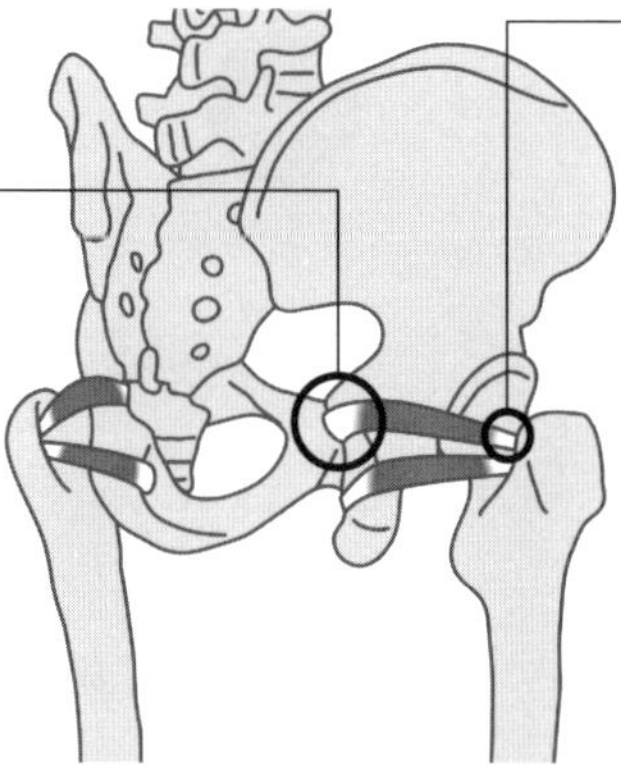

起始

坐骨棘

停止

大腿骨の大転子（内側面）、内閉鎖筋の腱とともに停止する

支配神経

仙骨神経叢から直接出る枝（S1～S3）

作用

股関節の外旋

筋肉を見つけよう！

1 筋を触診する

股関節外転内旋位にて触診。

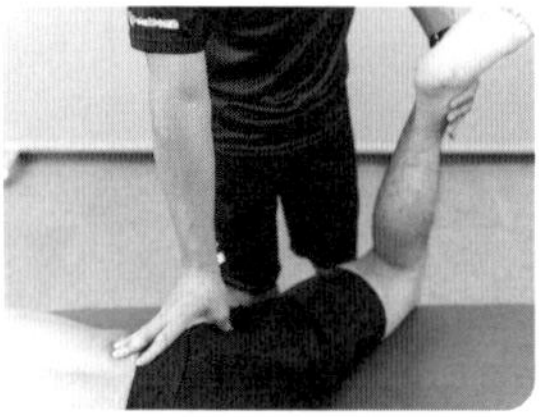

2 筋線維の動きを触る

①の状態から股関節を外旋していくことで筋肉の動きが分かる。

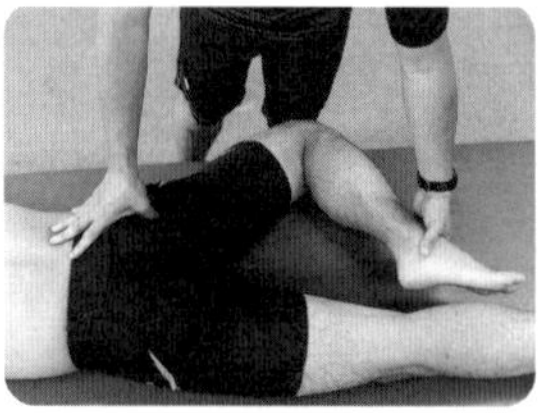

Inferior gemellus ● インフィアリア ジェメラス

下《か》双《そう》子《し》筋《きん》

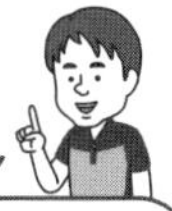

内閉鎖筋の下に位置する小さな筋。上双子筋同様働きは弱いが、内閉鎖筋の補助筋としての役割が大きいぞ！

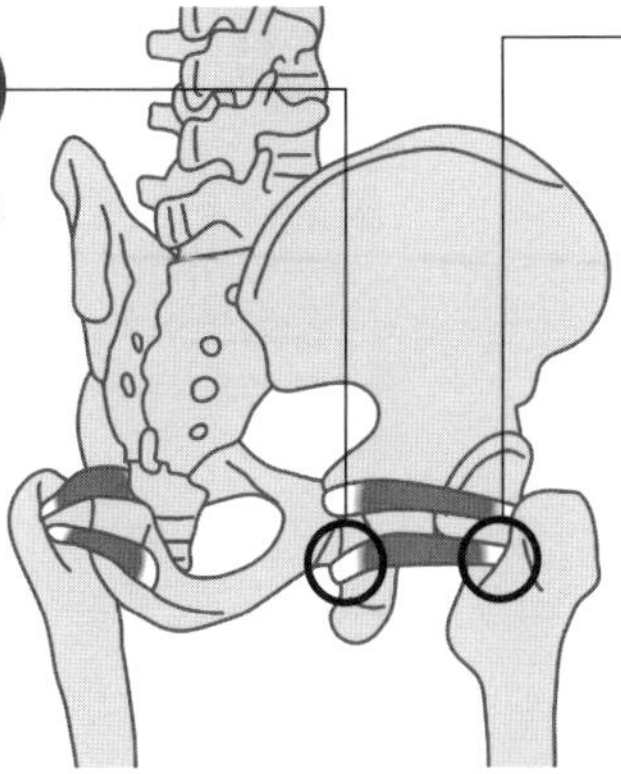

起始

坐骨結節

停止

大腿骨の大転子（内側面）、内閉鎖筋の腱とともに停止する

支配神経

仙骨神経叢から直接出る枝(L4〜S1)

作用

股関節の外旋

筋肉を見つけよう！

1 筋を触診する

指の位置を変え、上双子筋と同様股関節外転内旋位にて触診。

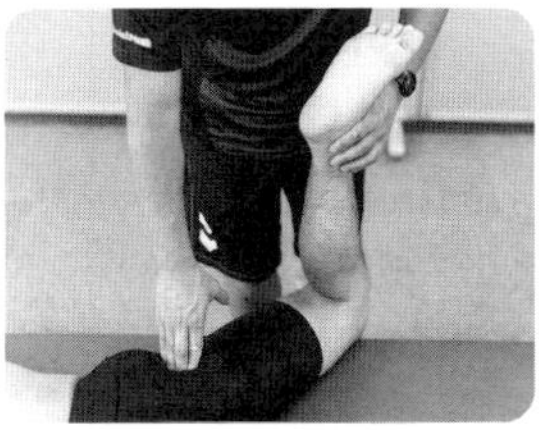

2 筋線維の動きを触る

股関節の外転、膝関節の屈曲を上双子筋の時より浅めに股関節を外旋する。

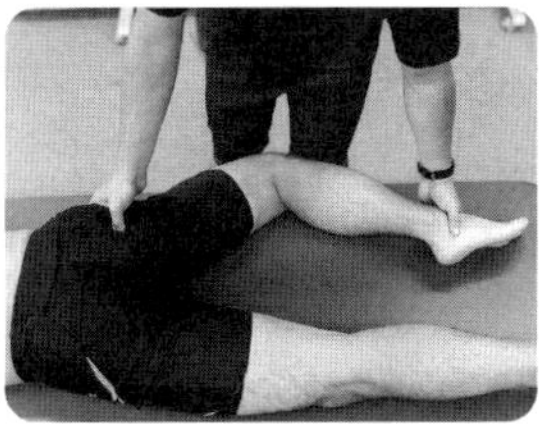

Obturator internus ● オブチュレイター インターナス

内《ない》閉《へい》鎖《さ》筋《きん》

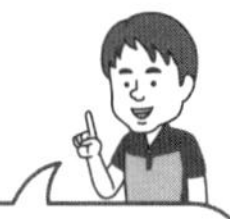

股関節における最も強力な外旋筋。上双子筋と下双子筋の間に位置し、両筋肉を手下にしたがえるような筋だ！

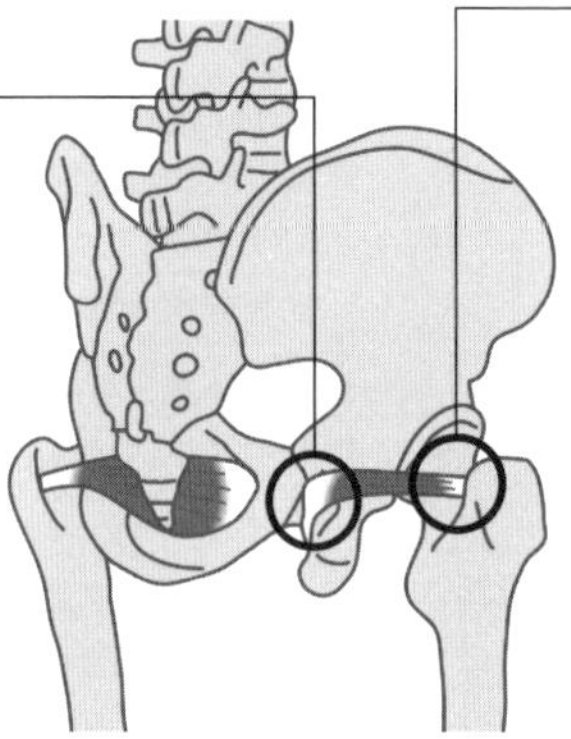

起始

閉鎖膜とこれを縁どる恥骨と坐骨の内面

停止

大腿骨の大転子（内側面）

支配神経

仙骨神経叢から直接出る枝(L5 、S1)

作用

股関節の外旋

筋肉を見つけよう！

1 筋を触診する

梨状筋の下部を母指で押さえながら、強めの股関節外転内旋位にする。

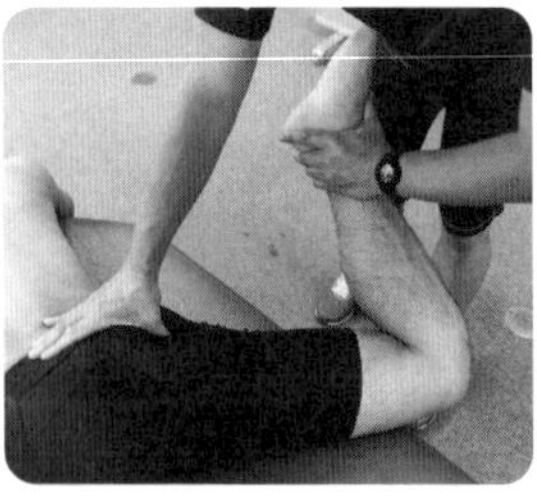

2 ストレッチしてみよう

①状態から、母指を手根に持ち替え、内旋をさらに強めよう。

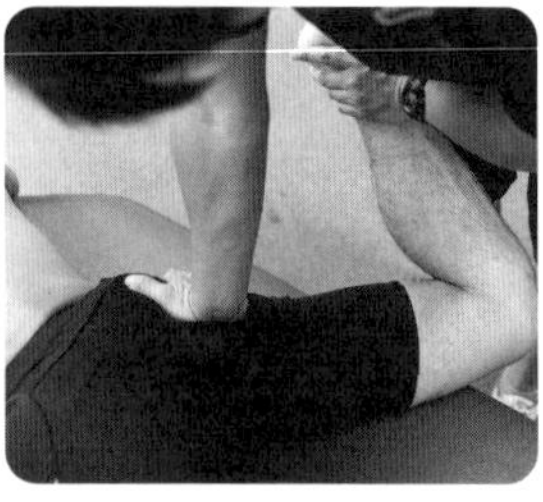

Obturator externus ● オブチュレイターイクスターナス

外《がい》閉《へい》鎖《さ》筋《きん》

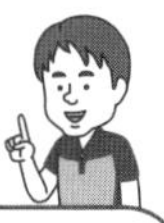

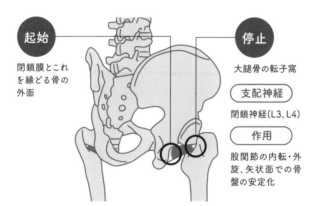

股関節外旋筋の中でも最も深い筋。作用は弱いが、硬くなると厄介なので、アプローチできるようにしておきたい！

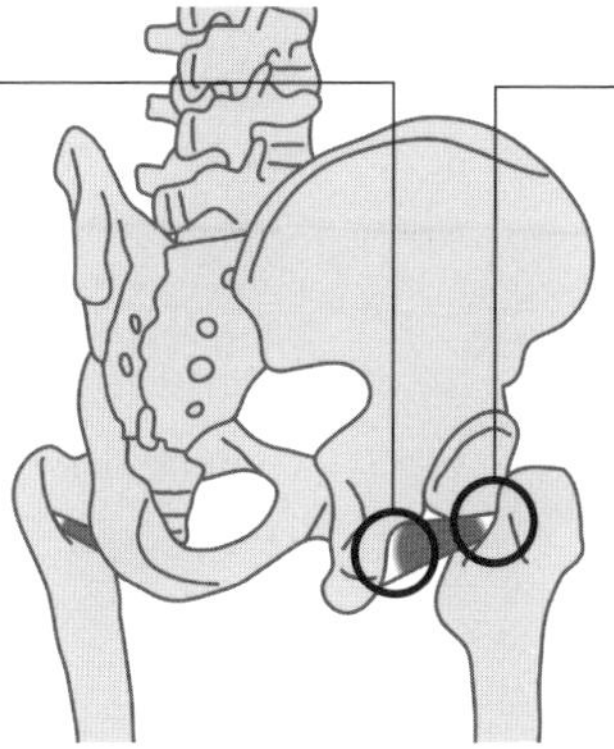

起始

閉鎖膜とこれを縁どる骨の外面

停止

大腿骨の転子窩

支配神経

閉鎖神経(L3、L4)

作用

股関節の内転・外旋、矢状面での骨盤の安定化

筋肉を見つけよう！

1 筋を触診する

他の外旋筋同様の触診だが、筋肉が深いため牽引を加えよう。

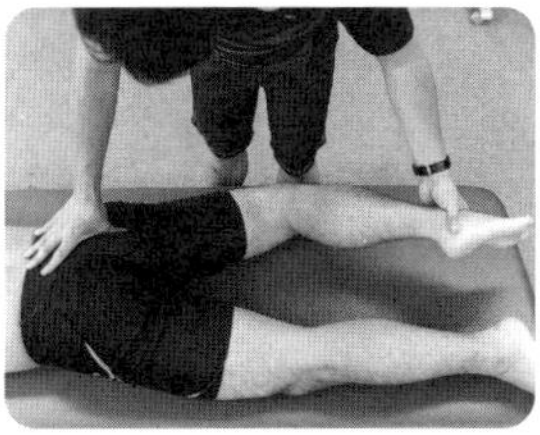

2 ストレッチしてみよう

①状態から、外転を強め、さらに牽引しながら筋肉を触ろう。

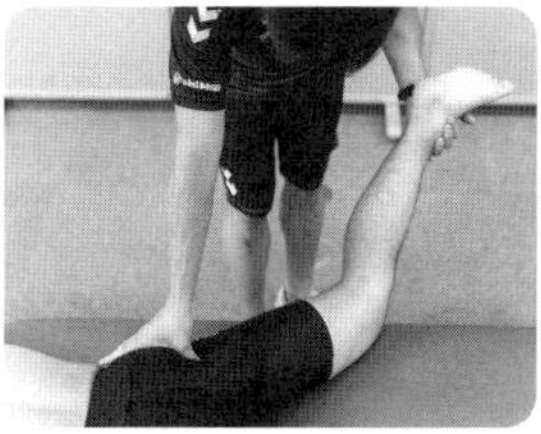

アプローチすべき筋肉

股関節外旋・外閉鎖筋

Quadratus femoris ● クワドラタスフェモリス

大《だい》腿《たい》方《ほう》形《けい》筋《きん》

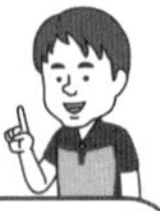

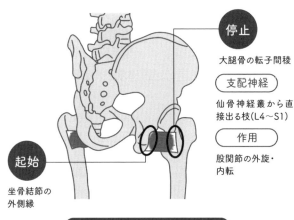

内閉鎖筋と並ぶ強力な外旋筋。四角い扁平な形が、作用だけでなく安定させる働きを物語っている!

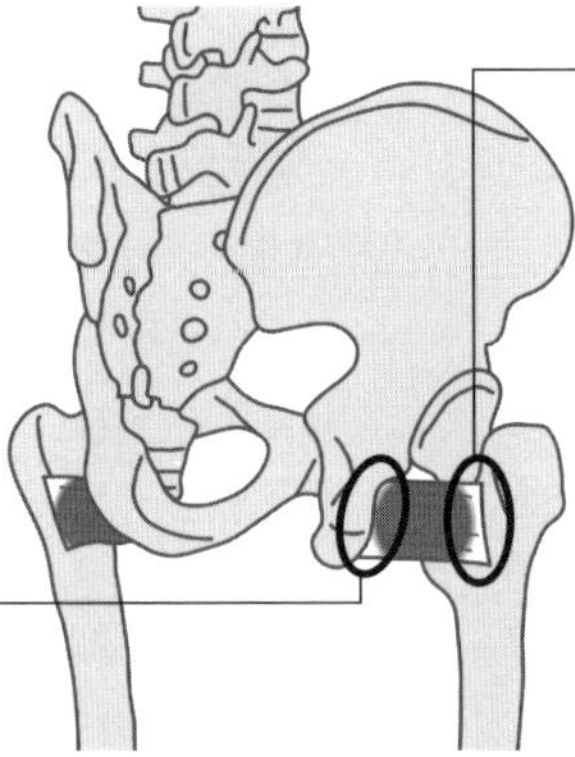

停止

大腿骨の転子間稜

支配神経

仙骨神経叢から直接出る枝(L4〜S1)

作用

股関節の外旋・内転

起始

坐骨結節の外側縁

筋肉を見つけよう!

1 筋を触診する

坐骨結節の横を意識して押してみよう(股関節は外転内転、外旋内旋中間位)。

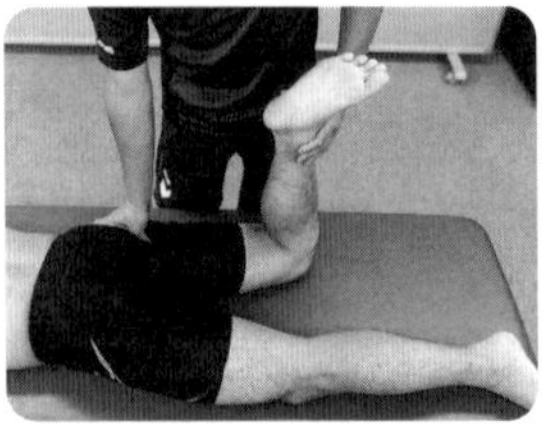

2 ひじを使ってみよう

触診部をひじに置き換え、足関節を引き上げるようにして押す。

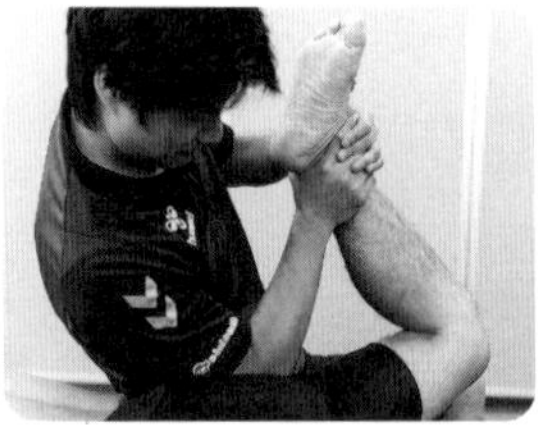

さて、6つの筋肉を紹介してきましたが、これらは**「外旋6筋」とも呼ばれ、股関節を外旋するためのチーム**のような役割をしています。股関節の外旋という動きを再度復習すると、

・ひざを伸ばした姿勢では……つま先を外に向ける時の股関節の動き
・ひざを曲げた姿勢では……いわゆる「あぐら」の格好

が、股関節外旋になります。しかしながら、このようなことに日頃から筋肉を使う意識はあまりないと思います。それなのに、お尻が疲れる人が多いのはなぜなのでしょうか？

その答えとしては、**「股関節の内旋抑制」**です。例えば高齢者などではよく内股（内旋位）の方を見かけますが、これは内旋位になっているという見方もできれば、外旋位に保てなくなって内旋位になってしまっているという見方もできます。つまり、**外旋筋が弱いと、その結果反対の内旋位を呈してしまう**ということです。もちろん、反対に内旋筋が弱いことで股関節が外旋位を呈することもあり得ます。

外旋筋の筋力低下で股関節内旋位を呈するとお話しました。では、筋力低下ではなく、収縮を伴う**「硬結《こうけつ》」**という状態ではどうなるのでしょうか。これは想像の通り、収縮位なので、「外旋位」を呈してしまいます。先ほどの内旋位とは逆ですね。すなわち、**股関節外旋筋の異常は、内旋位にも外旋位にもなる**ということで、一概に見た目だけでは判断がつきません。しかし、もちろん臆することはありません。判断がつかなければ、さらなる

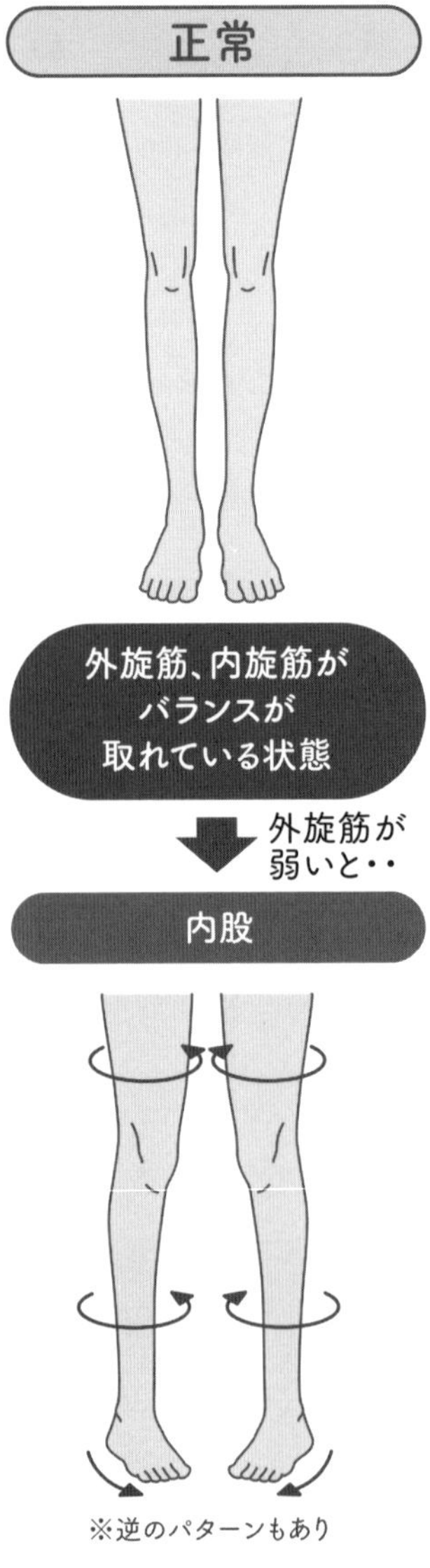

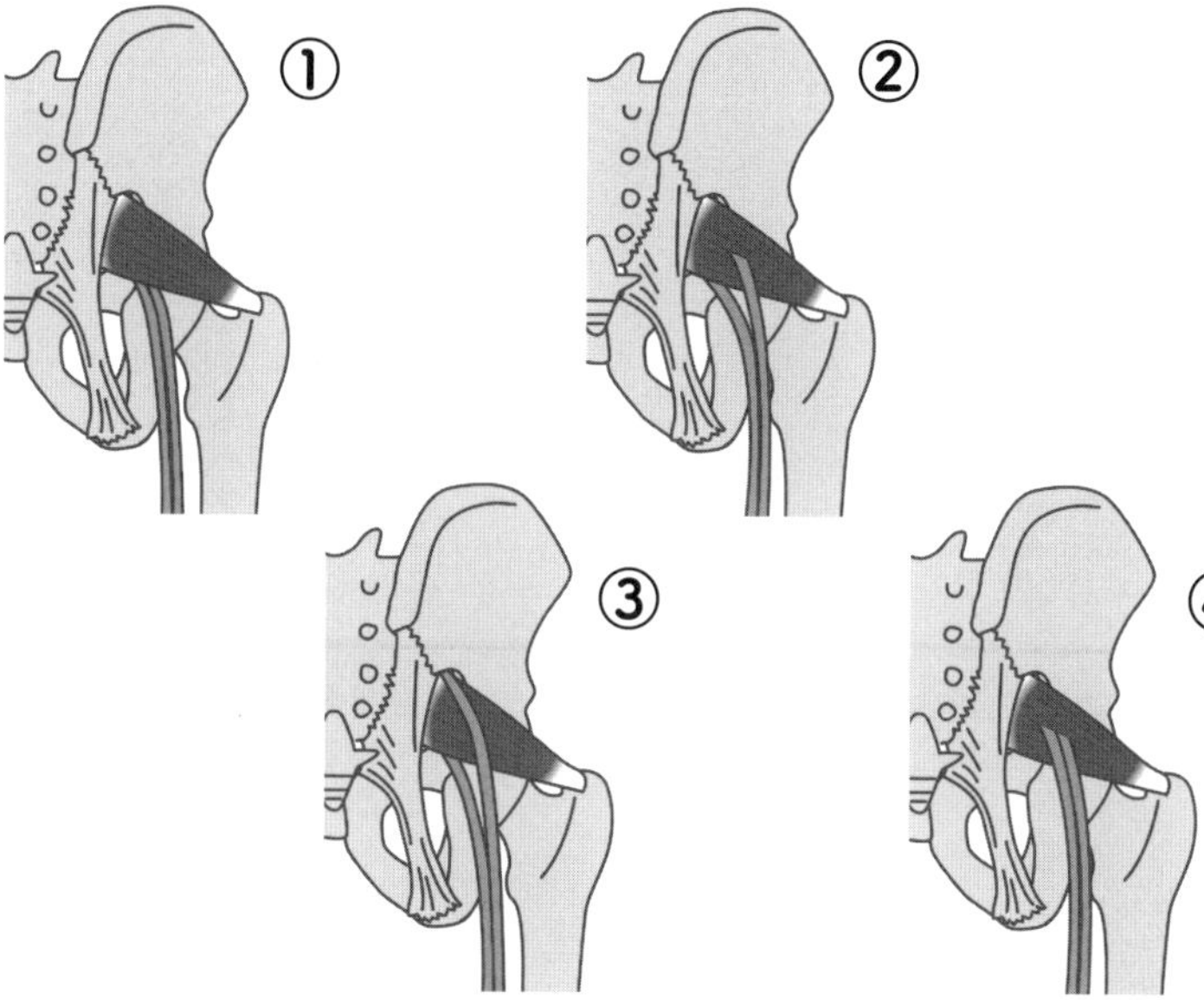

検査をして、原因を絞っていけば良いわけです。

もう一つ、外旋筋群をケアすべき理由があります。それは、**「坐《ざ》骨《こつ》神経」**の存在です。多くの読者は馴染みの言葉だと思いますが、**この坐骨神経、意外と人によって走行が違います。**ほとんどの人は梨状筋の下、いわゆる梨状筋下孔を通るのですが、上の図の通り梨状筋をまたいだり、貫通したり、さまざまな生まれつきの違いがあります。もちろん、通常の走行でも坐骨神経痛を引き起こすこともありますし、通常でない形の場合でも無症状の方はたくさんいるので一概にはいえませんが、いわゆる**坐骨神経痛になりやすい人・なりにくい人がいるのは事実**なのです。

ここで知っておくべき解剖生理学的知識として、**坐骨神経は、そもそも「脛骨神経《けいこつ》」と「総腓骨神経《そうひこつ》」2つの神経が合わさったもの**だということです。通常はひざの裏あたりで分岐するものが、梨状筋に差しかかる前で分かれてしまっている人がいるということですね。ちなみに前頁の図でいえば、

①のタイプ……85％

②のタイプ……10％

③のタイプ……3％

④のタイプ……1％

といわれています。どのタイプかはもちろんすぐには分かりませんが、③のタイプであれば長時間椅子や床に座っていられないこともあり得ますし、②や④のタイプであれば、お尻に力を入れると神経が圧迫されて痺れなどが起きることもあるでしょう。

殿部のストレッチ
実技編

殿部の疲れに効くストレッチ

まずはしっかりほぐそう！

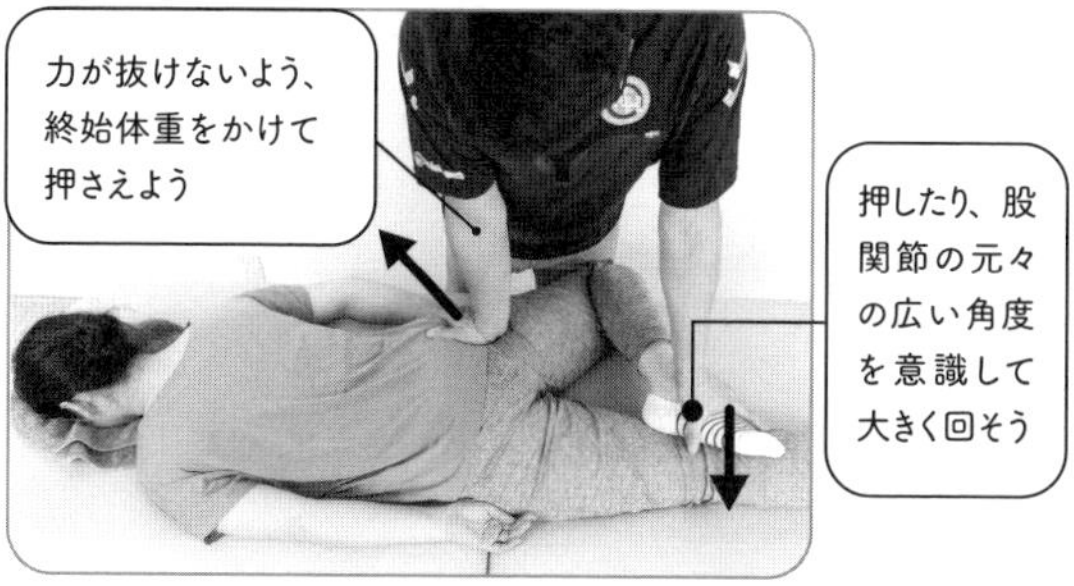
力が抜けないよう、終始体重をかけて押さえよう
押したり、股関節の元々の広い角度を意識して大きく回そう

殿筋ストレッチ 基本形

STEP 1

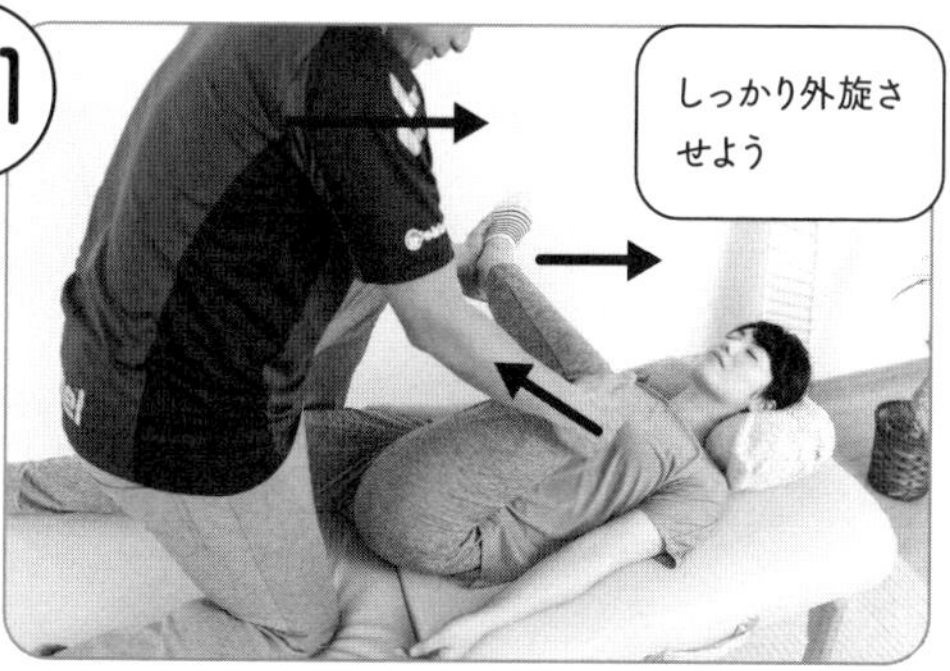
しっかり外旋させよう

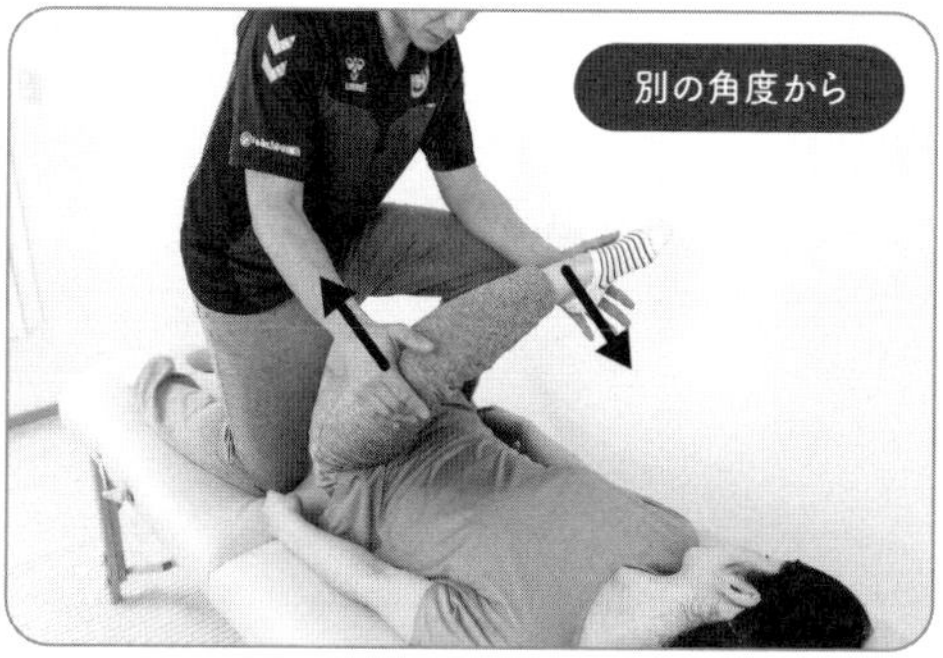
別の角度から

基本形を維持したまま、押す角度を変える

STEP2

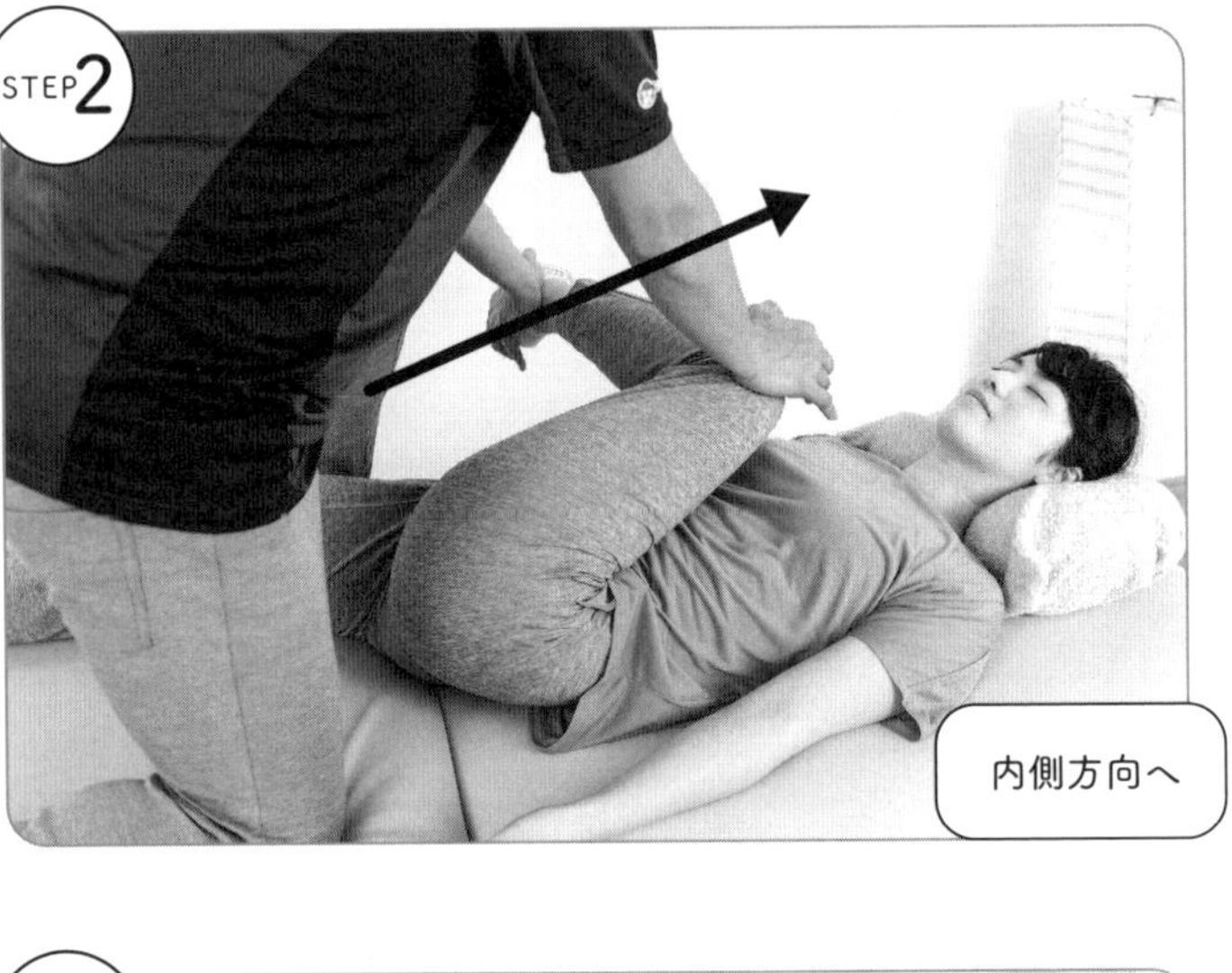

STEP3

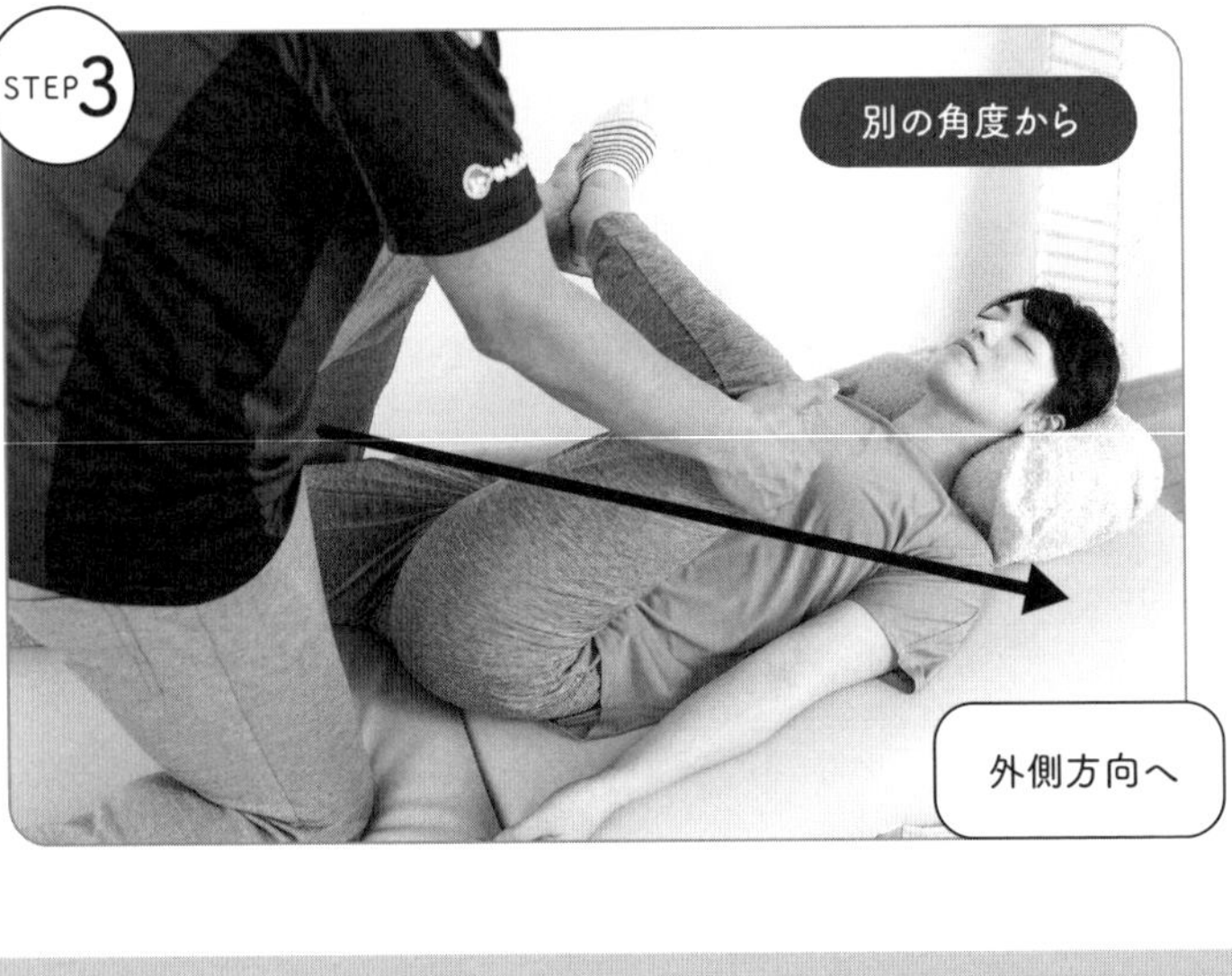

さまざまなバリエーションもやってみよう

STEP4

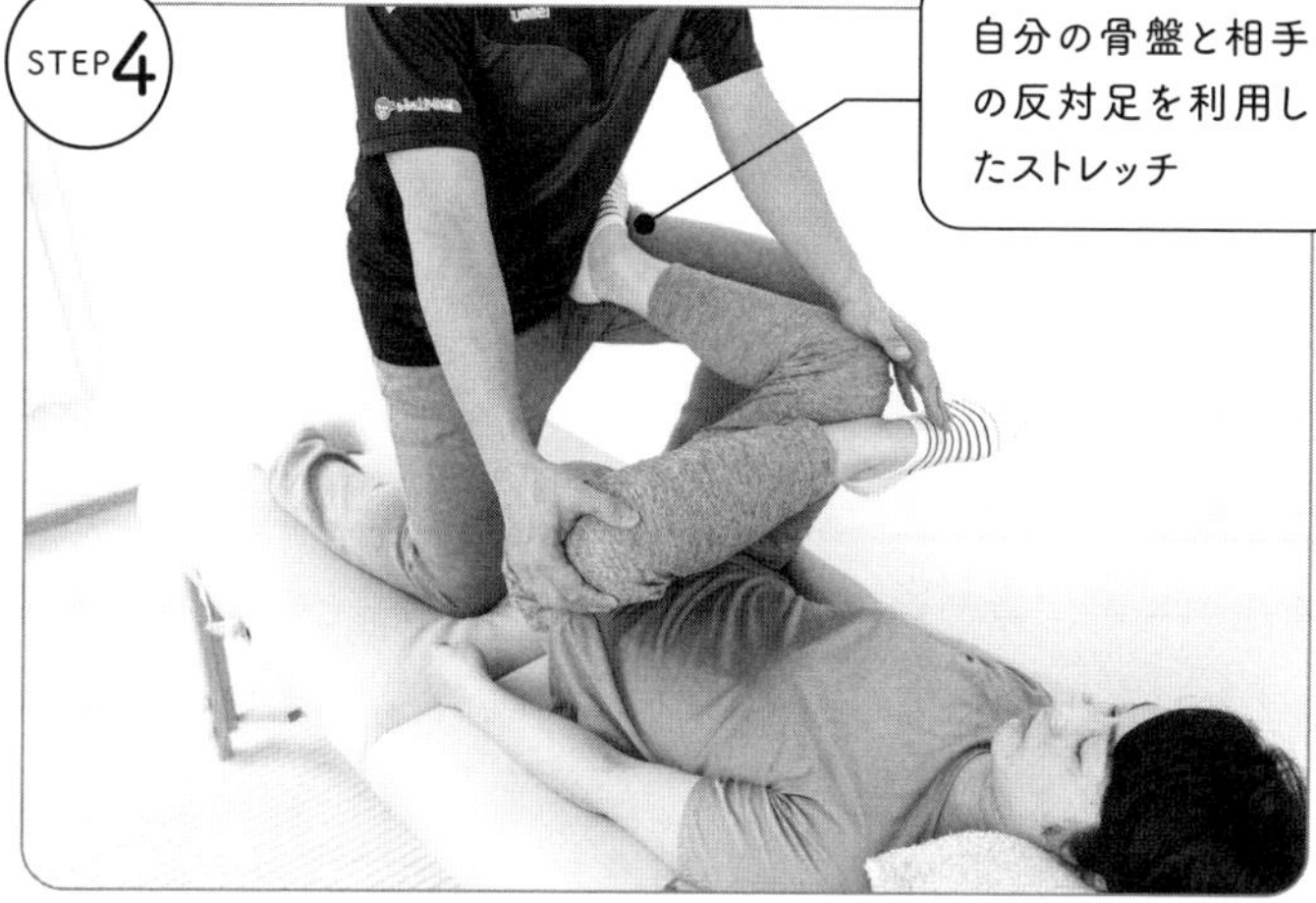
自分の骨盤と相手
の反対足を利用し
たストレッチ

STEP5

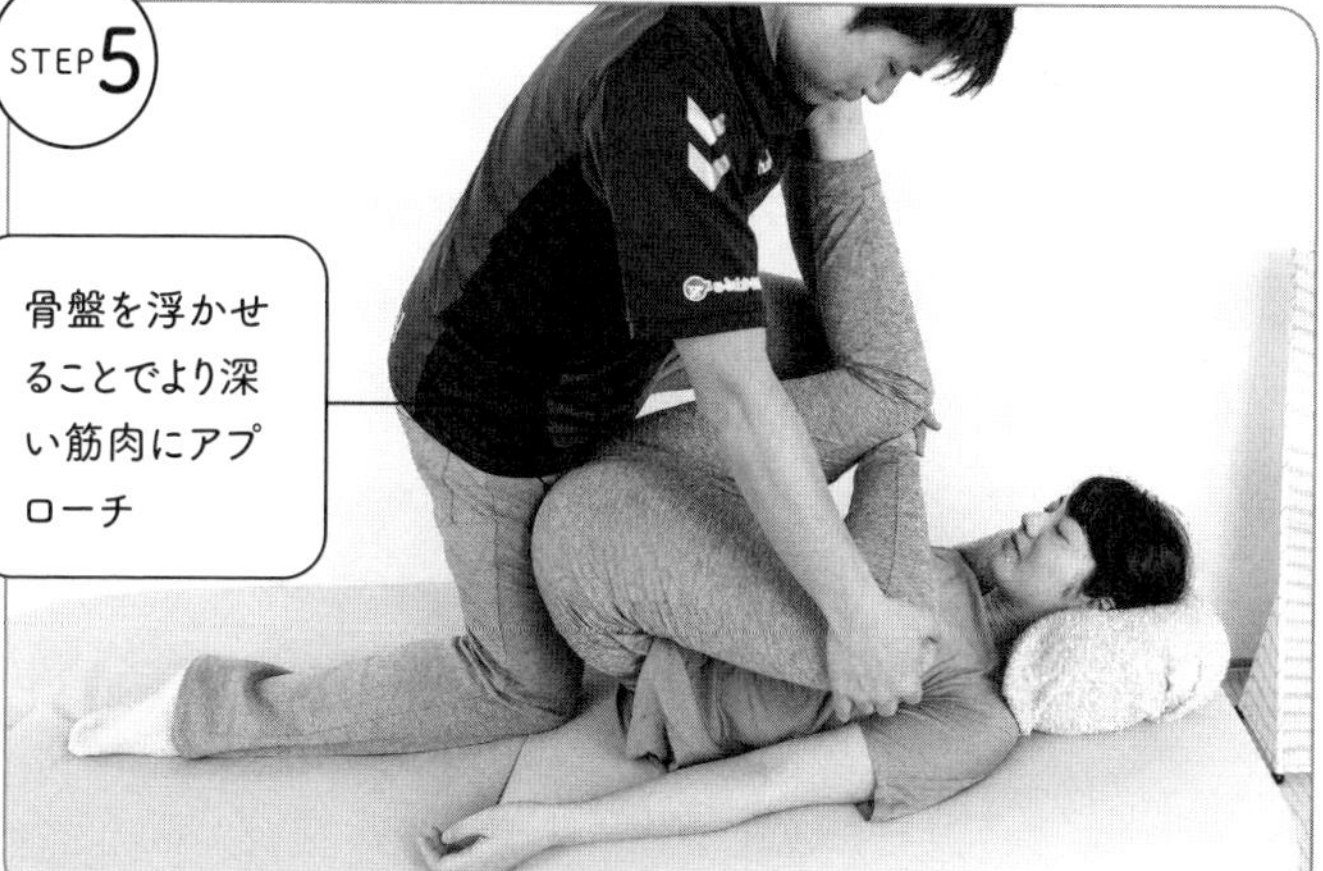
骨盤を浮かせ
ることでより深
い筋肉にアプ
ローチ

Advice

セラピストが使える コミュニケーション術

～殿部の疲れ編～

私が殿部の施術が好きな理由は、結果がものすごく分かりやすいからです。本文でも「殿部をあまり使う意識はない」といいましたが、まさにその通りで、反対に「殿部の調子が良くなった」という実感もあまりないものなのです。

しかし、以前とあるYouTube番組で殿部の手技を披露したところ、そこで出せたビフォー・アフターのおかげで、その番組の視聴回数が飛躍的に伸びました。「なんとなく気持ちいい」といった主観的な結果は出せるかもしれませんが、こういう企画では特にもっと具体的な改善法を見せる必要があります。例えばエステのお店では、写真を施術の前後で撮影し、比較することで上手に次回の施術に誘導しますよね。

施術後にお客様に「いかがでしたか?」と聞くセラピストもいますが、**きちんとした考えを持って施術したならば、結果や改善具合はあなた自身が説明できないといけません。**それをお客様に委ねてしまうのは考えものです。相手が素人であるがゆえに、正確に答えが返ってくるはずもないのです。

施術の結果は、「効果」と「体感」が合わさったもの
効果は「知識・技術」であり、体感は「伝える工夫」である

とても負担がかかる
股関節は
日頃のケアが
重要だ！

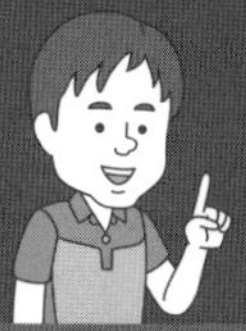

Chapter
6

股関節の疲れを改善

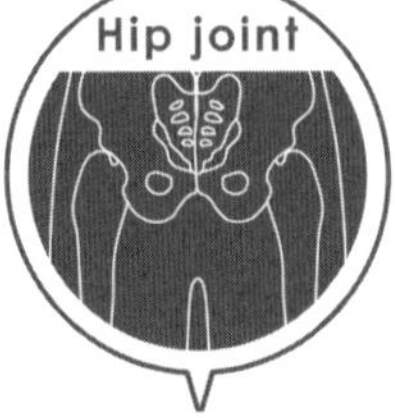

股関節が疲れる理由は

前章の殿部からさらに広げ、**股関節全般**に関してお話していきましょう。**股関節は非常に負担がかかる関節**で、片足立ちともなると大腿骨頭にかかる力は体重の3倍にもなるというデータもあります。そのため、知らず知らずのうちに負担が蓄積し、**変形性股関節症など進行性の障害に移行することも珍しくありません。**また、症状がひどい場合は人工股関節置換術が必要となるほどです。

その股関節に負担がかからないよう、周囲で支える役割を股関節周りの筋肉たちが担っているため、適切なケアや強化し続けることはとても重要です。「いつまでも自分の足で歩きたい」と思っているクライアントさんも多いと思いますが、**健康寿命を延ばすためにも、股関節へのアプローチ**はぜひ武器として身につけてください。

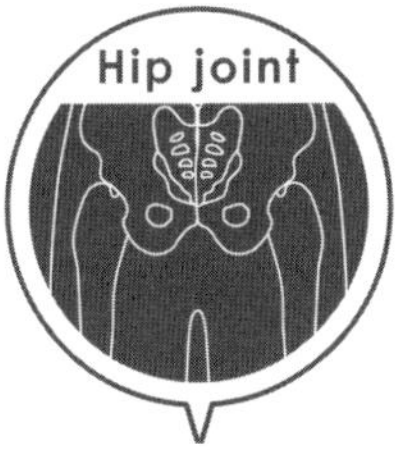

股関節の屈曲

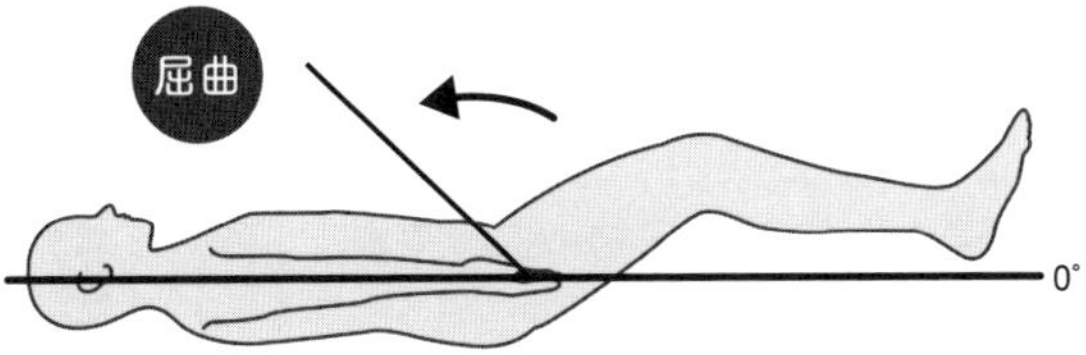

殿部では股関節の伸展を取り上げましたが、今回はその反対の屈曲です。階段を昇る際足を上げますが、まさにその動きのことです。歩く、登る、走る、飛ぶ…股関節の屈曲はさまざまな場面で出てきます。そして十分に持ち上げないと、つまずいて転んでしまいますよね。早く走る短距離走ではもちろんですが、通常の歩行でも、実際に**高齢者の転倒の多くは、この「上げているつもりでも上がってない」問題が原因**です。股関節屈曲で思いつくのは大腿四頭筋ですが、これについては次章に回し、今回は体幹とも繋がっている「大腰筋」と「腸骨筋」を紹介したいと思います。

Psoas major ● ソウアス メイジャー

大《だい》腰《よう》筋《きん》

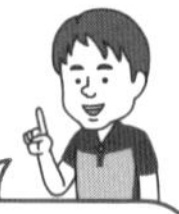

股関節屈筋の中で最も強力な筋。姿勢の保持や歩行のために極めて重要な役割を果たすぞ!

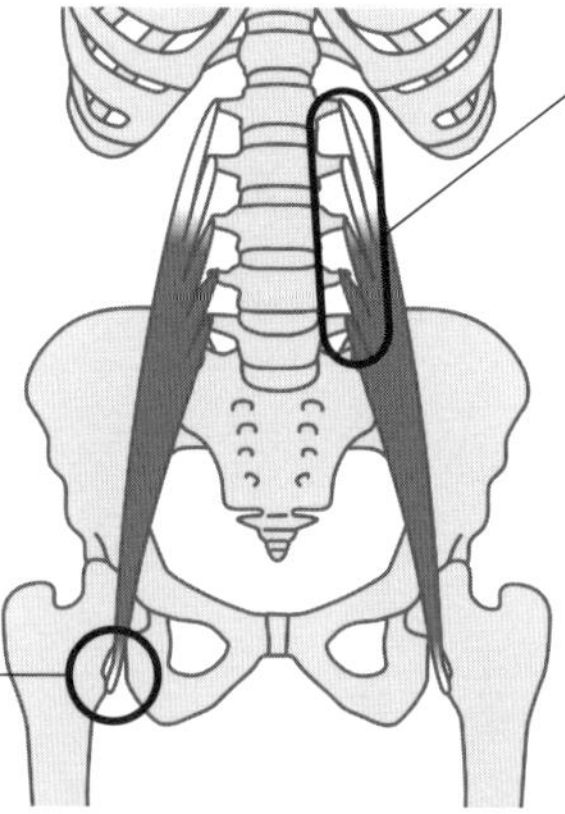

大腿骨小転子

停止

起始

浅頭:T12～L4椎体と椎間円板側面
深頭:L1~5肋骨突起基部と下縁前面

支配神経

腰神経叢(L1～4)

作用

股関節を屈曲、外旋、腰椎を屈曲、側屈する

筋肉を見つけよう!

1 筋を触診する

上前腸骨棘の内側を目安に触診してみよう(刺激を弱めるため、なるべく指を寝かせて設置面を広く押そう)。

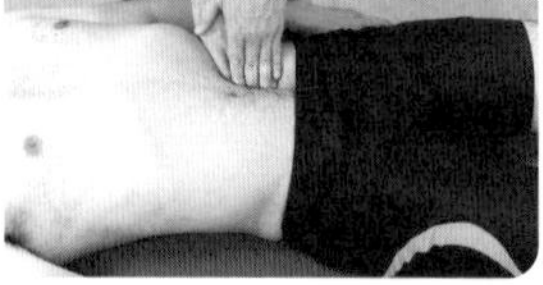

2 股関節を伸展させる

触診しながら反対側の手で股関節を伸展させると、大腰筋の張力で腰椎が浮き上がり触診しやすくなることも。

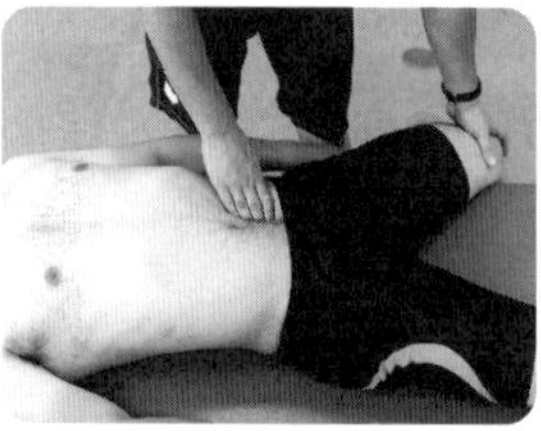

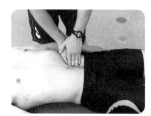

Iliacus ● イライアカス

腸《ちょう》骨《こつ》筋《きん》

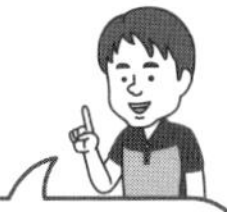

大・小腰筋と合わせて「腸腰筋」とも呼ばれる。後腹壁に位置し、内臓への衝撃も和らげてくれるぞ!!

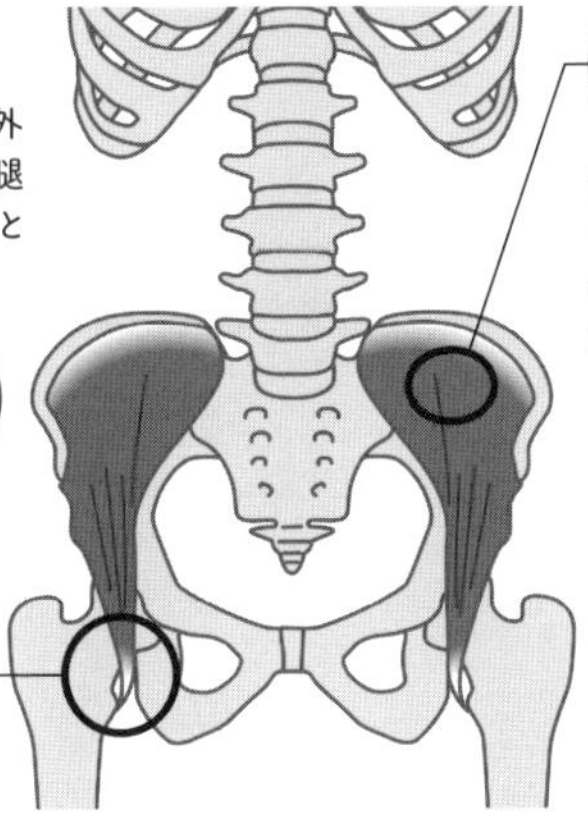

停止
大腰筋腱外側部、大腿骨小転子と下方後面

起始
腸骨窩上2/3、腸骨稜内唇、背側では前仙腸靭帯と腸腰靭帯・仙骨底、腹側では上前腸骨棘・下前腸骨棘、両者の間の切痕

支配神経
大腿神経および腰神経叢の枝（L2〜4）

作用
股関節を屈曲、外旋、外転（補助的作用）、大腿骨に対し骨盤を前傾する

筋肉を見つけよう!

1 筋を触診する

腸骨の内側に手根を当て、外に広げるように力を加える。

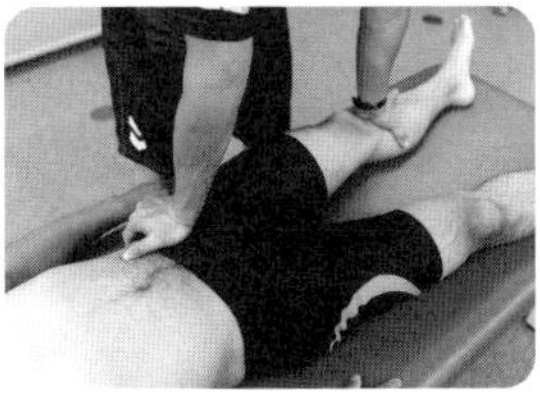

2 股関節を動かす

①の状態で押さえたまま、股関節を円を描くように回す。

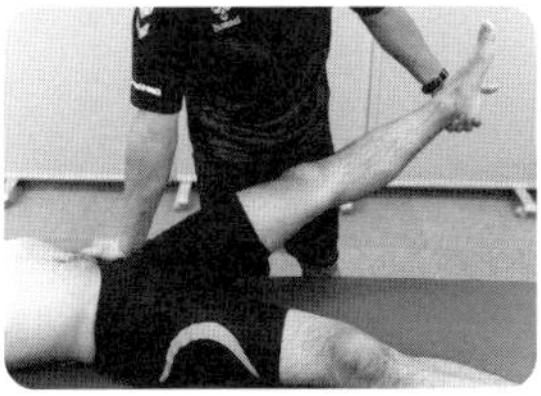

大腰筋と聞くと背中にある筋肉と思われがちですが、図の通り背中ではなく、むしろ「腹側」にある筋肉です。起始は腰椎で、骨盤の前を通って大腿骨に付着するので、大腿骨を引き上げる、つまり股関節屈曲の動作を行います。が、作用を反対に考えた場合、**腰椎を大腿骨に近づける形で腰椎を前弯、すなわち「反り腰」にさせる筋肉**としても知られています。つまり、単純に股関節の動きだけでなく、脊柱の安定に関わる体幹の筋肉としてもとても重要なのです。

さらに、この**大腰筋は腸骨筋と合わせて「腸腰筋」と呼ぶ**こともあります。2つの筋肉が組み合わさることで**より速さとパワーを発揮し、姿勢の安定の強化**に役立ちます。スポーツの際にも活躍するので、いわゆる体幹トレーニングなどで鍛えたりしますが、ここで問題が起きることもあります。確かに強化することは良いことではありますが、それによって柔軟性が失われ、常時反り腰状態からの腰痛になってしまうこともあるのです。**筋肉量と柔軟性のバランスが非常に重要**といえそうです。

腸腰筋の状態による脊柱の変化

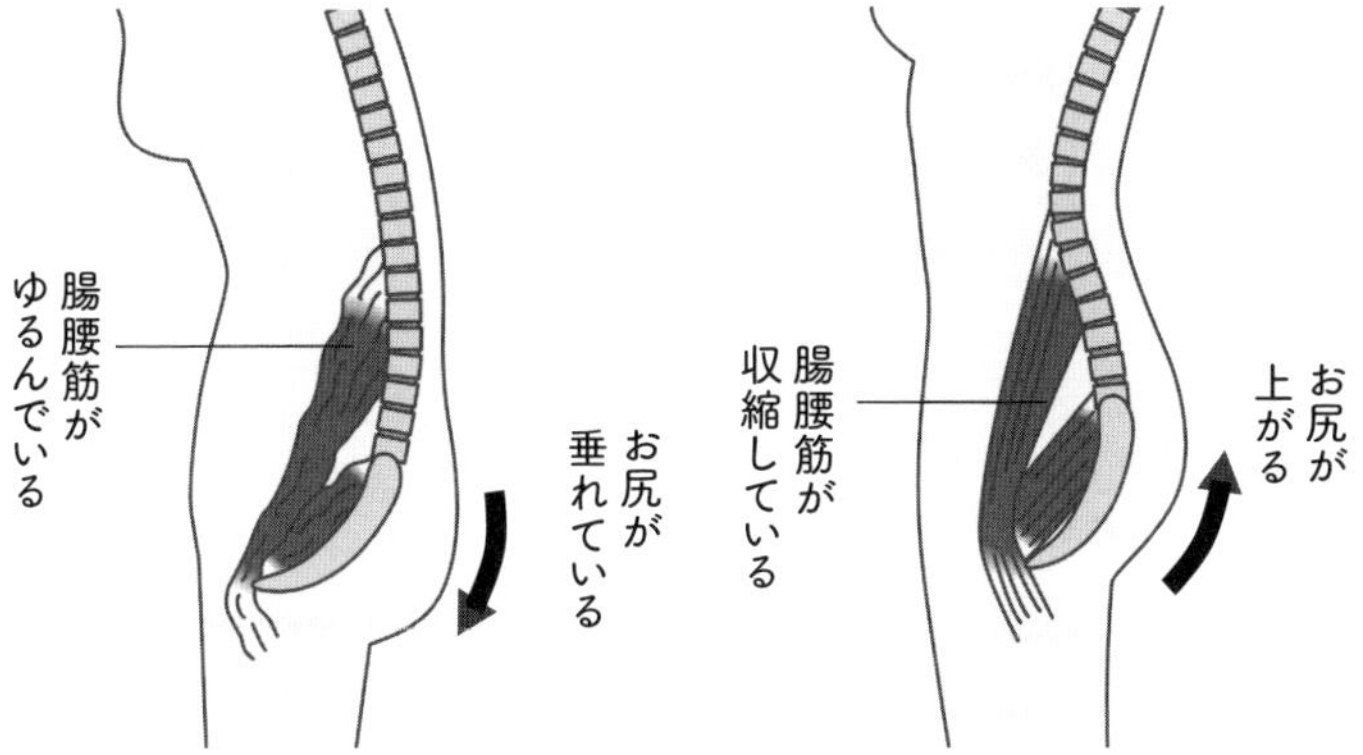
腸腰筋がゆるんでいる
お尻が垂れている
腸腰筋が収縮している
お尻が上がる

上半身と下半身をつなぐ腸腰筋がゆるむことで「姿勢が悪くなる」「お尻が垂れてくる」、硬くなることで「腰痛になりやすくなる」など、さまざまな影響がある。

腸腰筋はどうなっている? 考えてみよう

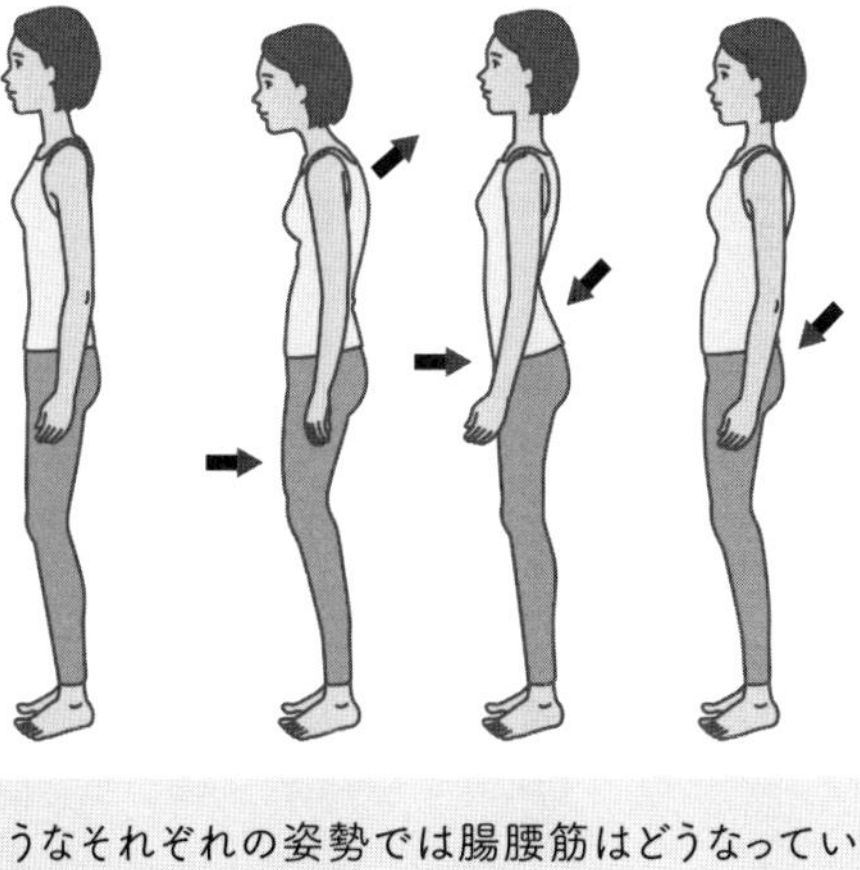

上記のようなそれぞれの姿勢では腸腰筋はどうなっているのか、日頃から自分で考えてみよう。

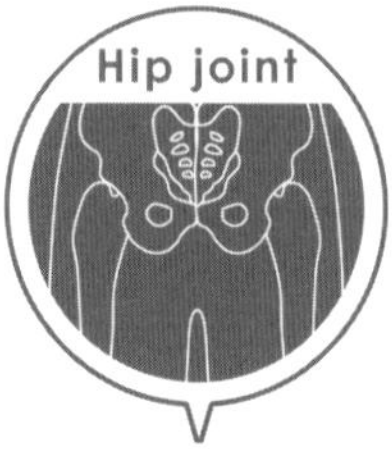

股関節の外転・内転

立った状態で、ひざのお皿が正面を向いたまま、足を外に開いていく動きを**外転**、元に戻す動きを**内転**といいます。歩くことも走ることも前後の動きになるので、この横への動きは馴染みがないかもしれません。しかし、O脚とかX脚とか聞くと、なるほどと思いますよね。立った状態で両ひざの内側同士をくっつける動き、**これが内転という動作で、文字通り「内転筋群」**が働いています。これが弱ると股関節は外転位に引っ張られていわゆる**O脚状態になりやすい**といえますし、硬いと特に**横への歩幅が狭くなってしまい、スポーツの際などはケガの原因**になってしまいます。

内転筋群は大内転筋などの筋肉で構成されており、外旋筋群（外閉鎖筋などの6つ）と並んで理解が非常に複雑です。そこで、まずは走行の順番を覚えていきましょう。図のように、筋肉を矢印に見立てると、各筋肉の区別ができて、分かりやすくなります。

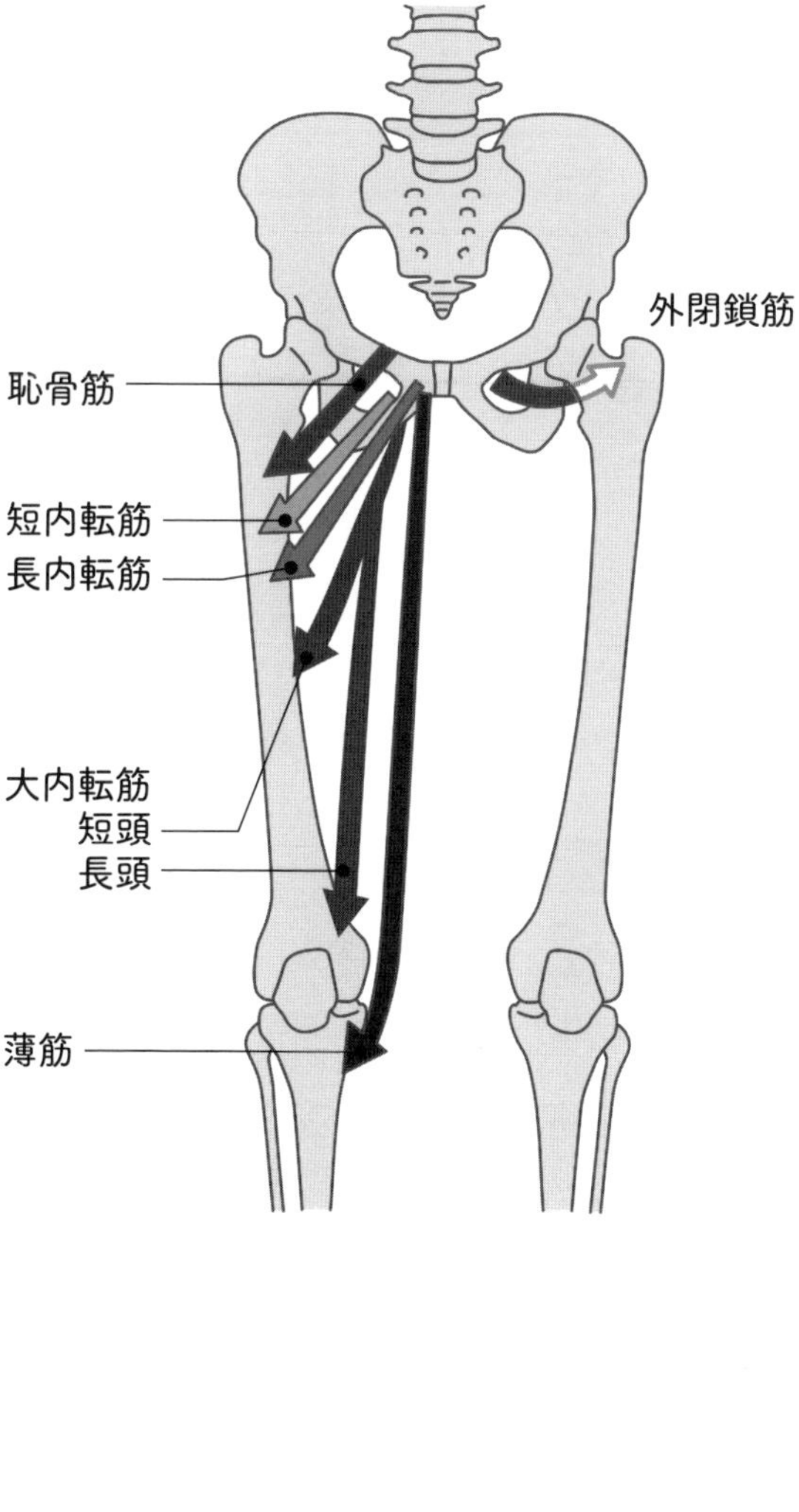

Pectineus ● ペクティニーアス

恥《ち》骨《こつ》筋《きん》

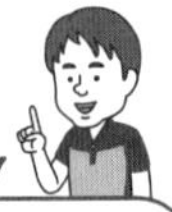

内転筋群の中で最小、最上部に位置する筋。大腰筋・長内転筋に挟まれているので、両者との関連性も要チェックだ！

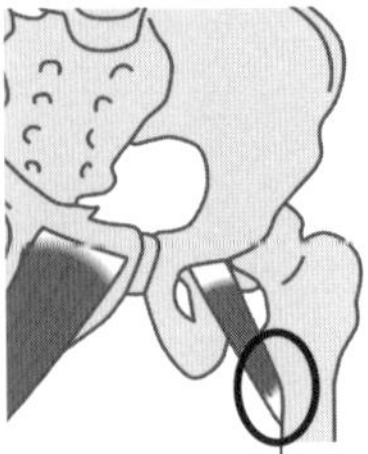

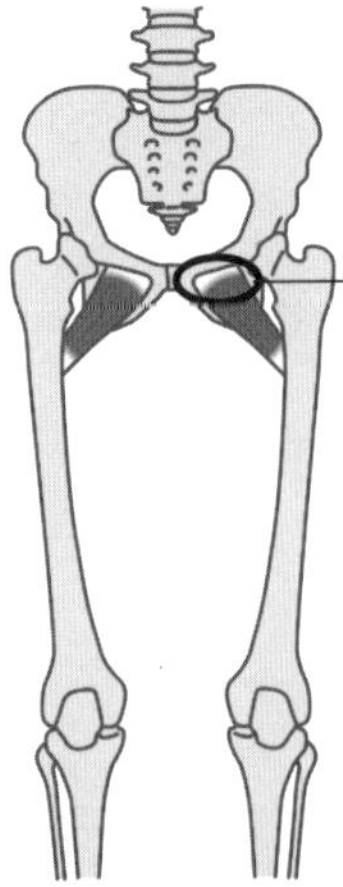

起始

恥骨上枝、恥骨櫛

支配神経

大腿神経（L2～3）

作用

股関節を内転、屈曲、内旋する

停止

恥骨筋線（大腿骨小転子から粗線にかけての粗い線）

筋肉を見つけよう！

1 位置を把握する

恥骨付近を意識しながら、走行を確認しよう。

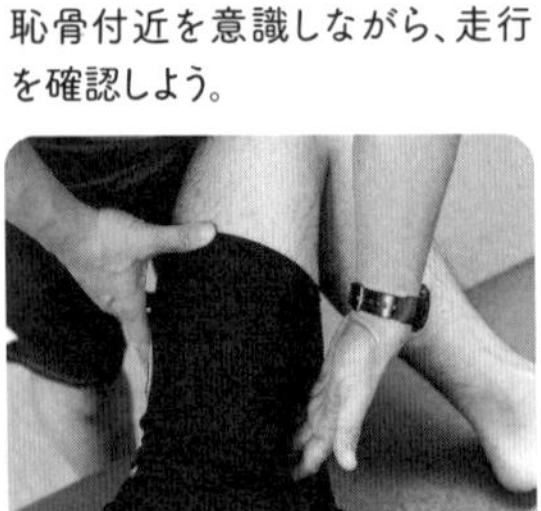

2 筋を触診する

停止に近づくに連れて後方に向かうため、強めの触診を意識する。

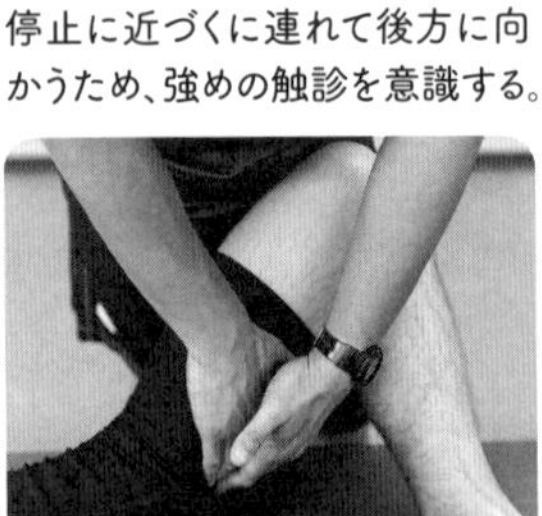

アプローチすべき筋肉

股関節内転・短内転筋

Adductor brevis ● アダクタ ブレヴィス

短《たん》内《ない》転《てん》筋《きん》

恥骨筋と長内転筋に覆われ、大内転筋の前を走行。長内転筋と協調して働くぞ!

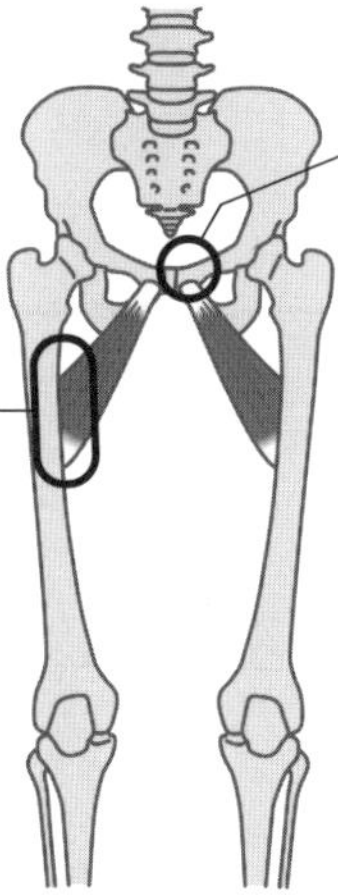

起始
恥骨結合と恥骨結節との間

停止
大腿骨小転子から粗線までの線と粗線内側唇の上1/3

支配神経
閉鎖神経前枝(L2〜4)

作用
股関節を内転、屈曲(補助的作用)、内旋する

筋肉を見つけよう!

1 位置を把握する

恥骨筋の裏側にあるイメージをしよう。

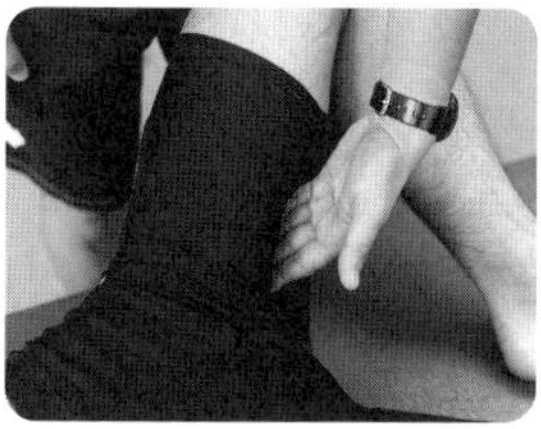

2 筋を触診する

恥骨筋同様後方に向かう筋なので、強めを意識する。

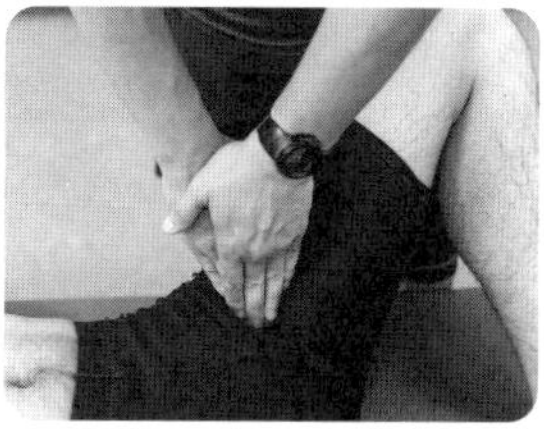

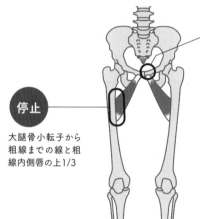

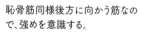

Adductor longus ● アダクタ ロンガス

長《ちょう》内《ない》転《てん》筋《きん》

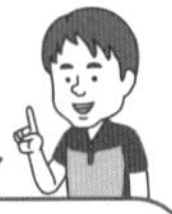

大腿の最も内側・表層を走る三角形の筋。起始部が骨盤の前側なので、股関節の屈曲にも貢献するぞ！

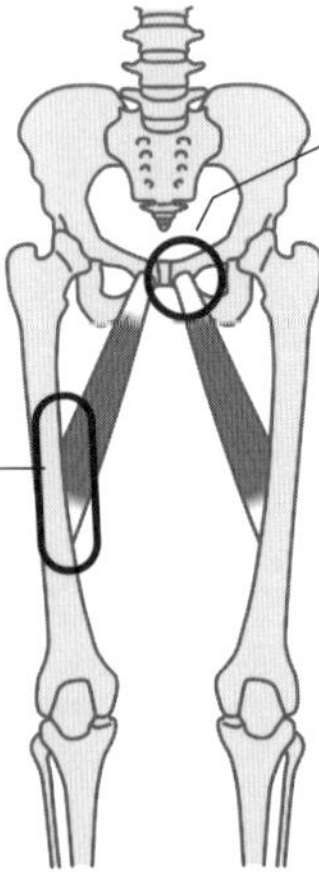

起始

恥骨結合前面と恥骨結節にわたる三角形の面

停止

大腿骨粗線内側唇の中1/3

支配神経

閉鎖神経前枝(L2〜4)

作用

股関節を内転、屈曲、内旋、股関節伸展位では外旋する

筋肉を見つけよう！

1 位置を把握する

恥骨筋よりも若干下の位置をイメージしよう。

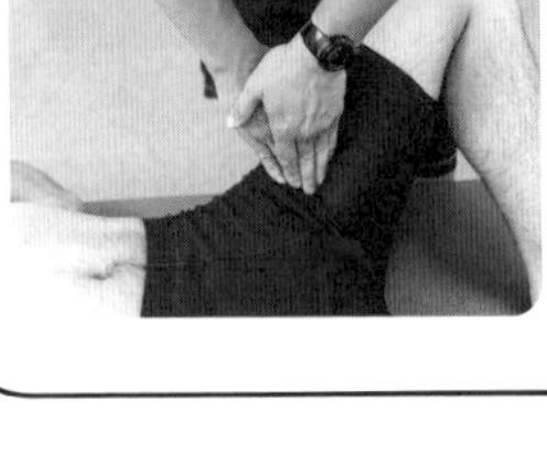

2 筋を触診する

大腿骨の停止部を意識しながら触診してみよう。

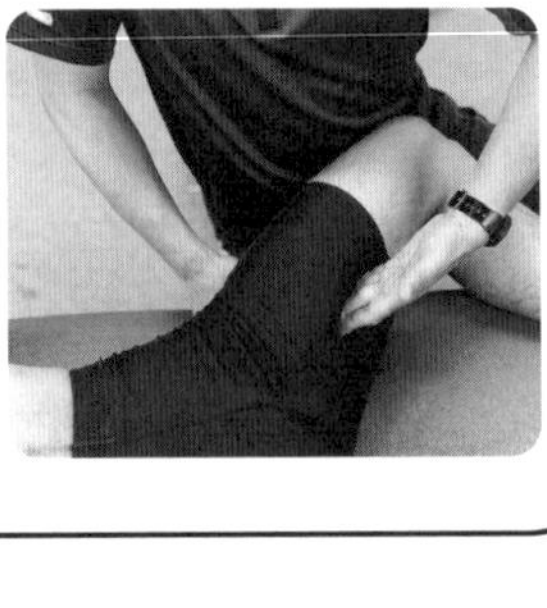

アプローチすべき筋肉

股関節内転・大内転筋

Adductor magnus ● アダクタ マグナス

大《だい》内《ない》転《てん》筋《きん》

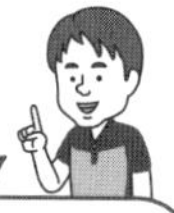

内転筋群の中で大きさ・パワー共に最大。その分開脚の障害となり、男性では女性よりも硬くなる傾向があるぞ！

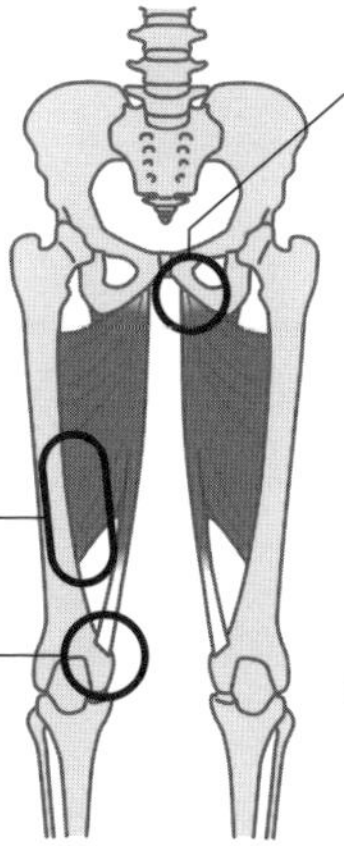

停止

恥骨からの筋束：大腿骨大転子から粗線にかけての粗な線上
坐骨下枝からの筋束：粗線とその内側の延長近位部坐骨
結節からの筋束：内転筋結節

起始

恥骨下枝、坐骨下枝、坐骨結節下部外側縁

支配神経

粗線に終わる筋性部：閉鎖神経後枝(L2〜S1)
内転筋結節に終わる腱性部：脛骨神経(L2〜S1)

作用

全体で股関節を内転、後部線維は伸展、前部線維は屈曲する

筋肉を見つけよう！

1 全体像を把握する

大きい筋肉なので、広い範囲で起始と停止を意識しよう。

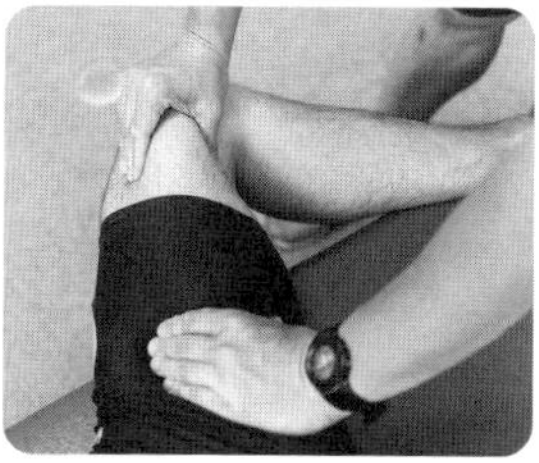

2 筋を触診する

大腿骨の停止部を意識しながら触診してみよう。

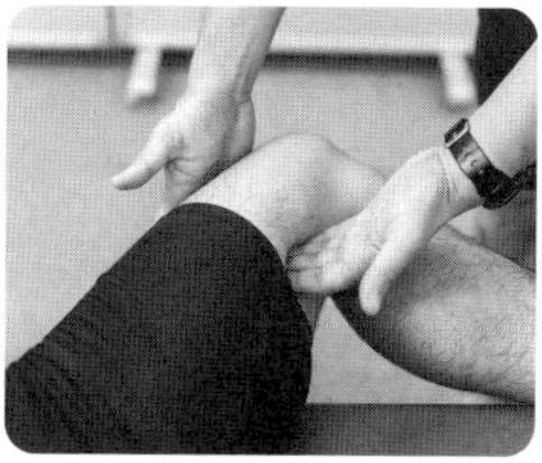

Gracilis ● グラスィリス

薄《はっ》筋《きん》

内転筋群の中で唯一の二関節筋。停止は脛骨内側面の「鵞足」を形成することでも有名！

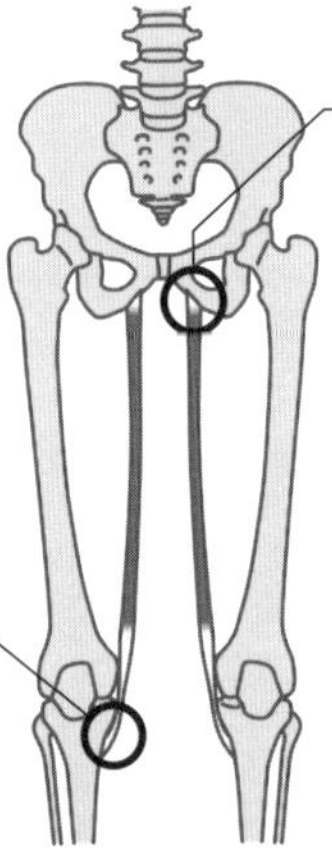

起始

恥骨結合下1/2前縁、恥骨弓上1/2

支配神経

閉鎖神経前枝(L2〜4)

作用

股関節を内転、屈曲、膝関節を屈曲、脛骨を内旋する

停止

脛骨体の内側面上部

筋肉を見つけよう！

1 全体像を把握する

二関節筋なので、ひざを伸展位にして観察するのがコツ。

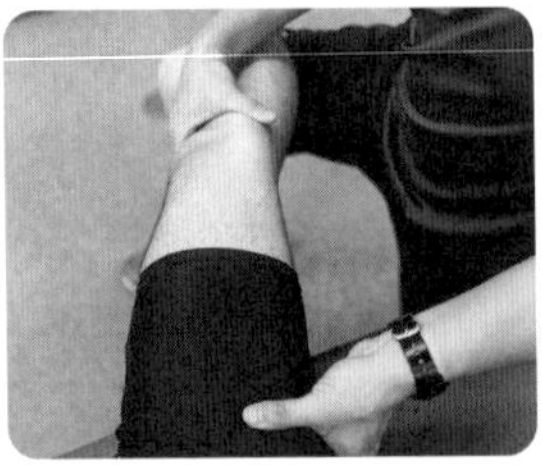

2 筋を触診する

少し外転を加え、他の内転筋との間にできる隙間を触診しよう。

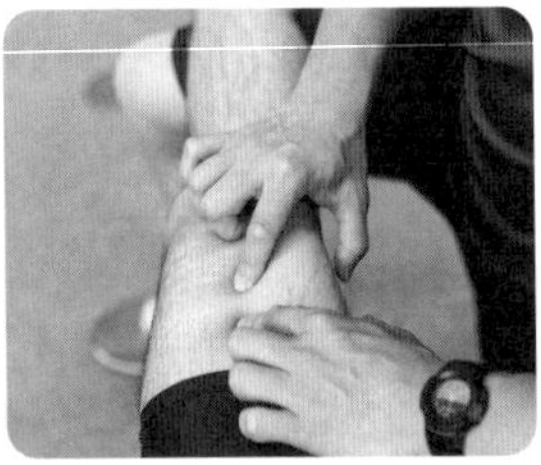

アプローチすべき筋肉

股関節外転・大腿筋膜張筋

Tensor fasciae latae ● テンサー ファッシィー ラティー

大《だい》腿《たい》筋《きん》膜《まく》張《ちょう》筋《きん》

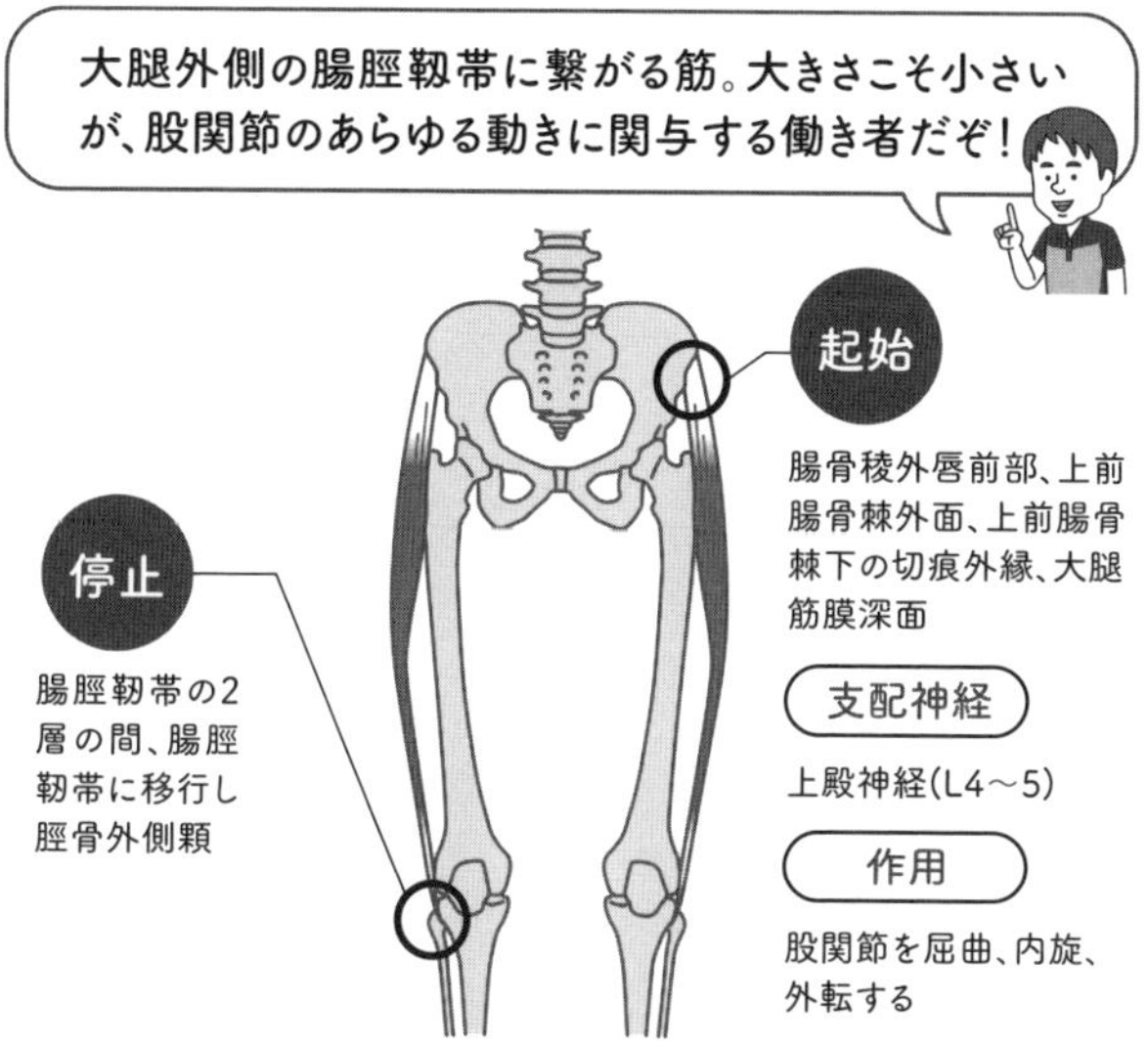
大腿外側の腸脛靭帯に繋がる筋。大きさこそ小さいが、股関節のあらゆる動きに関与する働き者だぞ!
起始
腸骨稜外唇前部、上前腸骨棘外面、上前腸骨棘下の切痕外縁、大腿筋膜深面
停止
腸脛靭帯の2層の間、腸脛靭帯に移行し脛骨外側顆
支配神経
上殿神経(L4〜5)
作用
股関節を屈曲、内旋、外転する

筋肉を見つけよう!

1 全体像を把握する

人によって走行の角度が異なるので、必ず起始停止を確認すること。

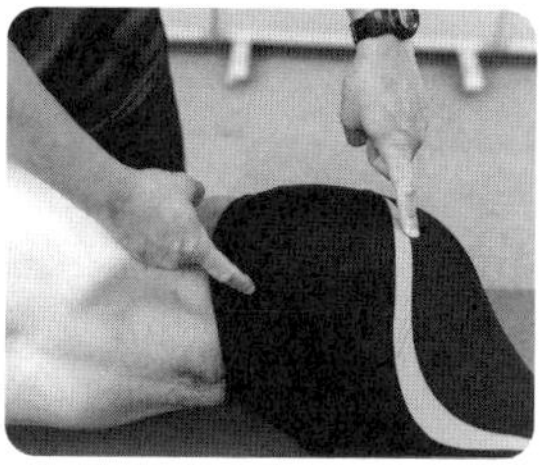

2 筋を触診する

指先を熊手のように使い、前方から後方に引っかけるように触診。

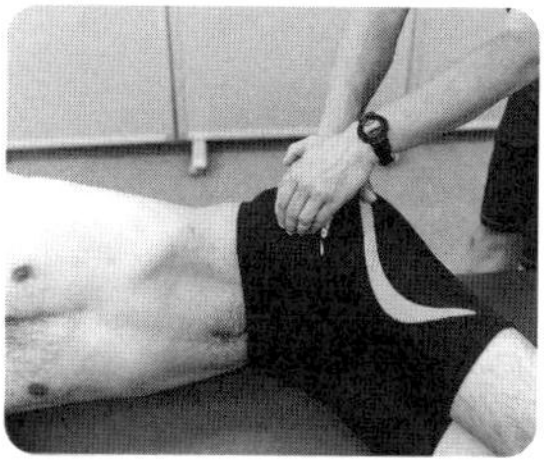

「どの筋肉が好き？」

笑い話になりますが、筋肉を細かく勉強していくと、推しメンならぬ「推し筋」が出てくるようになります。それでいえば、私はこの股関節外転に関わる**大腿筋膜張筋**が数ある筋肉の中で最も好きで、もはやファンといえます。というのも、小さい割には多くの作用をこなし、骨盤の横揺れにひたすら耐える大腿筋膜張筋は、ゴルフスイングの際も、投球・バッティング動作の際も、妊婦さんの骨盤安定にも、立ちっぱなしの時も、座って脚を組んでいる時も頑張っているわけです。また、筋膜療法を勉強している方なら分かると思いますが、**全身の筋膜のつながりを理解する**際にも、非常に重要なポイントです。

私の経験上、**何らかの不調のある方に限ってですが、ほとんどの方がこの大腿筋膜張筋がこっていたり硬かったり異常が見られます。**確かにあまり注目されない筋肉ですし、触られても気持ちのいい場所でもありません。なので、施術する方も素通りしてしまいがちな場所なのかもしれません。あなたはどこの筋肉が好きですか？

股関節のストレッチ
実技編

股関節の疲れに効くストレッチ

まずは股関節を緩めてから

STEP 1 股関節回し

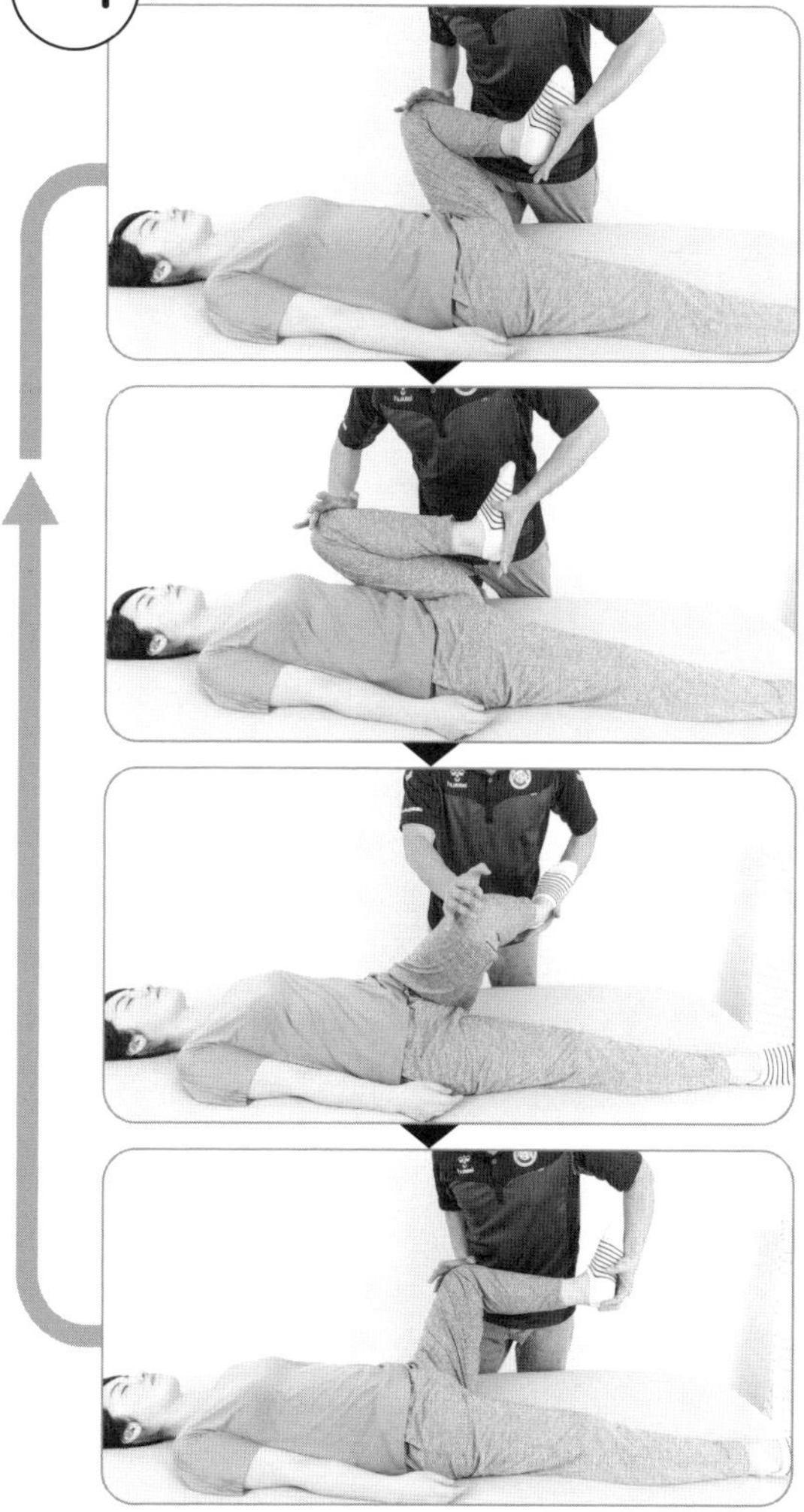

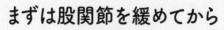

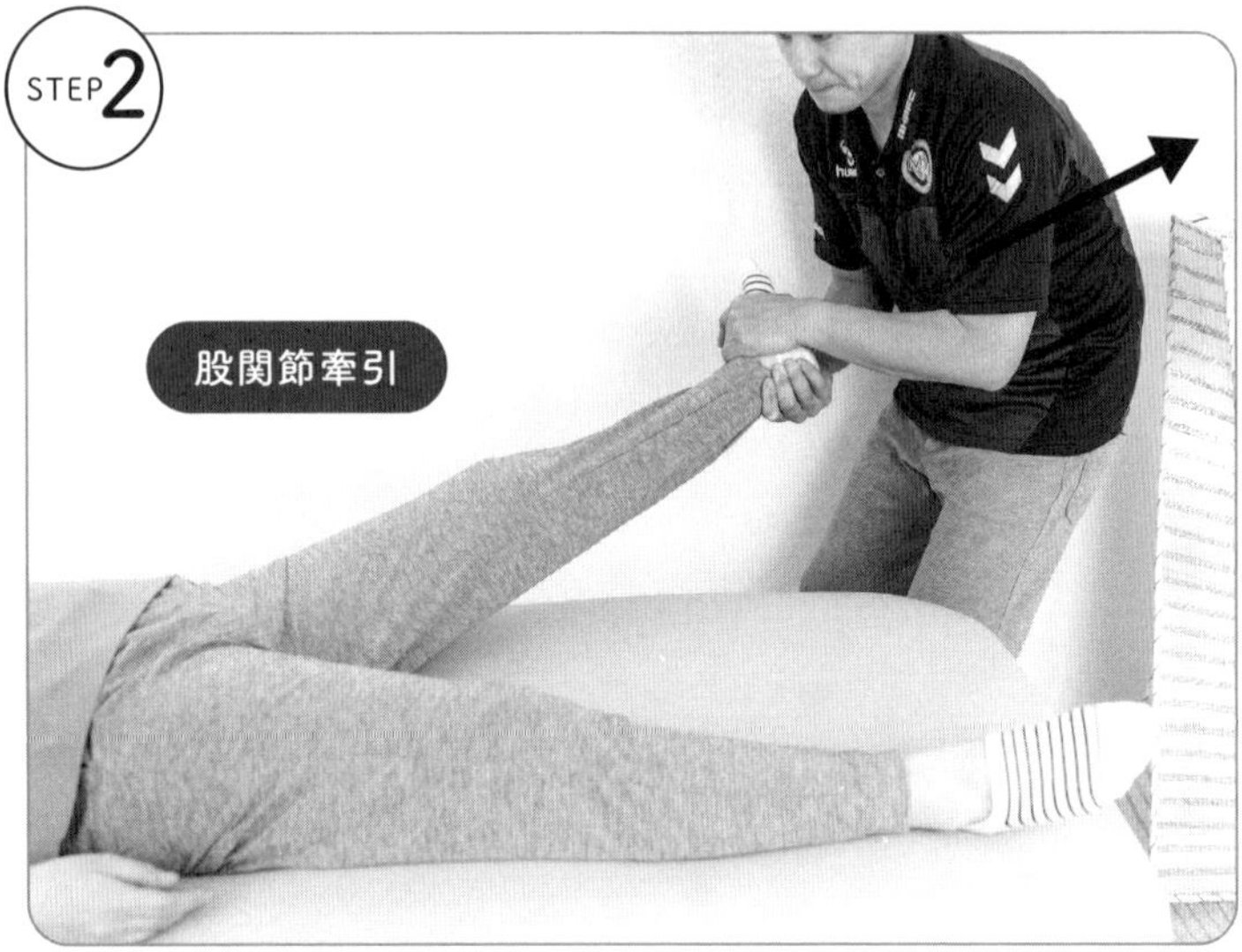
STEP2
股関節牽引

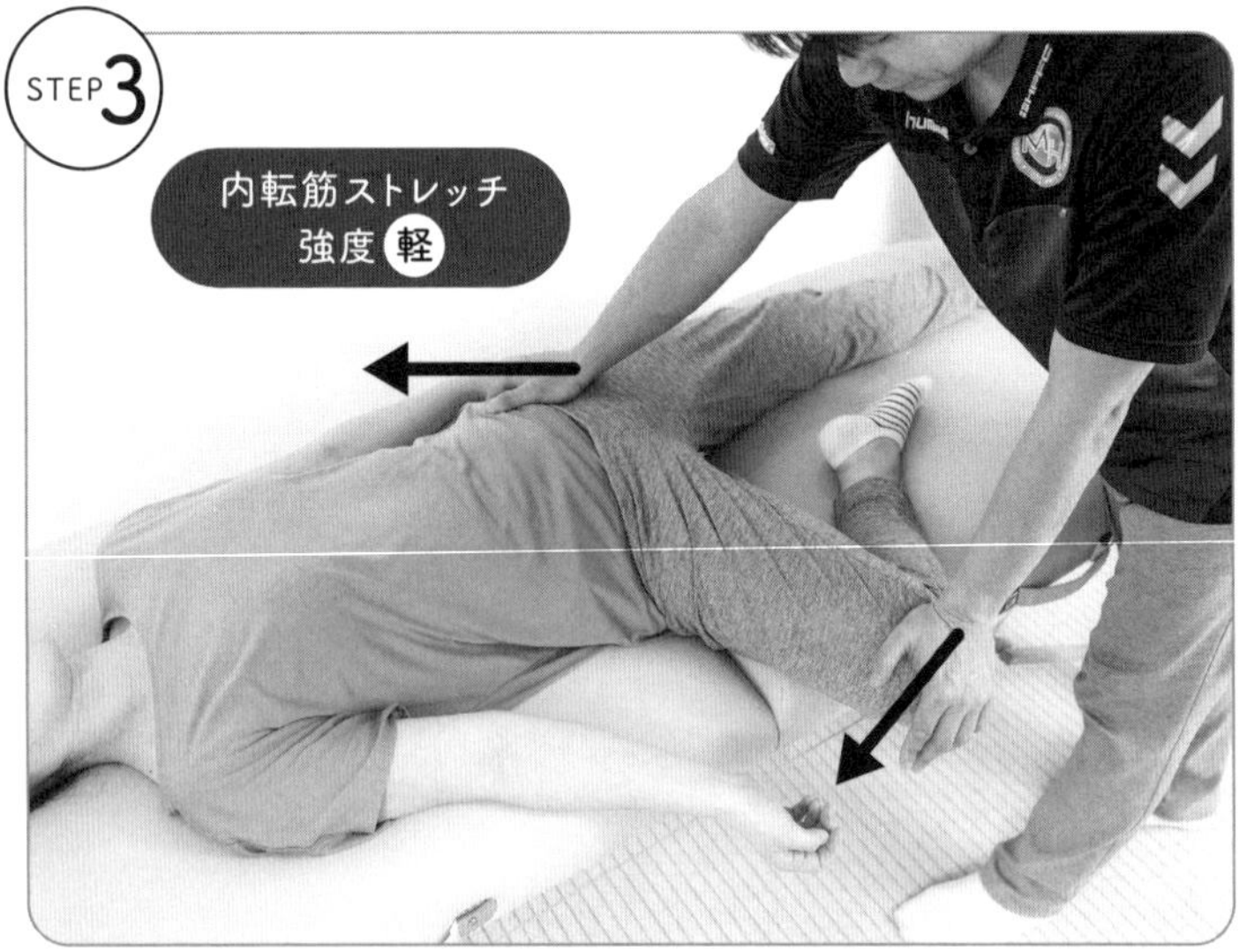
STEP3
内転筋ストレッチ
強度 軽

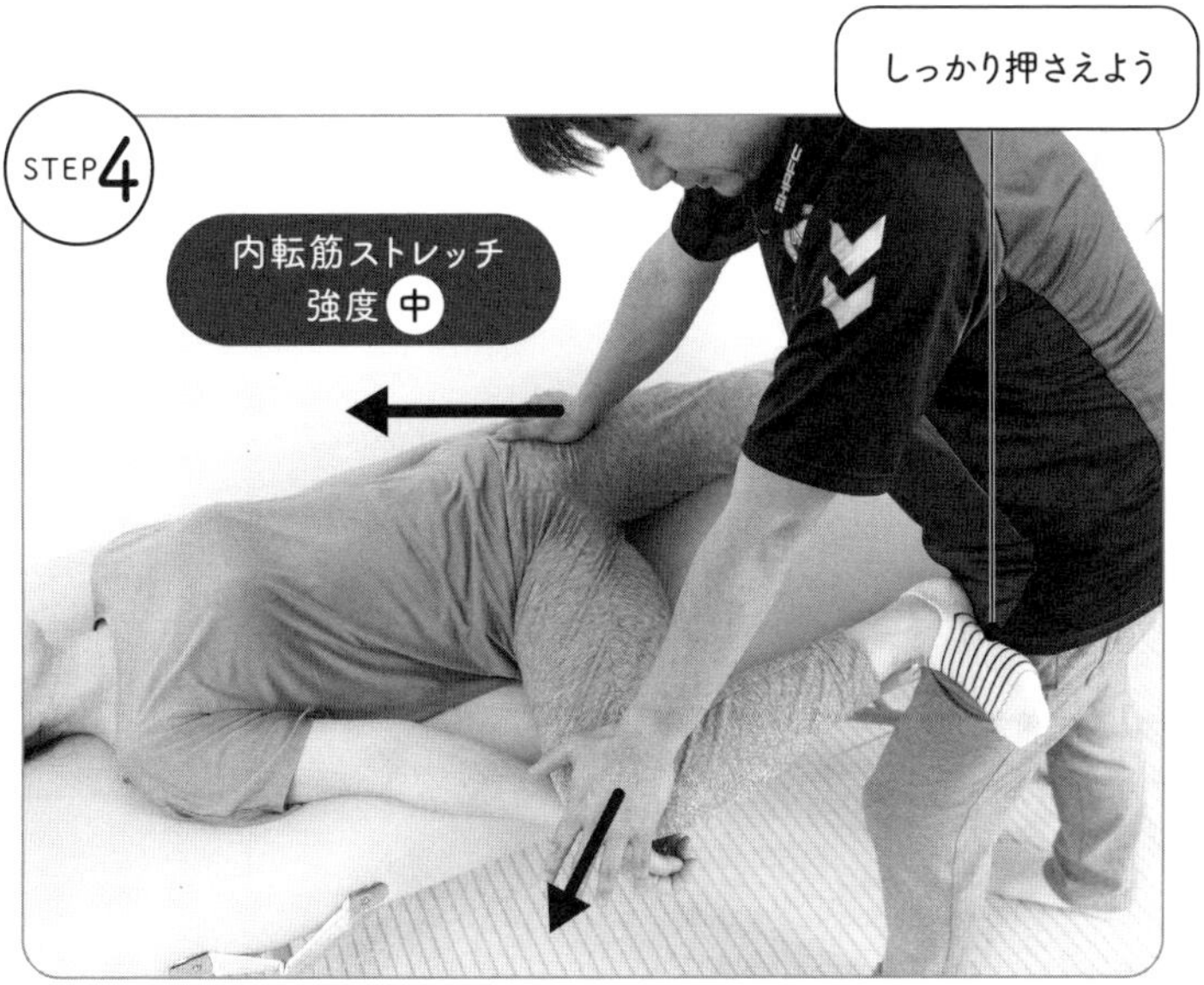
しっかり押さえよう
STEP4
内転筋ストレッチ
強度 中

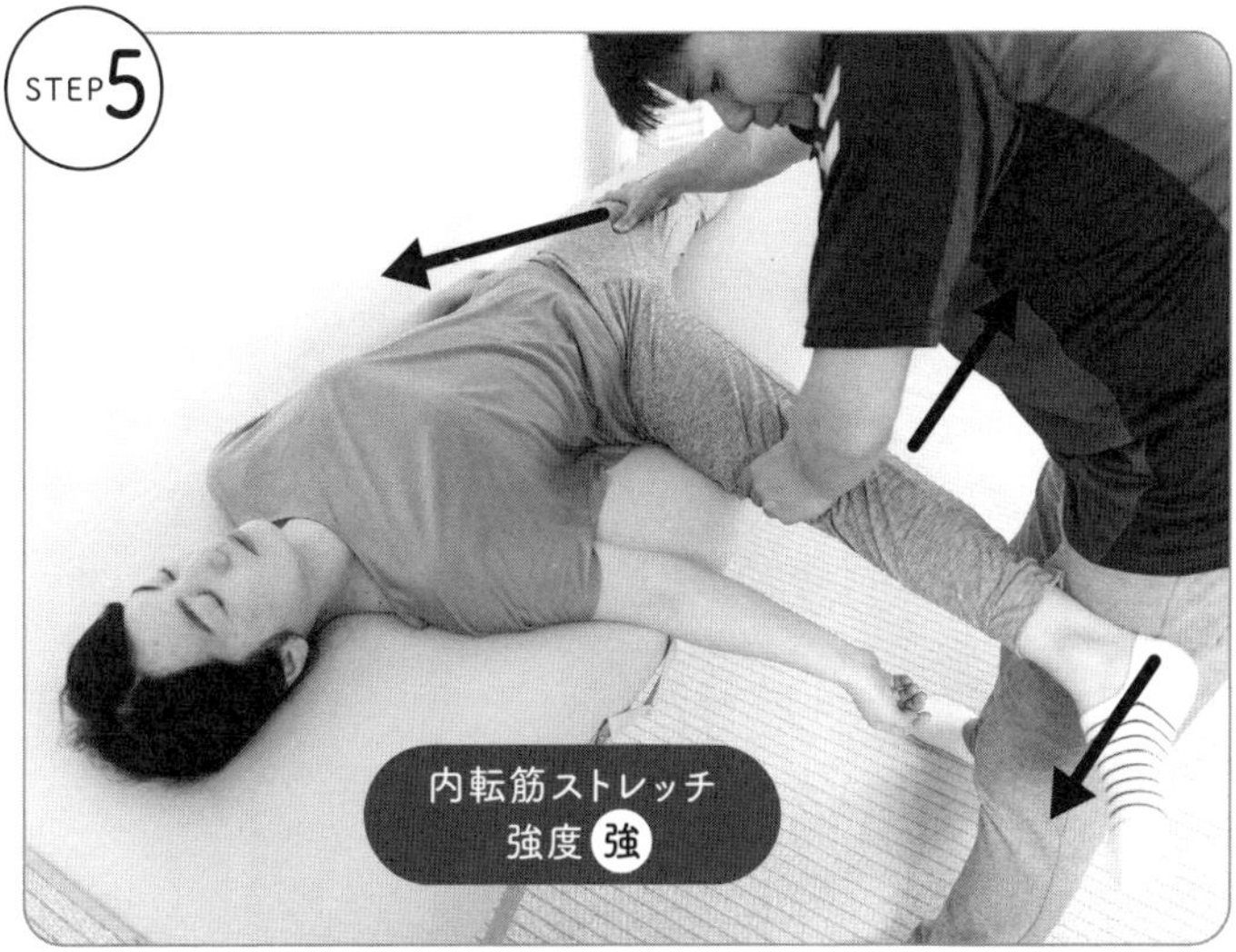
STEP5
内転筋ストレッチ
強度 強

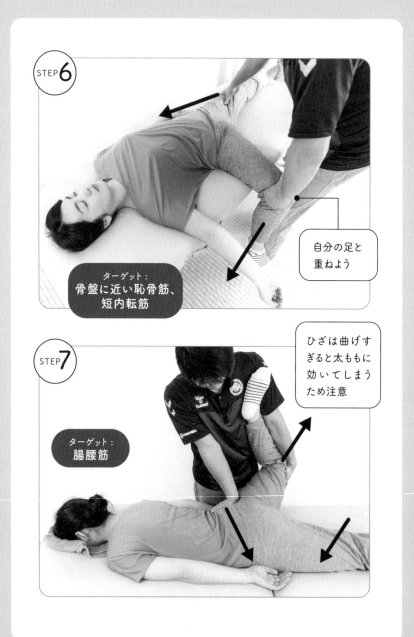

STEP6

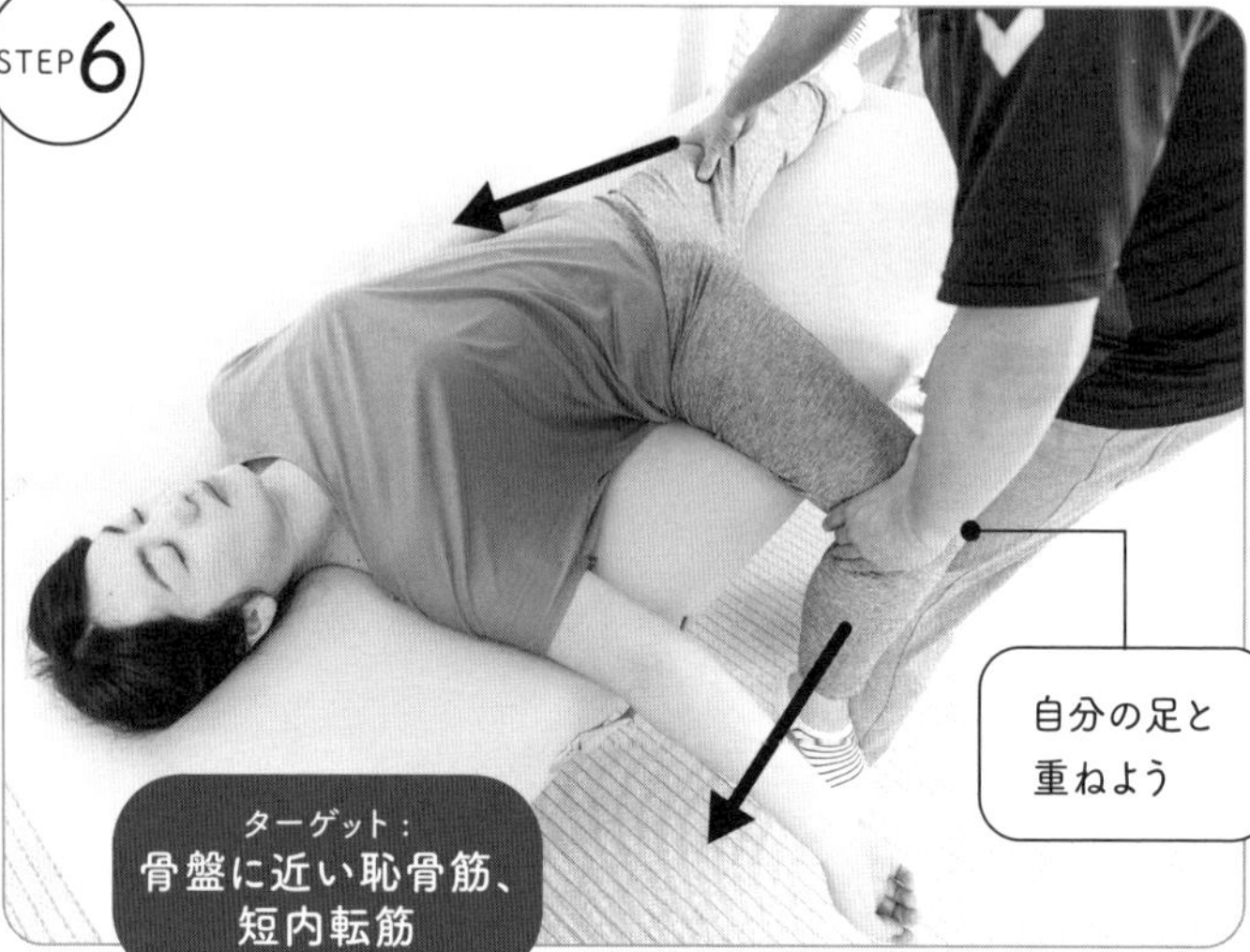
自分の足と
重ねよう
ターゲット：
骨盤に近い恥骨筋、
短内転筋

STEP7

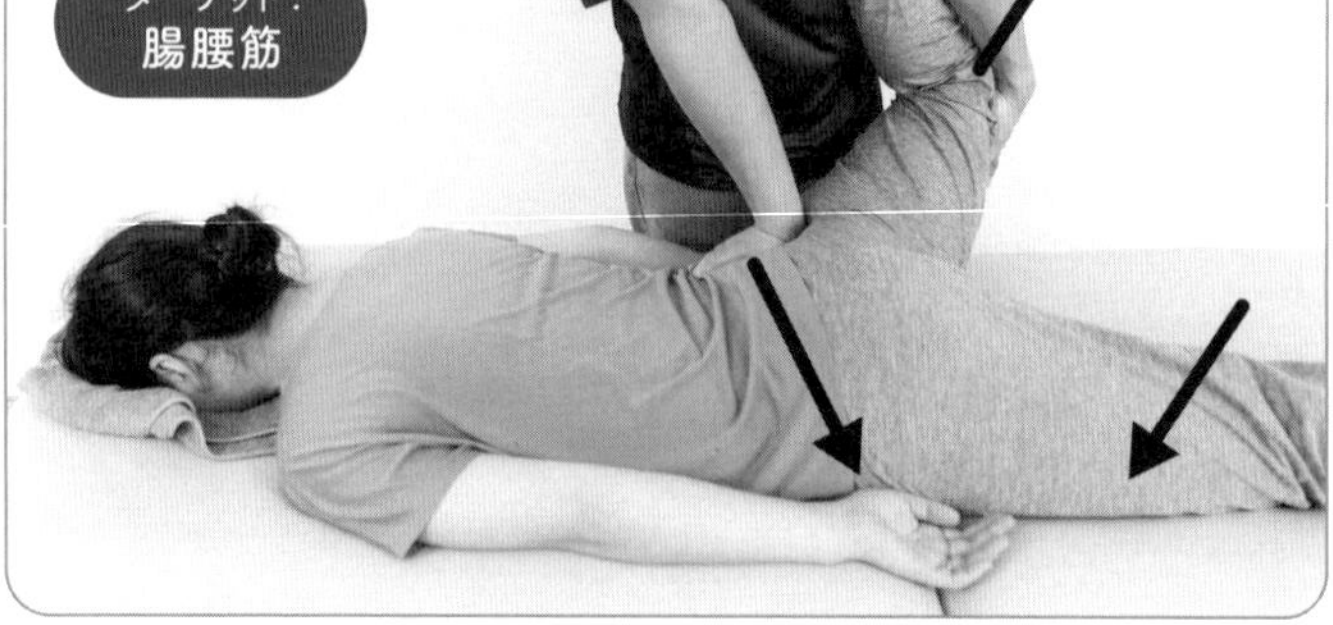
ひざは曲げす
ぎると太ももに
効いてしまう
ため注意
ターゲット：
腸腰筋

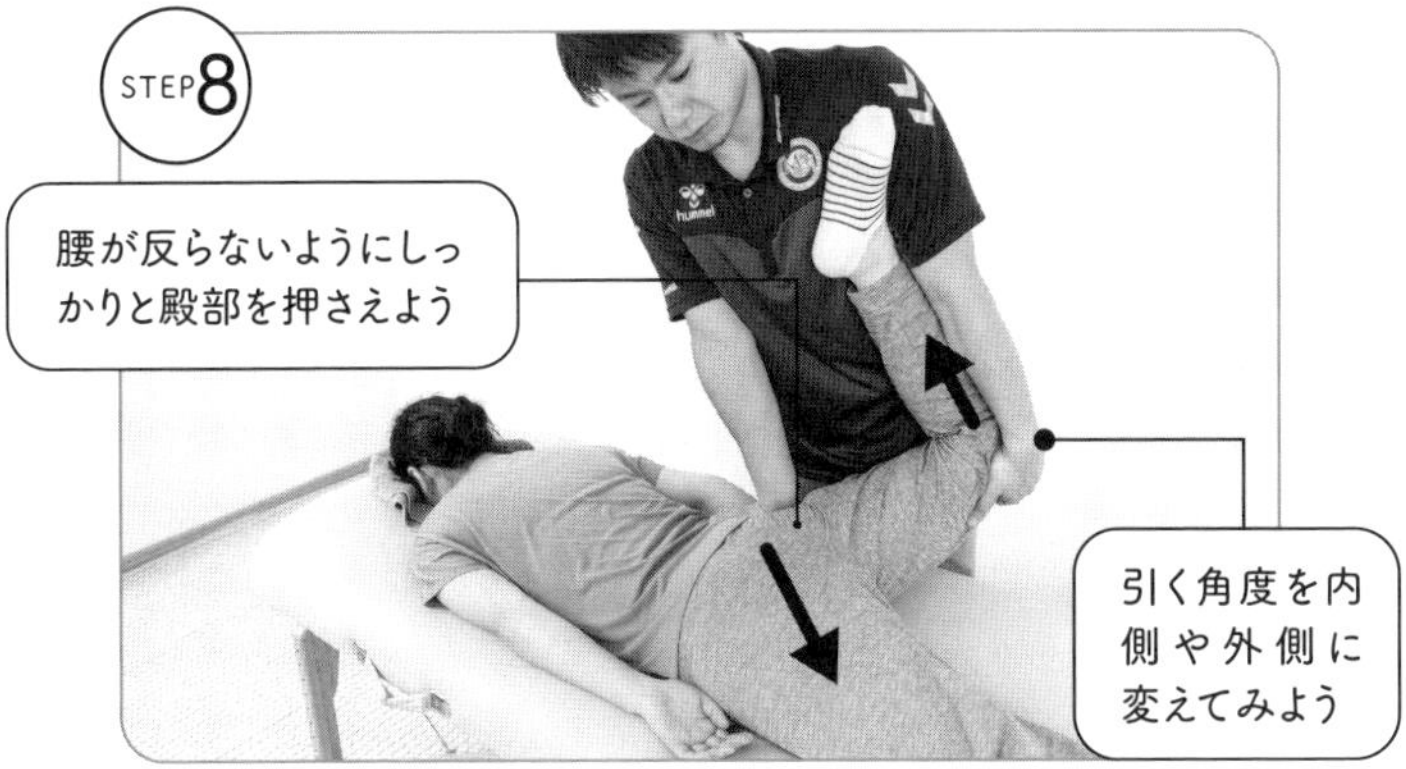
STEP8
腰が反らないようにしっかりと殿部を押さえよう
引く角度を内側や外側に変えてみよう

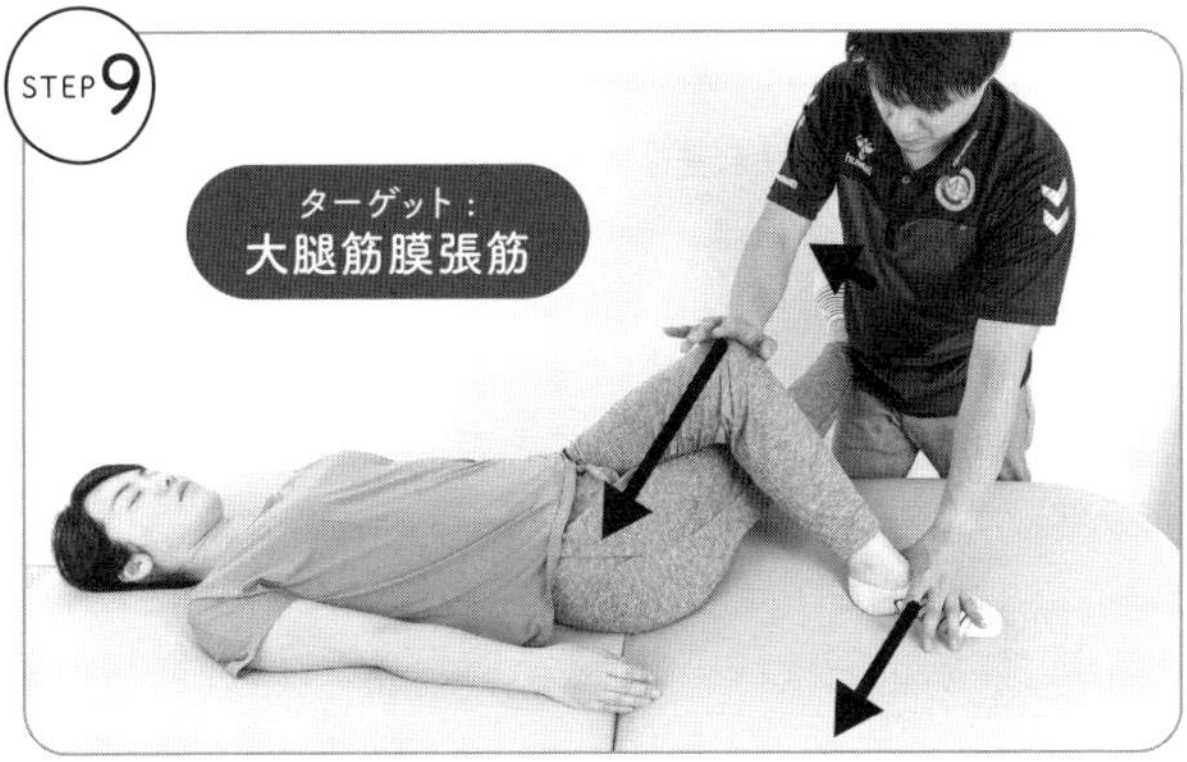
STEP9
ターゲット：
大腿筋膜張筋

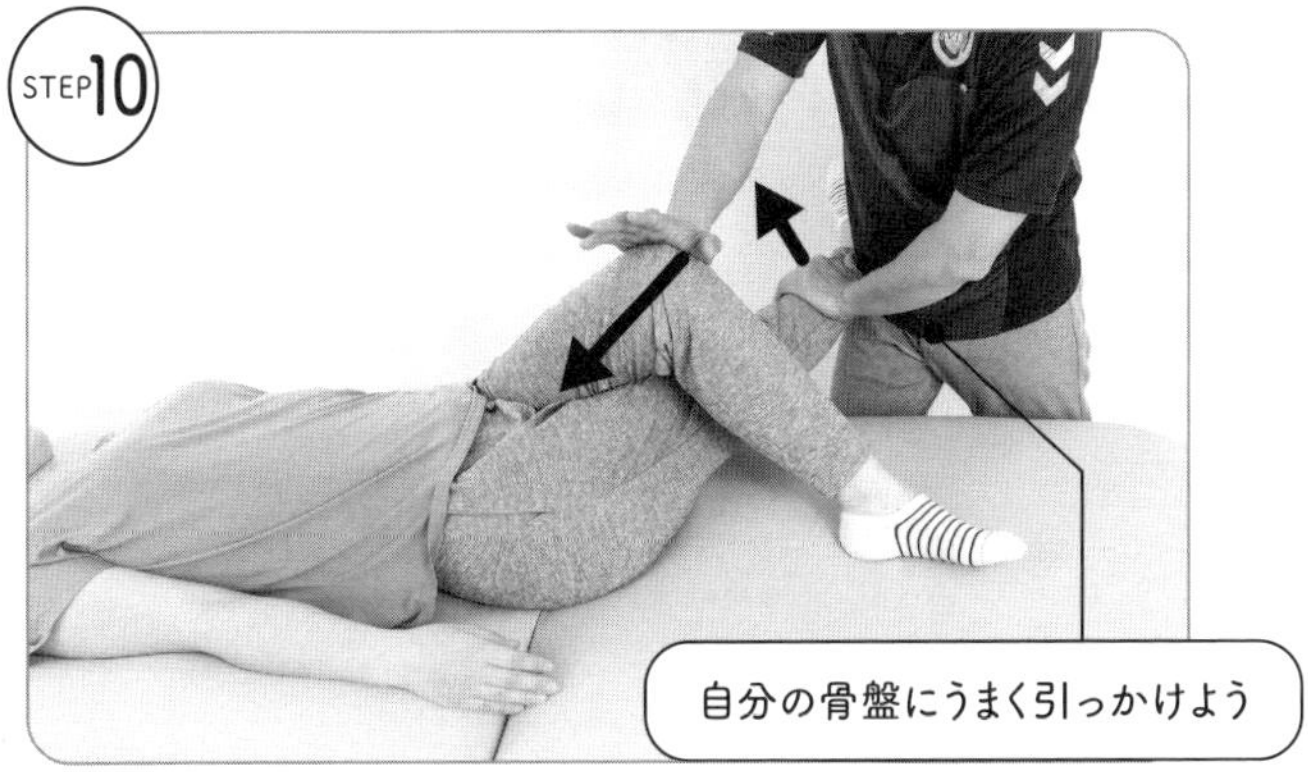
STEP10
自分の骨盤にうまく引っかけよう

Advice

セラピストが使える コミュニケーション術

～股関節の疲れ編～

股関節の痛みの原因を追求していくと、ほとんどの場合直近の原因というよりは、かなり前からの負担の積み重ねで起こるものが多いことに気づきます。確かに、股関節は肩関節や肘関節のように宙に浮いている関節ではなく、常に体重がかかって、重力に曝されている関節です。そのため、治すのにもそれなりの時間がかかったり、本人の使い方や強化することへの協力が必要となります。

ある時、あまりにも股関節疾患が多いので、徹底的にその構造や機能解剖、バイオメカニクスなどの勉強をしました。そこで気づいたことが2つあります。一つは、**先天的に人によってものすごく形状に差があること。**もう一つは、**構造上負担がかかること**です。進化の歴史上、もともと4本足で歩いていたのが二足歩行になった時点から負担は倍以上に。そして先天的な個体差が他のどの部分よりも多く見られることで、痛むべくして痛んでいるという人もいます。

さらにいうと、股関節が負担を一手に受けていることにより、他の関節がどれだけラクしていることでしょうか！もし股関節が負担を受けてくれなかったら、ひざや腰などが痛くなっているかも…。からだって助け合いながら共存しているのです。これに気づいた時から、単純に痛み=悪ではない。そして、からだは機械のように一律同じではなく、左右の長さが違ったり、元々歪んでいたり、あくまでも自然の産物だということを、いつも忘れないようにしています。

**痛みを取り除くことだけが
私たちの仕事ではない
それぞれのからだを理解して
受け入れよう**

高齢者を中心に
悩みが多い
ひざのケアは
欠かせない！

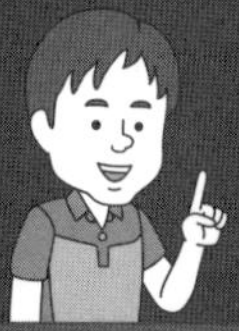

Chapter
7

大腿部の疲れを改善

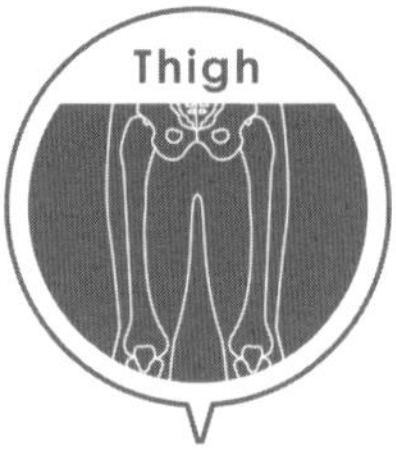

大腿部が疲れる理由は

競輪選手やラグビー選手、陸上の短距離選手などを見れば、彼らの**大腿部**の発達に驚かされます。中には片足で女性のウエスト並みの太さの方もいるほどです。しかし、どの競技もこのように筋肉の量を必要としているわけではありません。つまり、筋肉というと一般的にはその太さや大きさで評価されがちですが、**実はこれ以外にもいろんな指標があり、人によって必要なものが違う**のです。では、どんな指標があるのでしょうか。

・量　・太さ　・パワー　・瞬発力　・持久力　・柔軟性　・バランス

例えば右記のような指標があります。メジャーリーグのキャンプに参加した時、面白い

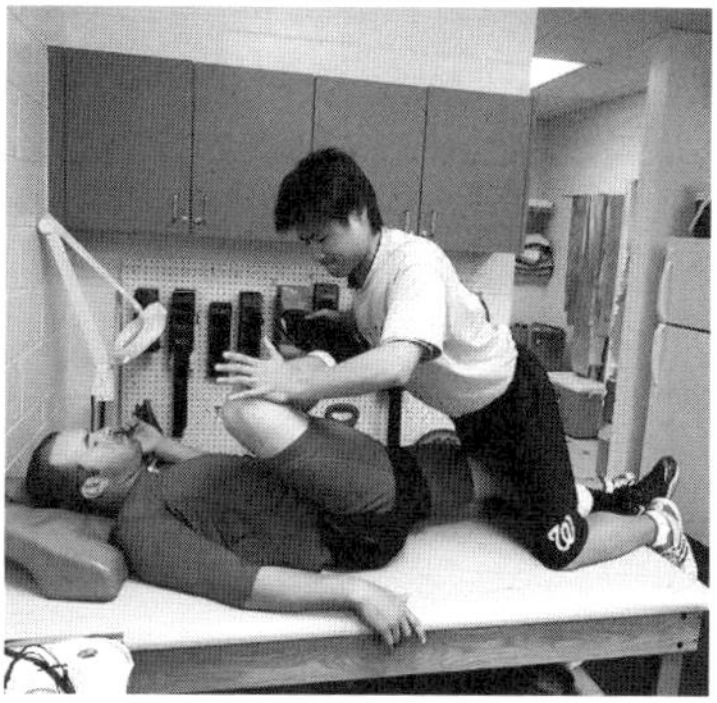

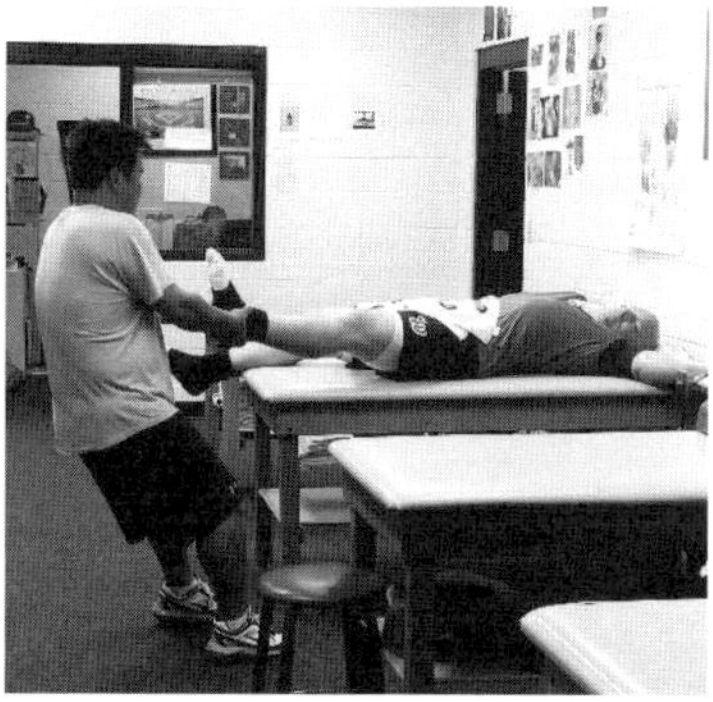

傾向を見つけました。当然、選手は皆筋肉があり、ボールを投げる時に使う肩周りなどの上半身の筋肉は非常に柔軟性がありました。**が、下半身はそれに比較してとても硬く、前屈で手が床につかない**選手もたくさんいました。これは投球時に使っている部分しか日頃ケアをしていない証拠なのですが、そのせいか、選手たちのケガは下半身が多かったのも事実です。

並外れた筋肉量と、上半身の柔軟性が優れていただけに、このアンバランスは良くないな、と感じたのを覚えています。もちろん、これは私が携わった期間と選手たちのことで、全体傾向とはいい切れません。ただ、当時私が下半身の施術ばかりを集中的に行ったことは事実です。

このように、鍛え上げている選手でも、日頃運動不足で使っていない人でも、そのケアを怠ると不調が出るのは一緒です。そして、**柔軟性向上を目的としたストレッチが有効**であることは、全世界共通の認識なのです。

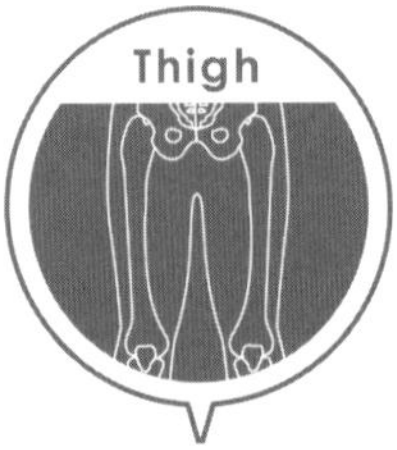

ひざの屈曲・伸展

大腿部の筋肉の多くは股関節の動きにも関わっていますが、股関節に関しては前章で触れましたので、今回はひざの動きについてお話します。とはいっても、**屈曲と伸展**という、分かりやすい動きです。

このように単純ともいえるひざの動きですが、なぜこんなに痛みを抱える人が多いのでしょう？　それは、**単純な動きとは裏腹に、その複雑な構造**に答えがあります。通常の

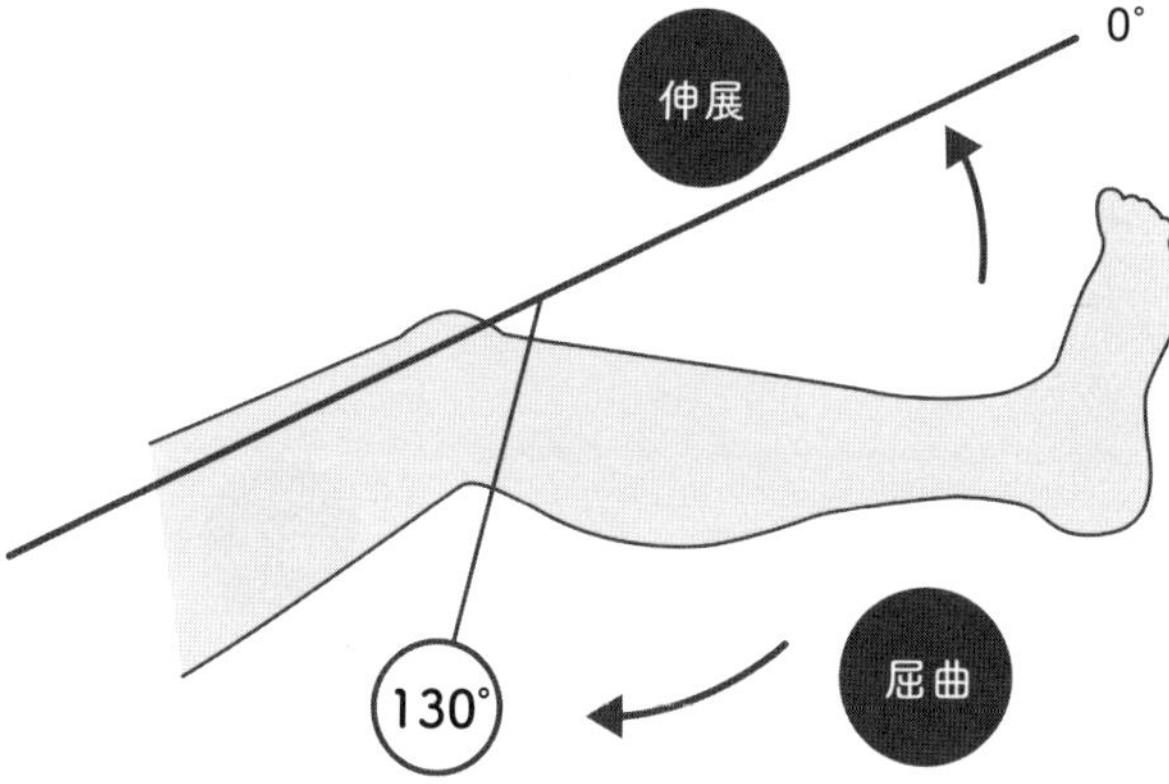

関節が乗用車だとしたら、ひざはF1カーに例えることができます。**F1カーは確かにハイスペックですが、その分壊れやすい**のです。そして、同じ整備でもその要求される専門性は全然違います。

高齢者に多い変形性ひざ関節症、アスリートに頻発する前十字靭帯断裂や半月板損傷など、世代や性別を超えて人々を悩ますひざですが、やはりここもしっかりとしたケアが必要な理由が分かっていただけたかと思います。

Rectus femoris ● レクタスフェモリス

大《だい》腿《たい》直《ちょっ》筋《きん》

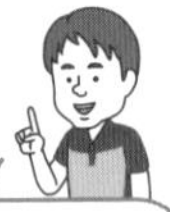

大腿四頭筋のうち、唯一の二関節筋。瞬発的な動きへの貢献度が高いぞ！

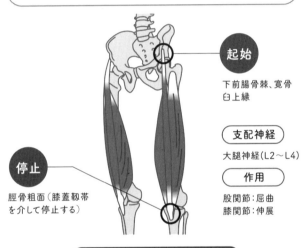

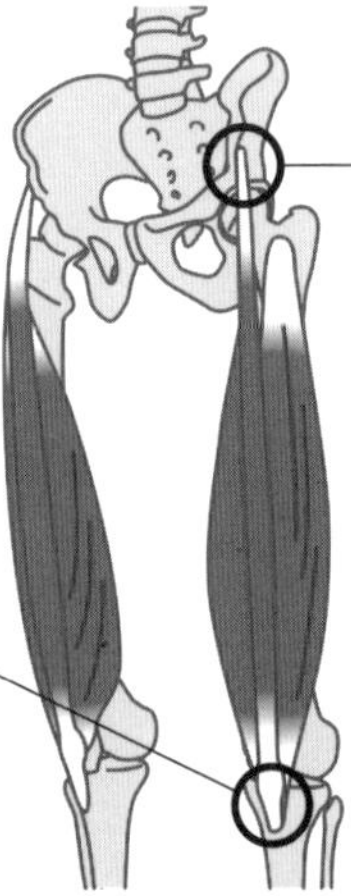

筋肉を見つけよう！

1 全体像を把握する

脛骨粗面を確認し、二関節筋であることをしっかり見よう。

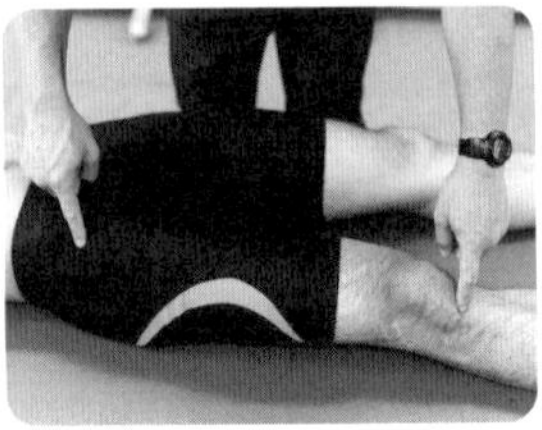

2 筋を触診する

軽く股関節屈曲をするように力を入れてもらうとより形が出やすい。

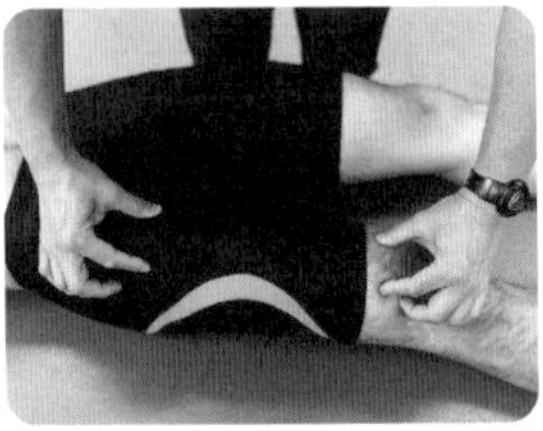

Vastus intermedius ● ヴァスタス インターミディアス

中《ちゅう》間《かん》広《こう》筋《きん》

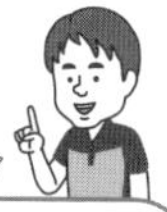

股関節屈曲肢位でのひざ伸展動作に特に貢献する。動きではひざをまっすぐに保ち、下肢のコントロールに不可欠!

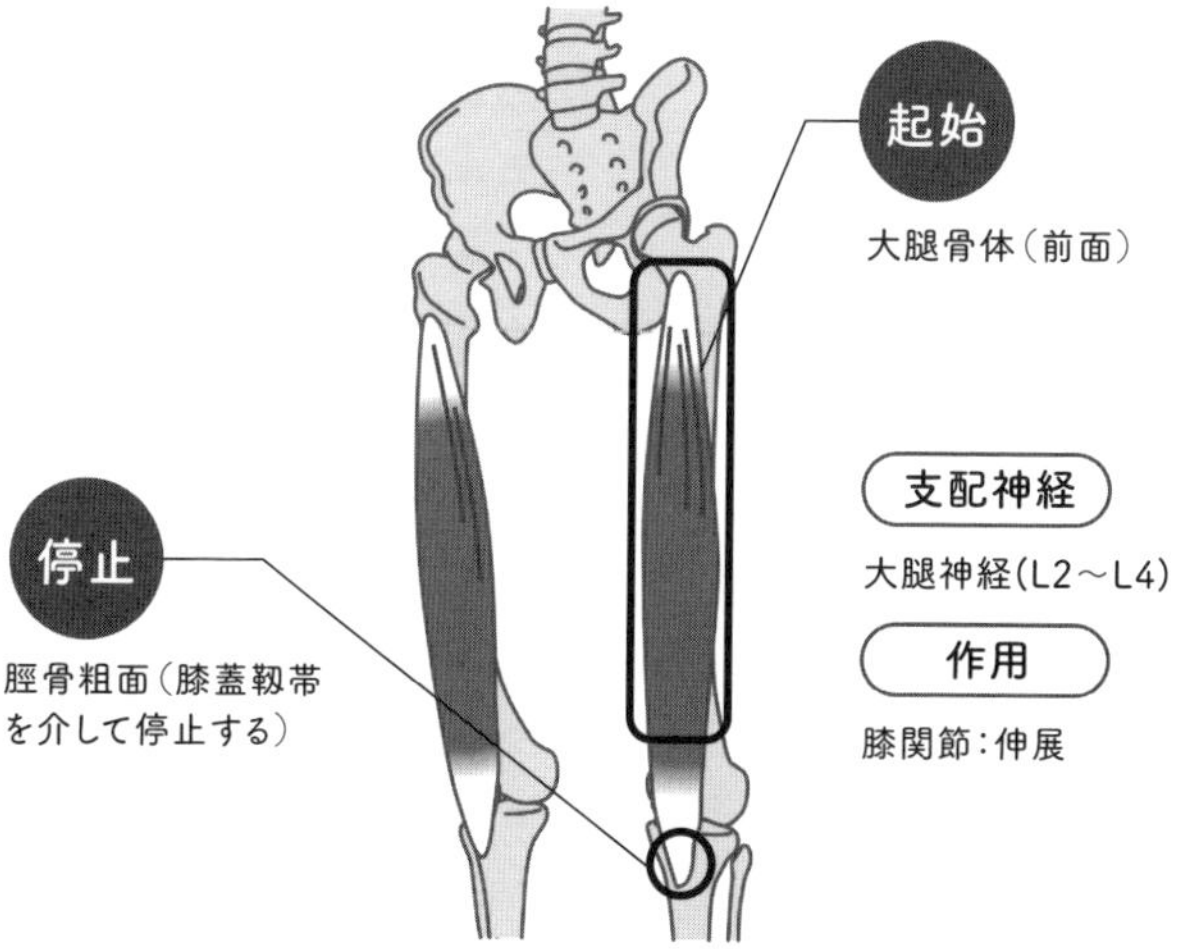

筋肉を見つけよう!

1 全体像を把握する

大腿骨中央前面からはじまり、停止は他の三頭と同じ、脛骨粗面。

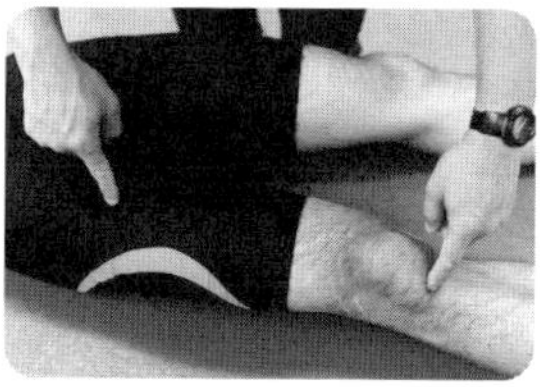

2 筋を触診する

大腿直筋や内側広筋など、他の筋との隙間を見つけるように触る。

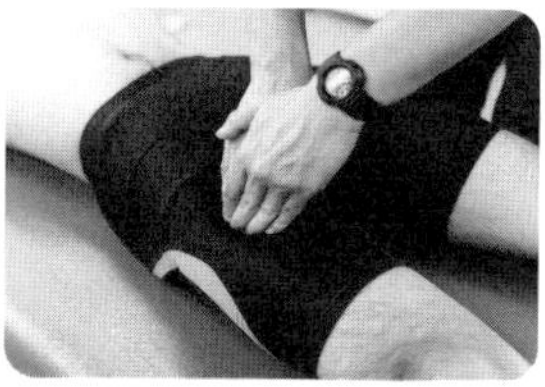

アプローチすべき筋肉

膝関節伸展・中間広筋

Vastus medialis ● ヴァスタスミディアリス

内《ない》側《そく》広《こう》筋《きん》

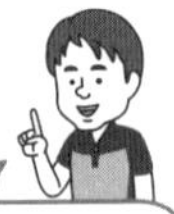

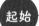

股関節外旋位及び下腿固定時のひざ伸展動作に貢献度が高い。例えば、スクワットの立ち上がり動作がそれ！

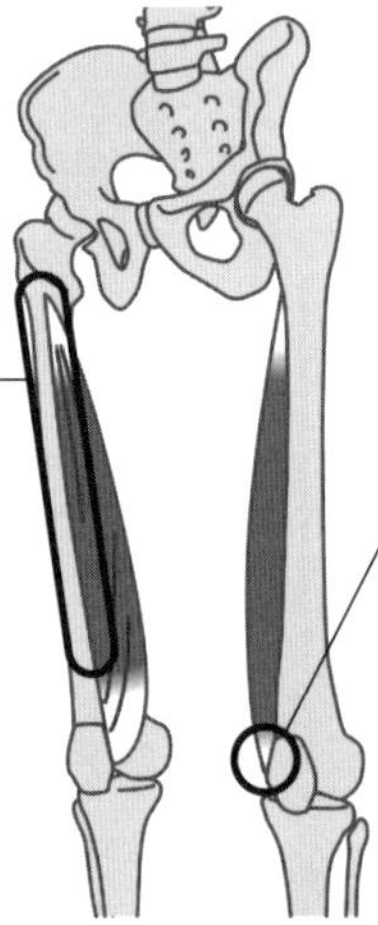

起始

粗線（内側唇）

支配神経

大腿神経（L2～L4）

作用

膝関節：伸展

停止

脛骨粗面（膝蓋靱帯、内側膝蓋支帯を介して停止する）

筋肉を見つけよう！

1 全体像を把握する

大腿骨内側からはじまり、停止は他の三頭と同じ、脛骨粗面。

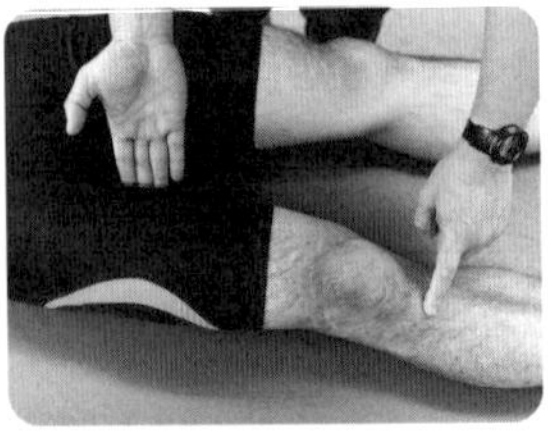

2 筋を触診する

①の状態のまま、指を内側に滑り込ませるように触診する。

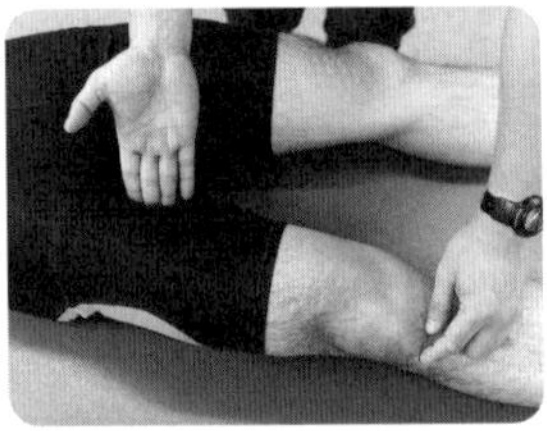

アプローチすべき筋肉

膝関節伸展・外側広筋

Vastus lateralis ● ヴァスタス ラテラリス

外《がい》側《そく》広《こう》筋《きん》

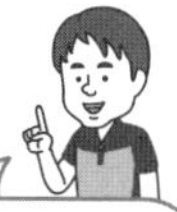

股関節内旋位でのひざ伸展動作に貢献度が高い。
意外にも、大腿四頭筋で最大の筋肉だ！

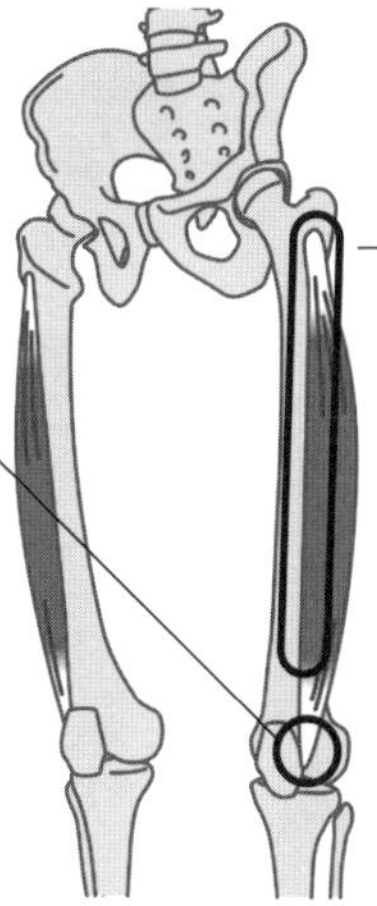

起始

粗線（外側唇）、大転子（外側面）、外側大腿筋間中隔

停止

脛骨粗面（膝蓋靱帯外側膝蓋支帯を介して停止する）

支配神経

大腿神経(L2～L4)

作用

膝関節：伸展

筋肉を見つけよう！

1 全体像を把握する

大腿骨外側からはじまり、停止は他の三頭と同じ、脛骨粗面。

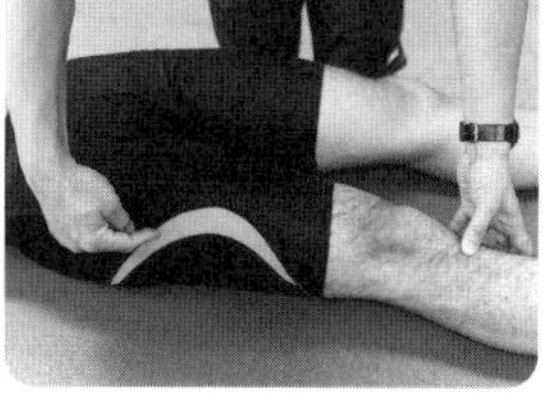

2 筋を触診する

①の状態のまま、指を外側に滑り込ませるように触診する。

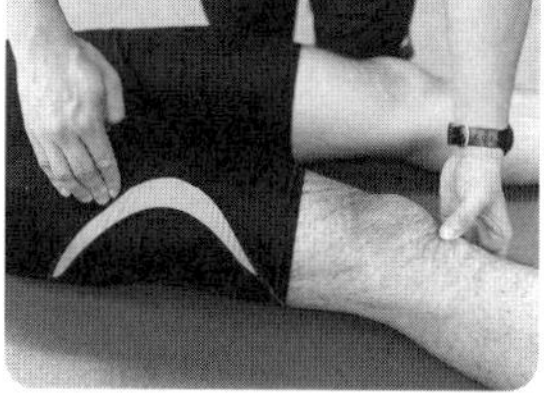

Sartorius ● サートウリアス

縫《ほう》工《こう》筋《きん》

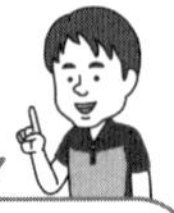

人体で最長、大腿前面最浅層の筋。二関節筋で、停止部では鵞足を形成する!

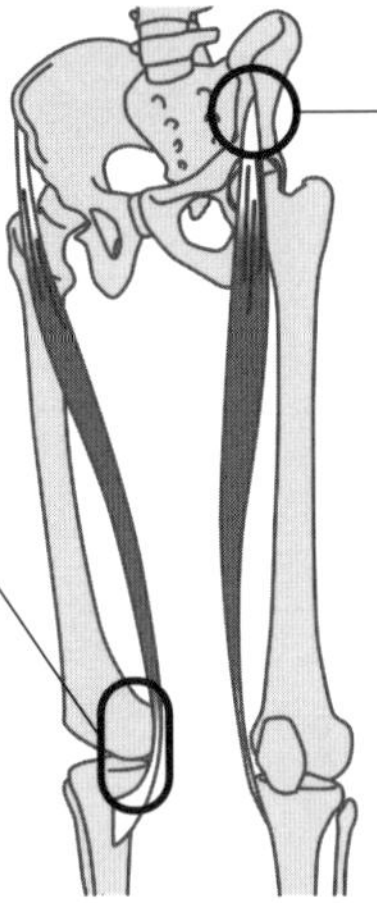

起始

上前腸骨棘、その下のくぼみの上半分

支配神経

大腿神経(L2〜3)

作用

股関節を屈曲、外転、外旋する、膝関節を屈曲、下腿を内旋する

停止

脛骨粗面の内側

筋肉を見つけよう!

1 全体像を把握する

骨盤外側から内側に斜め下への走行を確認する。

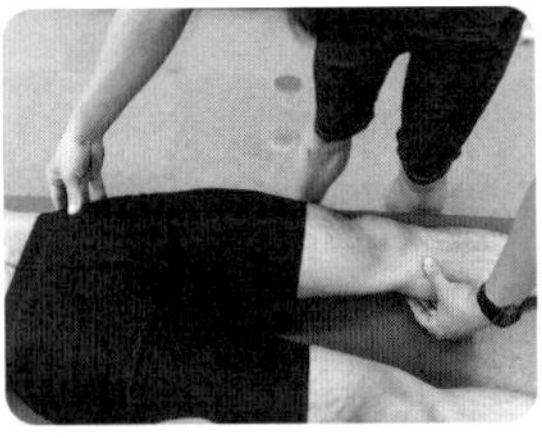

2 筋を触診する

鵞足に合流する手前は触診しやすいので、つまみ上げるように触る。

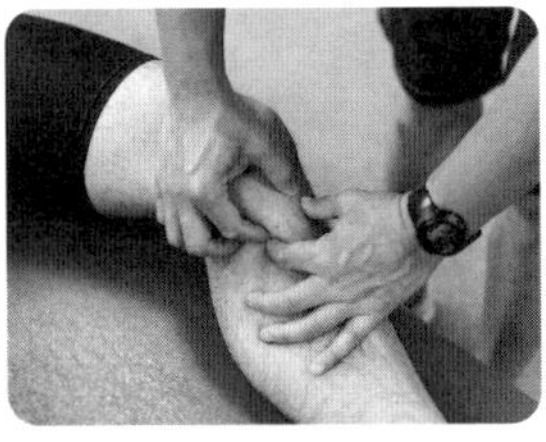

大腿部前面の筋肉です。細い大腿骨に比して太い太ももですから、ほとんどがぎっしり筋肉で埋められています。**大腿四頭筋のうち、もっとも表層にあるのが大腿直筋**で、四つの中で唯一**骨盤（下前腸骨棘《かぜんちょうこつきょく》）に付着する筋肉**でもあります。このため、**ひざの伸展だけでなく、股関節の屈曲や骨盤の前傾にも作用**します。大腿直筋はこのように、非常に多様性があることが特徴として挙げられます。

骨盤（上前腸骨棘《じょうぜんちょうこつきょく》）につく筋肉としてもう一つ、縫工筋があります。この筋肉は浅いので、一見施術しやすいと思われるかもしれませんが、走行が曲線を描くことや、非常に細いことから実際マッサージは難しく、ストレッチも、**他の筋肉を干渉せずにかけることにも技術が必要**になってきます。また、縫工筋はトレーニングをすることも難しく、知人のボディビルダーに聞いたところ、個別に鍛えることができるかどうかは技術的というよりは、生まれつきの骨格や使い方によって決まる、どんなに工夫してもうまく形を出せない選手もいる、というお話でした。ボディビルダーの方々を観察したり、どのように鍛えているかを聞くのは筋肉を学習する上で非常に興味深いですよね。

Biceps femoris ● バイセプスフェモリス

大《だい》腿《たい》二《に》頭《とう》筋《きん》

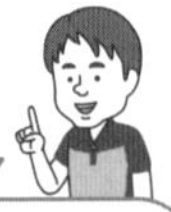

股関節の安定性を保ち、骨盤前傾を制御する。二関節筋だが、ひざの屈曲よりも股関節の伸展への貢献度が高いぞ！

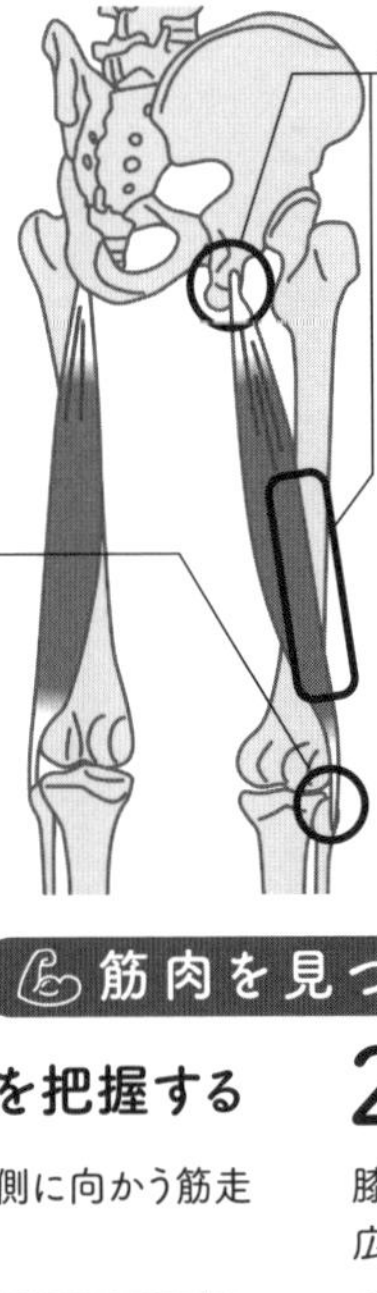

起始

長頭：坐骨結節、仙結節靱帯（半腱様筋と共通頭を形成する）
短頭：粗線外側唇の中央1/3

支配神経

長頭：脛骨神経（L5～S1）
短頭：総腓骨神経（L5～S1）

作用

股関節（長頭）：伸展・矢状面で骨盤を安定化する
膝関節：屈曲・外旋

停止

腓骨頭

筋肉を見つけよう！

1 全体像を把握する

坐骨結節から外側に向かう筋走行を確認しよう。

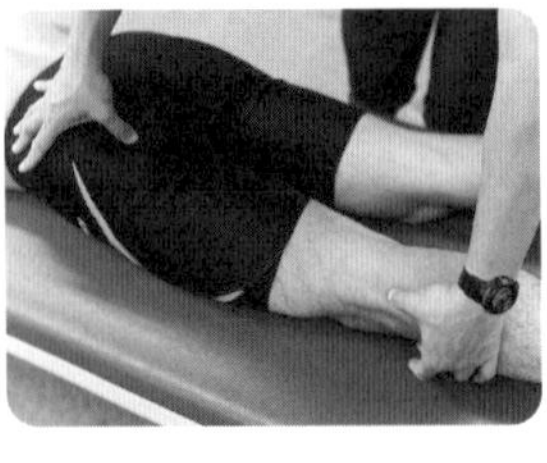

2 筋を触診する

膝関節屈曲にて、手根で外側に広げるように押してみよう。

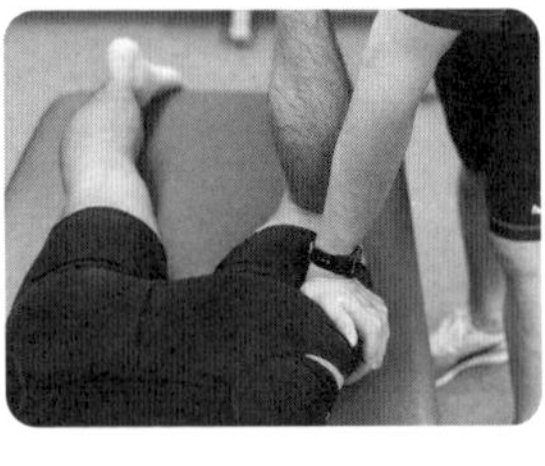

アプローチすべき筋肉

膝関節屈曲・半腱様筋

Semitendinosus ● セミテンディノウサス

半《はん》腱《けん》様《よう》筋《きん》

文字通り、下半分は細長い腱となっている。筋線維が長く、短距離走の選手に発達が見られるぞ!

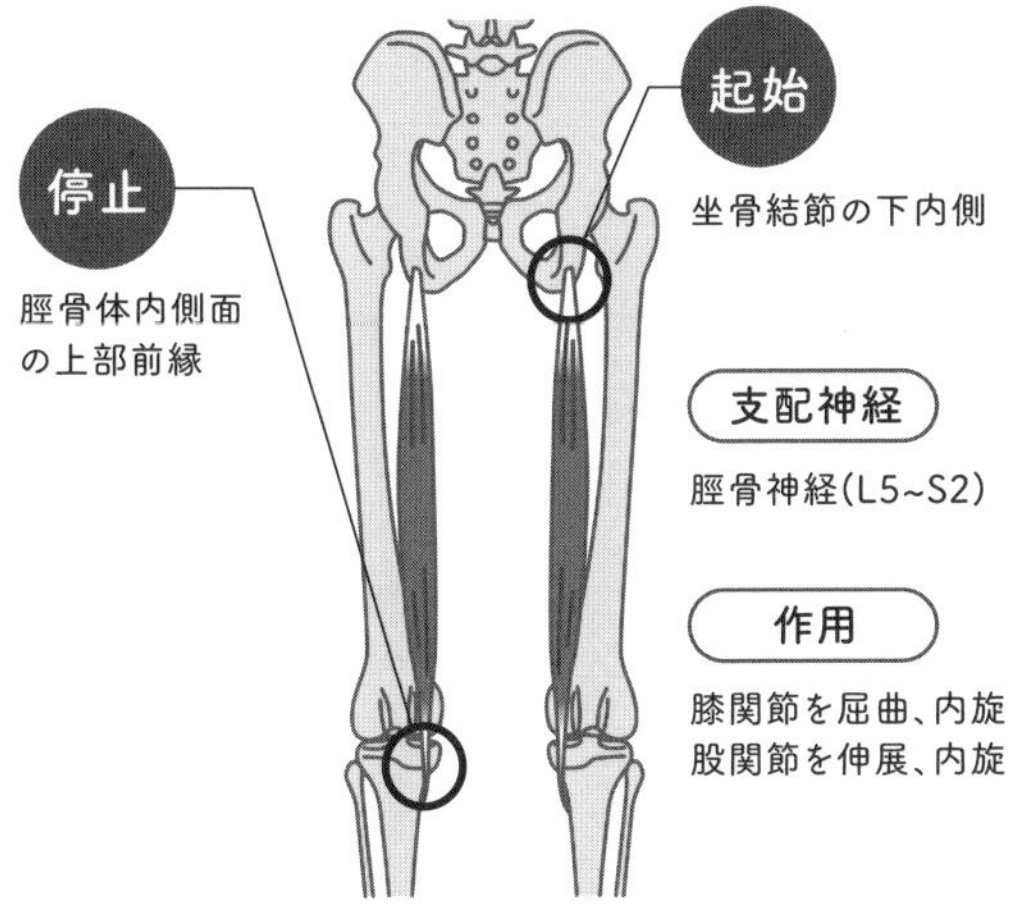

支配神経

脛骨神経(L5~S2)

作用

膝関節を屈曲、内旋する、股関節を伸展、内旋する

筋肉を見つけよう!

1 全体像を把握する

半腱様筋は停止部で鵞足を形成するので、確認しよう。

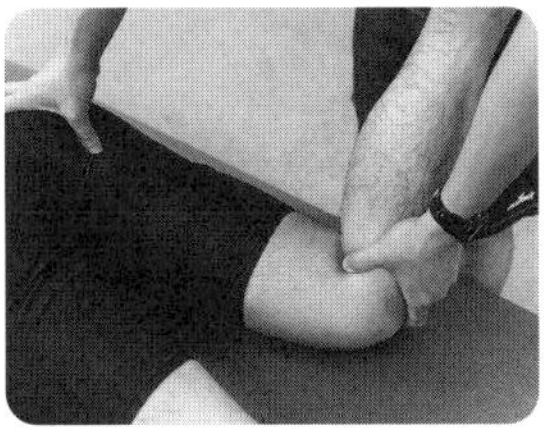

2 筋を触診する

筋腹のある大腿上部を手根で押さえ、内側に力を加えよう。

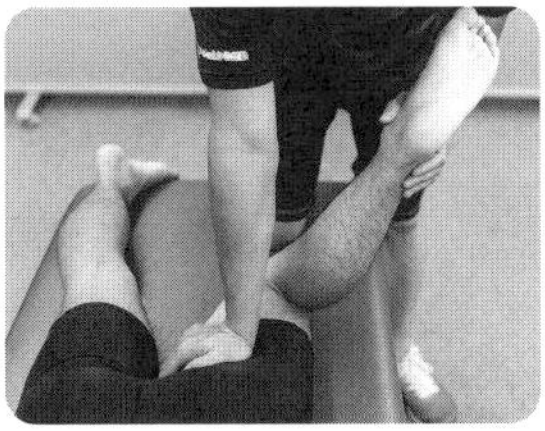

大腿部後面の筋肉はまとめて「ハムストリングス」と呼んだりしますが、実際は個別にそれぞれ違う役割をしています。「抗重力筋」という言葉を聞いたことのある読者もいるかもしれませんが、ハムストリングスの中でも**姿勢保持のために大腿二頭筋が最も貢献**しています。さらに、**半腱様筋は脛骨の前面で「鵞足《がそく》」**を、半膜様筋はその鵞足に包まれるような形で「深鵞足」を形成し、ひざの屈曲に貢献します。ひざの曲げ伸ばしをすることが多いアスリートの方なら、この部分が痛くなる「鵞足炎」を経験した方もいるでしょう。

また、**内転筋群や大腿四頭筋との位置関係**も把握できていないセラピストも多く見受けられます。これに関しては**大腿部の断面図を観察し、触診を繰り返して**感覚を養ってほしいと思います。細かい筋肉を個別に理解することで、施術も同様に細かくアプローチできるようになります。ここでは、一見同じように見えても、微妙に伸ばす角度を変えてターゲットとなる筋肉を変えていくストレッチを紹介します。ご自身でも日頃ストレッチしているという方は、ぜひ試してみてください。

大腿部の断面図（右足）

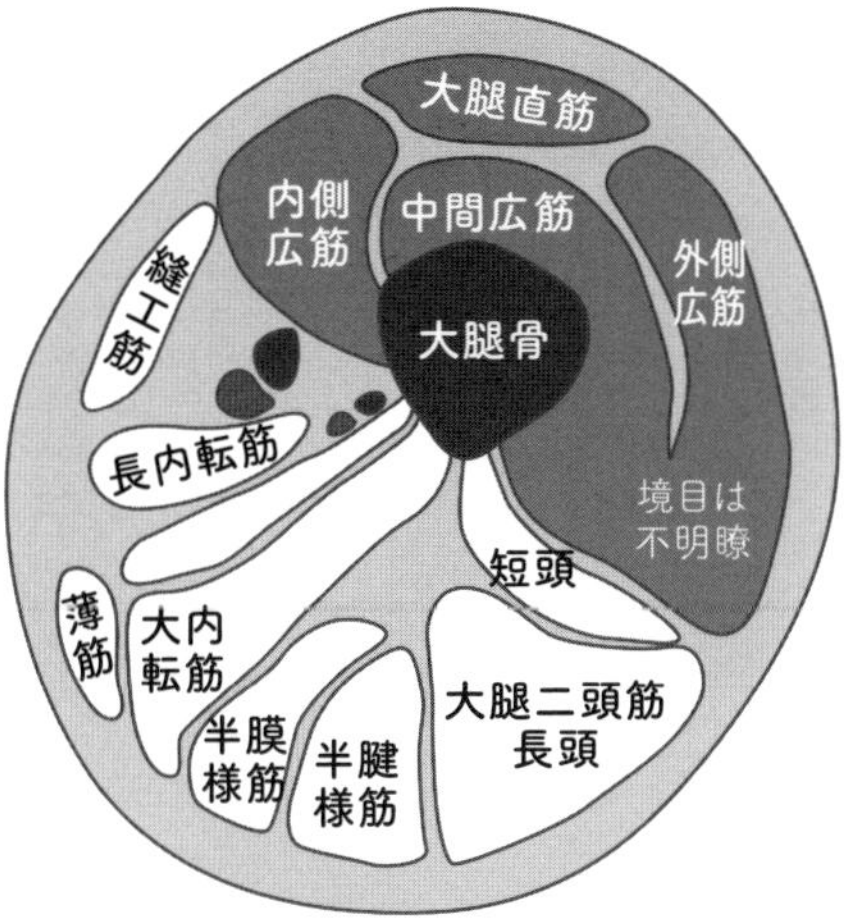

膝蓋骨から15〜20㎝程度上部分での断面図。中間広筋、外側広筋などの割合が多い。膝蓋骨から5〜10㎝程度上の位置まで下がると、中間広筋、外側広筋の割合は減り、内側広筋の割合が多くなる。

鵞《が》足《そく》炎とは

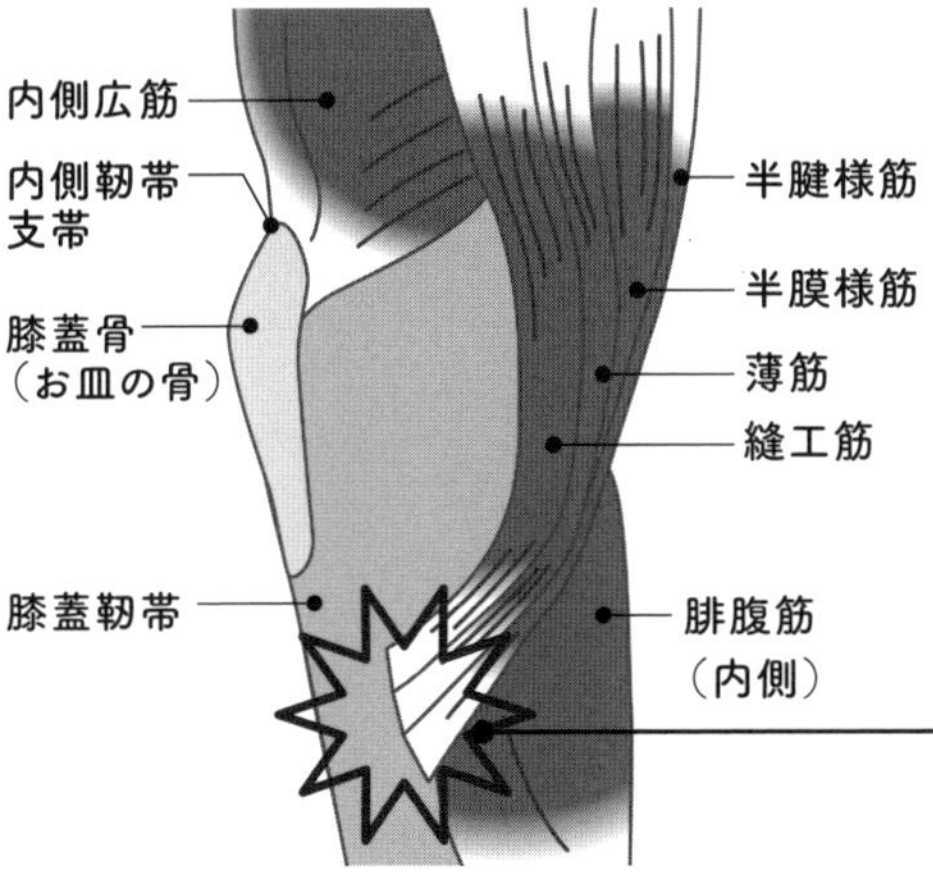

負担のかかりすぎや使いすぎ、ウォーミングアップ不足での運動、X脚などの骨格異常などで、炎症を引き起こす。

3つの筋肉が脛骨に付くところが鵞《が》鳥《ちょう》の足に似ているので「鵞《が》足《そく》」といわれている。

大腿部のストレッチ
実技編

大腿部の疲れに効くストレッチ

太もものストレッチ

STEP1

ターゲット：
大腿四頭筋

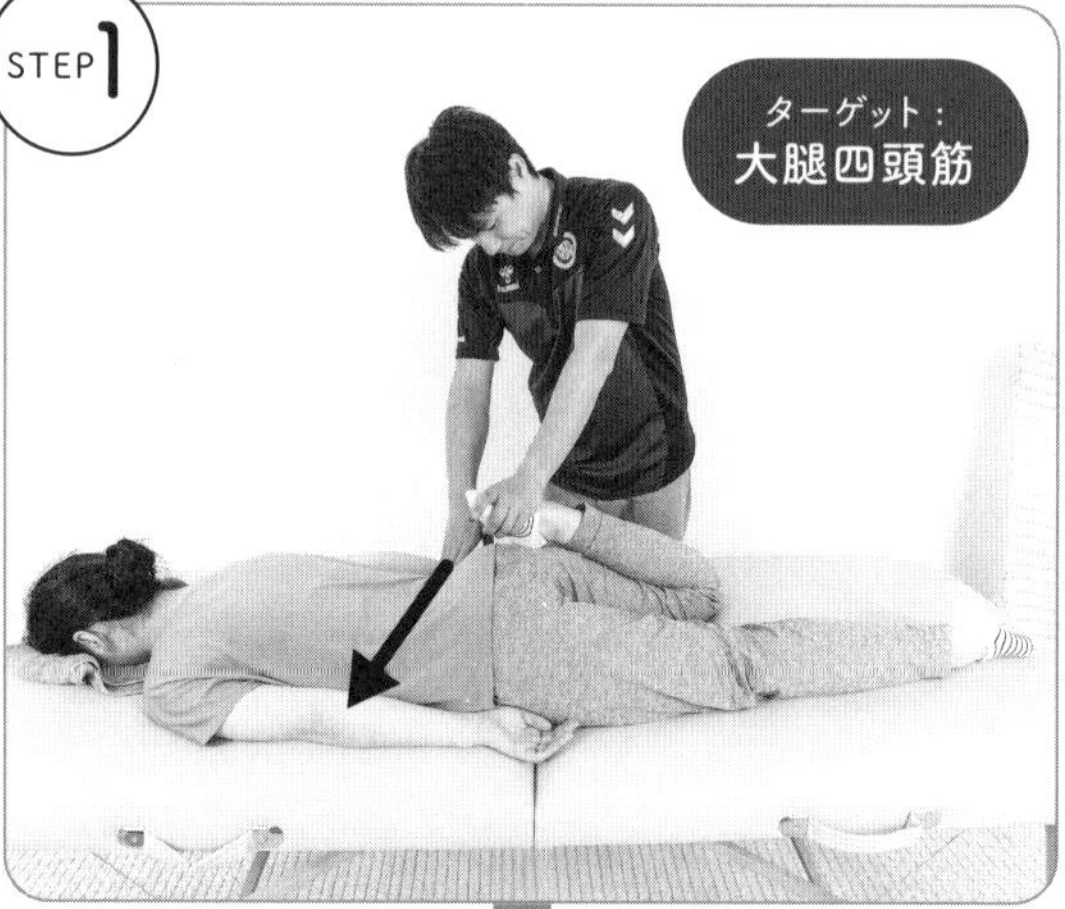

STEP2

ターゲット：
大腿直筋

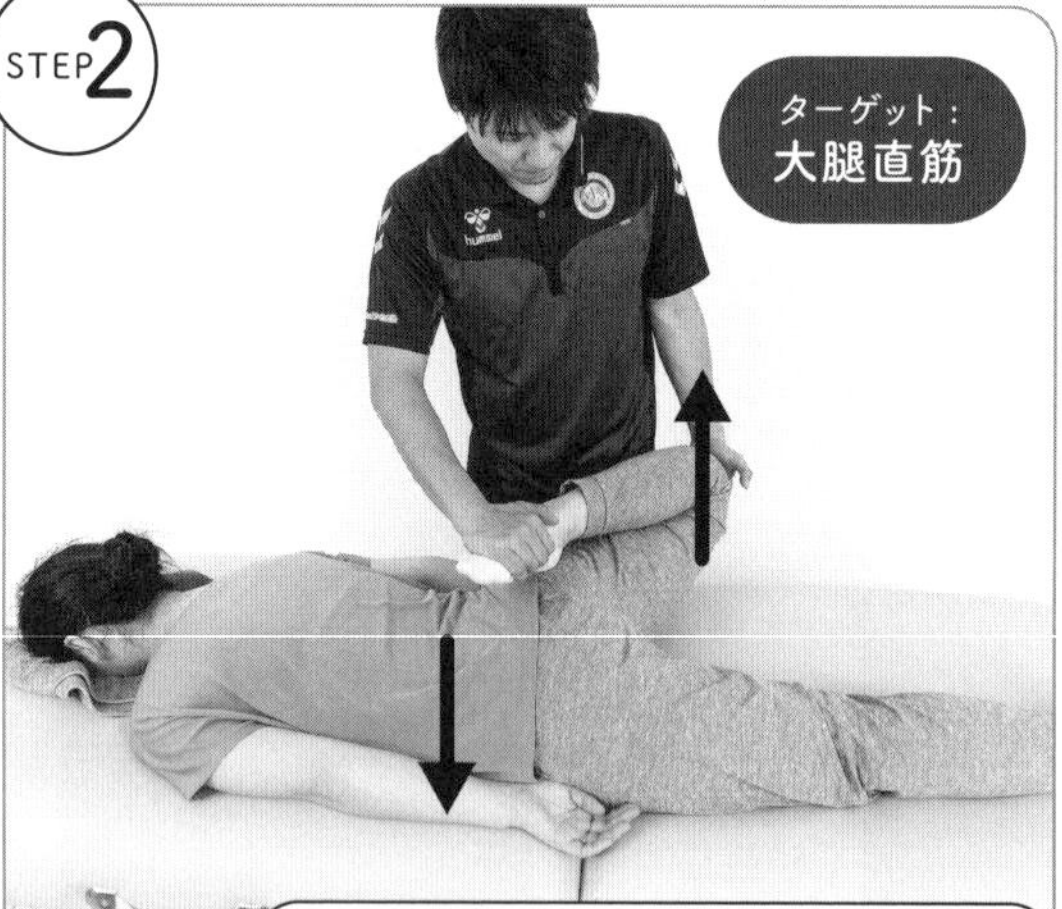

ひざを浮かすように もし重い場合は自分のひざを下に入れてしまう

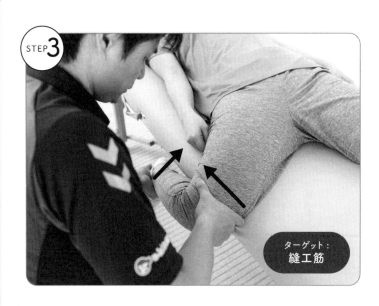

STEP3
ターゲット：
縫工筋

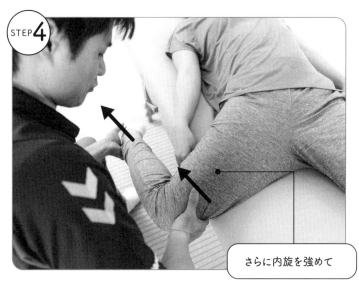

STEP4
さらに内旋を強めて

ハムストリングス（上部）3方向

左足施術バージョン　　**右足施術バージョン**

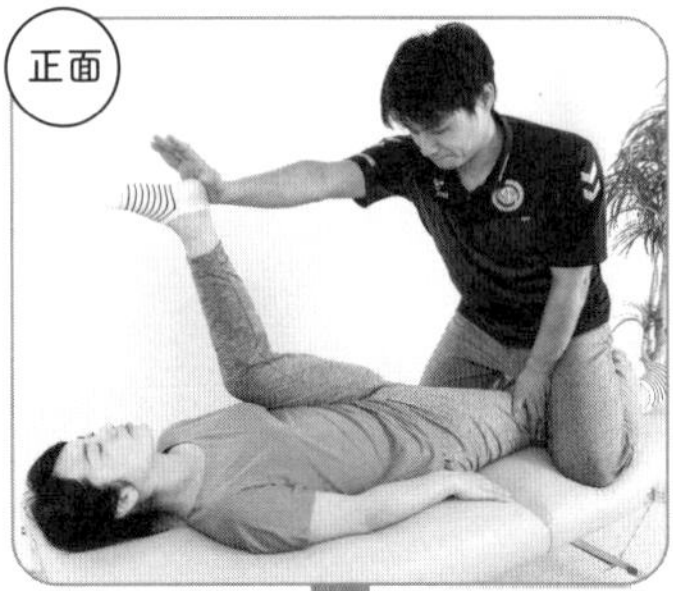

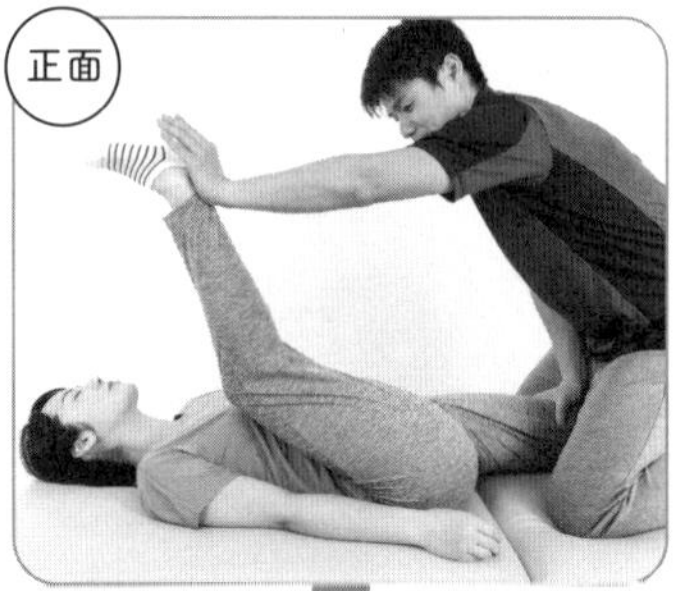

膝は意図的に軽度屈曲

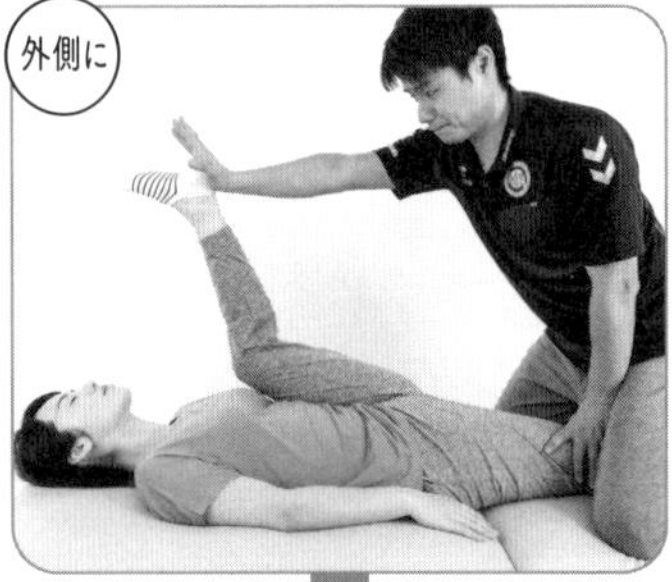

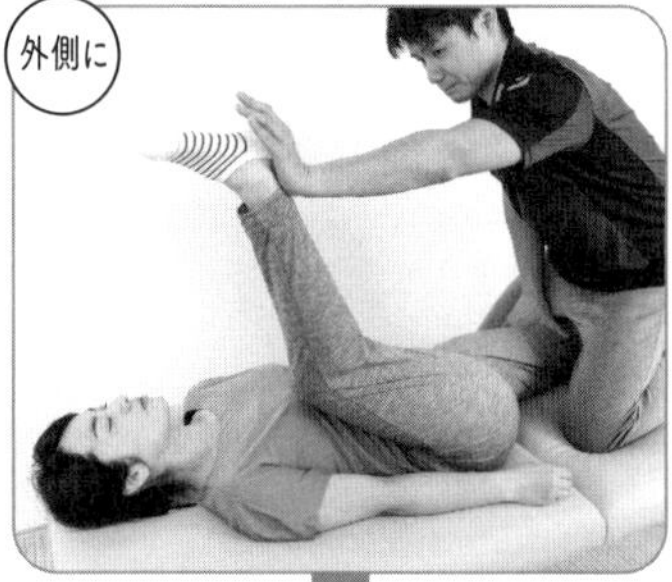

手を持ち替えて大転子を保持

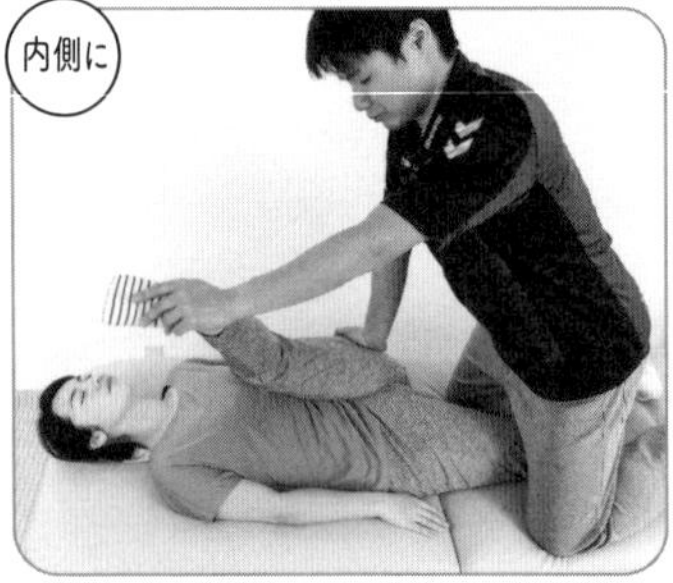

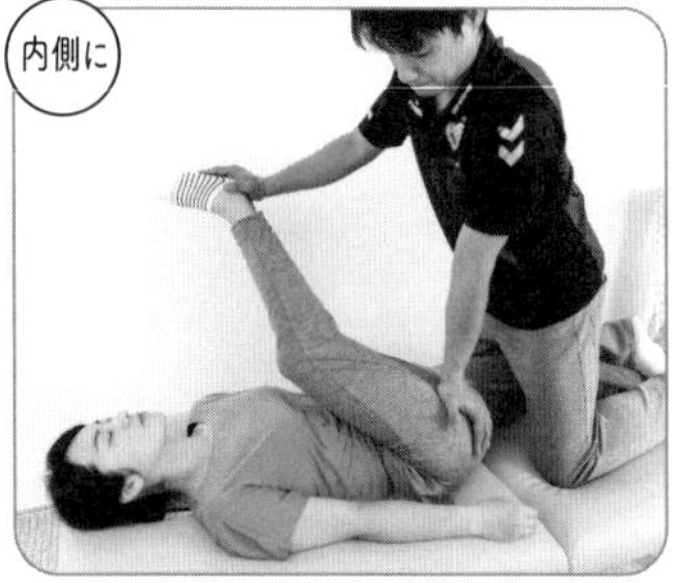

ハムストリングス（下部）3方向

基本姿勢
中間位
前腕に
引っかけ
るように

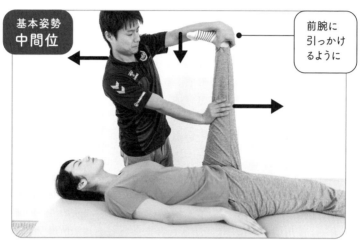

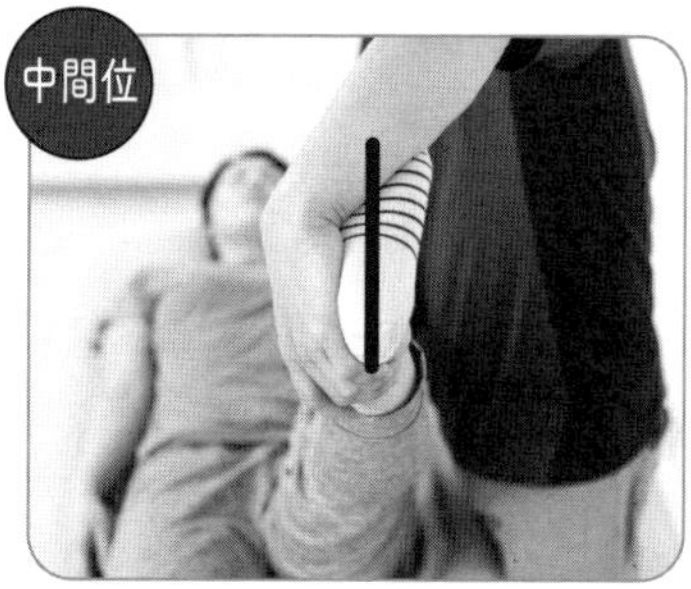

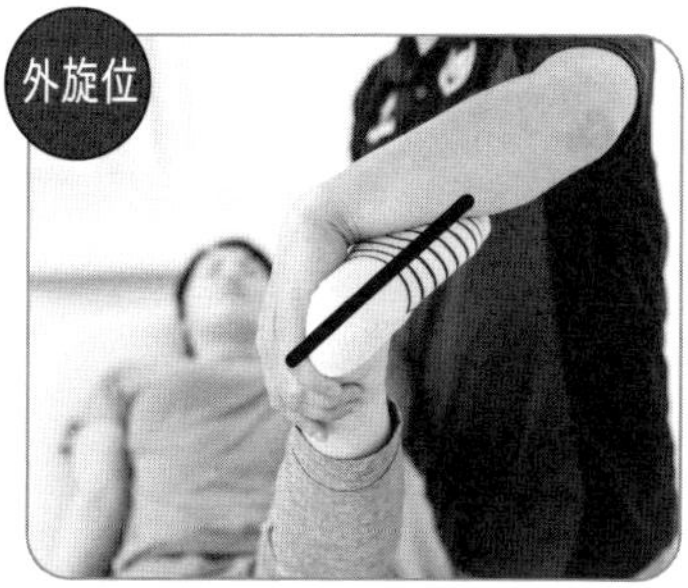
外旋位

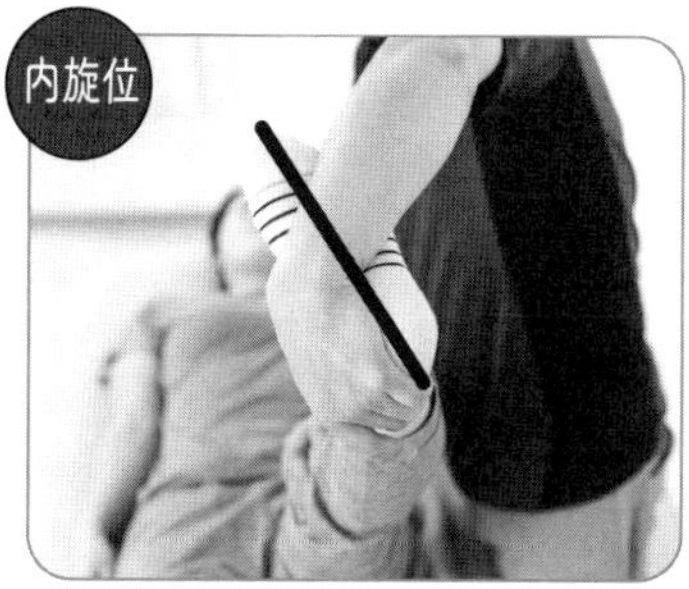
内旋位

Advice

セラピストが使えるコミュニケーション術

～大腿部の疲れ編～

ひざ痛にしても股関節痛にしても、一般の方の施術をしていると、宿題として運動や体操をおすすめすることは少なくありません。施術ももちろん効果的ですが、やはり組織を強化したり安定をもたらすためには運動が近道だったりするのです。しかしそうはいっても、それができるくらいなら既にやっているわけで、ほとんどの場合はなかなか取り組んでもらえないのが現実のところです。

一方、日頃運動しているアスリートの施術をする時は逆で、いかに休んでいただくか、というケースがほとんどです。一般の方には「運動しろ」といい、既に運動しているアスリ　トには「運動するな」という。自分でも矛盾していると思いますが、やはりこれはバランスの問題なのです。

ボディビルダーの選手たちともお付き合いがありますが、あの体を作り出し、維持するためには並大抵の努力では足りません。トレーニングはもちろん、食事や栄養も時期によってはからだを追い込んだりします。さらに、その美しい筋肉がスポーツに必要かといえば、競技にももちろんよりますが、必ずしもそうではありません。

一方、とても健康的とはいえない体つきなのに、全く不調がない人も見受けられます。相撲力士の場合は一見太っているように見えても、その脂肪の下には並外れた筋肉があってその巨体を安定させています。

私たちセラピストが見るべきは、その方が**どんな状況で活動していて、その上で活動に必要なのはどんなからだなのか**を導いてあげることです。決して見た目だけで判断しないようにしましょう。

からだの状態は、
見た目だけで判断しないこと

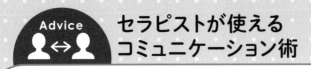

重心が後ろに
ある人は
下腿前面が
疲れやすいぞ！

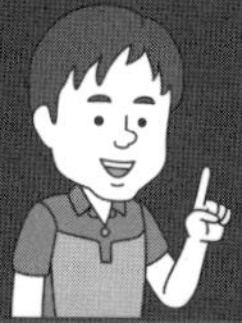

Chapter
8

下腿部の疲れを改善

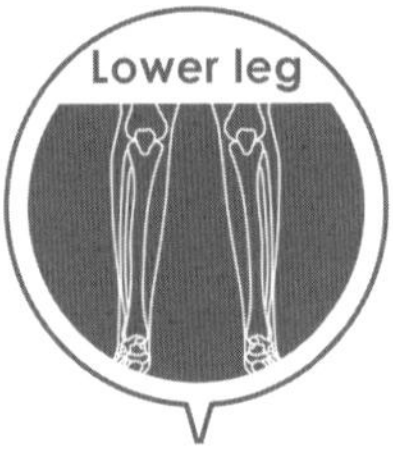

下腿部が疲れる理由は

「夜中にふくらはぎがつって目が覚めた」。そういう経験やお話を聞いたことがあると思います。実際は**「筋痙攣《きんけいれん》」**といいますが、筋肉の代謝のバランスが崩れて強い収縮を起こしてしまう現象です。強く収縮してしまうので、**対処法としては伸ばしてあげること、つまりストレッチ**が重要です。寝ている時、運動している時、朝起きた時……つりやすい人は大体決まった状況でつることが多いですよね。ということは、タイミングを予想して、あらかじめストレッチをしておき、つることを予防したり、その程度を軽減することができると、私はクライアントにアドバイスしています。

また、同じ下腿部でもアキレス腱炎などの**オーバーユース症候群**や、前面の**前脛骨筋**などが疲れる方も多いですね。この辺りは各筋肉のところで解説していきたいと思います。

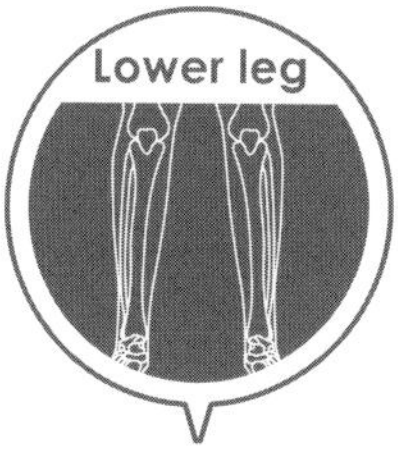

足関節の背屈《はいくつ》・底屈《ていくつ》、内反《ないはん》・外反《がいはん》、内転・外転

下腿部の筋肉は**膝関節**および足の指の関節に関わりますが、ここでは**最も貢献する足首の動き**を取り上げます。足関節は関節の分類でいうと「螺旋関節」にあたり、**単純な曲げ伸ばし（背屈《はいくつ》・底屈《ていくつ》）に加え、斜めや横に動くことが可能**です。その複雑な動きを実現するためにいくつもの筋肉が入り組んでおり、前腕と同様に非常に理解が難しい部位です。

足関節には全体重がかかるため、安定性も非常に重要なわけですが、この役割を担っているのが**「靭帯《じんたい》」**です。もちろん靭帯があるのはここだけではないのですが、とりわけ細かく、数多くの靭帯が見られるのは足関節の特徴でもあります。**広い可動域を筋肉が、強靭な安定性を靭帯が、組織がお互い協調して成り立っている**のがこの関節です。

Tibialis anterior ● ティビアリス アンティアリア

前《せん》脛《けい》骨《こつ》筋《きん》

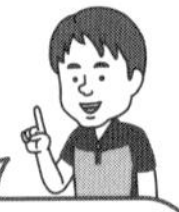

足関節の背屈を行う筋では最強を誇り、その分麻痺すると尖足位（つま先が下に向いてしまう状態）になる！

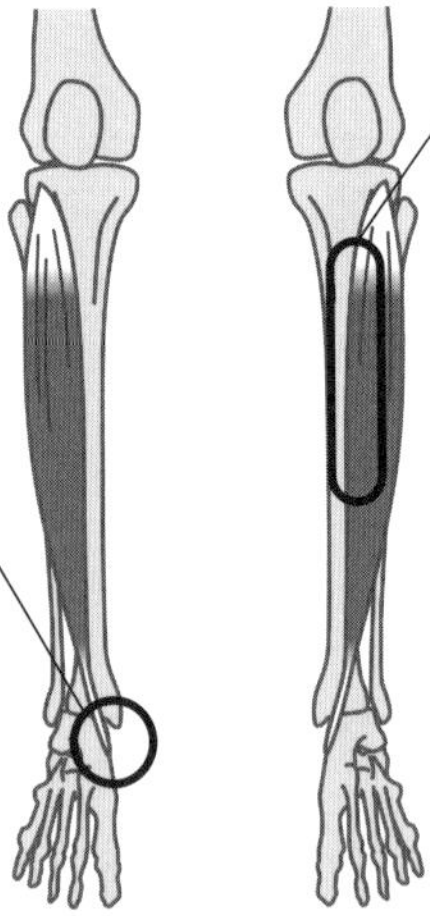

起始

脛骨外側顆、脛骨体外側面上1/2～1/3、骨間膜の上方2/3、筋膜の深側面

支配神経

深腓骨神経（L4-S1）

作用

距腿関節を背屈、足根間関節を内返しする

停止

第1中足骨底、内側楔状骨の内側と足底面

筋肉を見つけよう！

1 全体像を把握する

停止部は親指側なので、筋の走行は斜めであることを確認する。

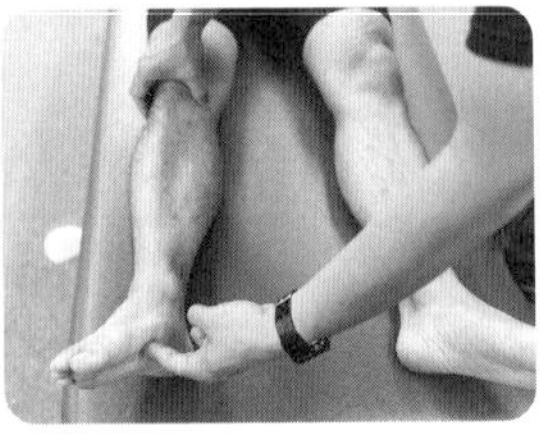

2 筋を触診する

足関節を背屈に力を入れてもらうと、浮き上がる筋肉を触診できる。

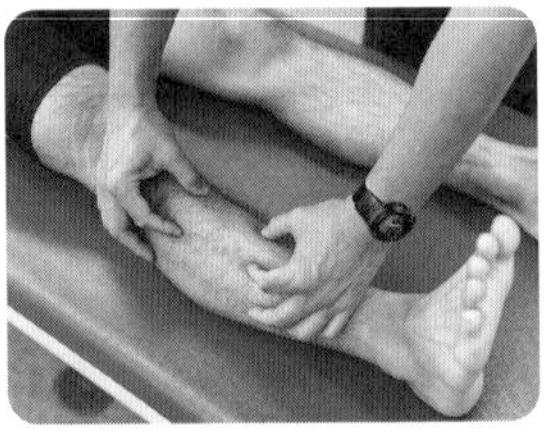

アプローチすべき筋肉

足関節背屈・長趾伸筋

Extensor digitorum longus ● イクステンサ ディジトラーム ロンガス

長《ちょう》趾《し》伸《しん》筋《きん》

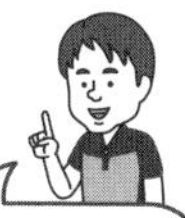

足関節の底屈筋と背屈筋のバランスを保つ役割があり、下部では一部が枝分かれし、第三腓骨筋となる

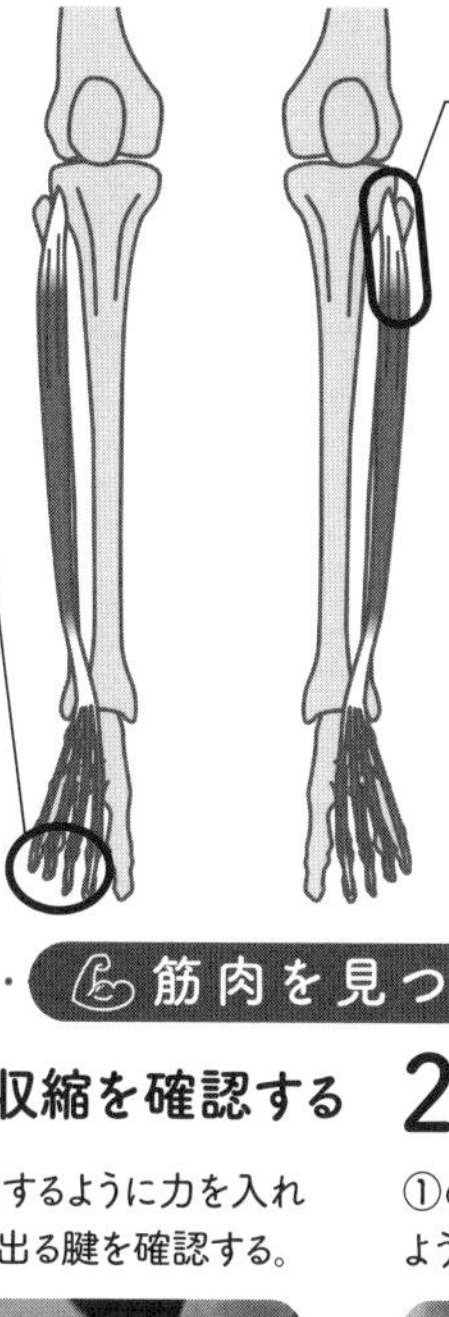

起始

脛骨外側顆、腓骨体前面上部3/4、骨間筋膜上部、筋膜深側面、長趾伸筋と内側の前脛骨筋との間の筋間中隔

支配神経

深腓骨神経(L4-S1)

作用

第2~5趾のMP関節、IP関節を伸展、距腿関節を伸展、距骨下関節を回内する

停止

第2~5趾中節骨と末節骨

筋肉を見つけよう!

1 筋の収縮を確認する

足の指を伸展するように力を入れてもらい、浮き出る腱を確認する。

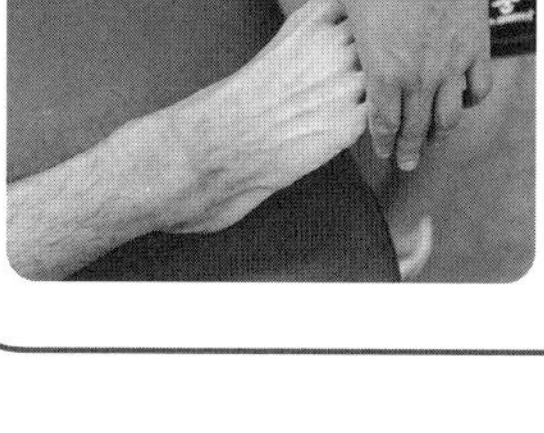

2 筋を触診する

①の時に動く筋腹部を触ってみよう。前脛骨筋も当然動く。

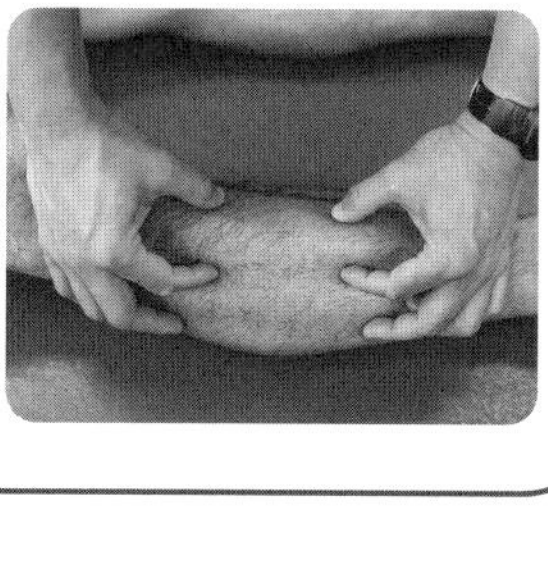

いわゆる**「すね」といわれる、下腿部前面の筋肉**たちです。後面のふくらはぎの不調が多いイメージかもしれませんが、この前面がつったり、筋肉痛を起こすことも少なくはありません。この原因としては、私は「重心」があると考えています。試しに、立った状態で、かかと側に重心を移すと指が浮くような感じになりますよね。この場合、後ろに倒れないように、すねの筋肉に力が入るのが分かると思います。**「後ろ重心」の人は下腿前面が疲れる傾向**にあります。後ろ重心の原因はさまざまですが、代表的なものでは骨盤後傾があります。立った状態で、お猿さんのように「反り腰出っ尻」の体勢をつくってみると、明らかに前重心になりますよね。ということは、反対の後傾は後ろ重心になるわけです。

骨盤後傾を疑う症状

- **両足かかとをつけたまま座ろうとすると後ろに倒れてしまう**
- **ハムストリングスが固くて前屈ができない**
- **靴のかかとの減りが異常に早い**
- **加齢や運動不足から発生する猫背**

アプローチすべき筋肉

足関節底屈・腓腹筋

Gastrocnemius ● ガストロクニーミアス

腓《ひ》腹《ふく》筋《きん》

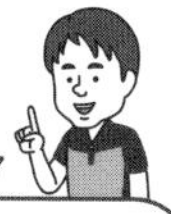

いわゆる「ふくらはぎ」を形成する二関節筋。速筋線維が多く、肉離れや足が「つる」原因筋として有名!

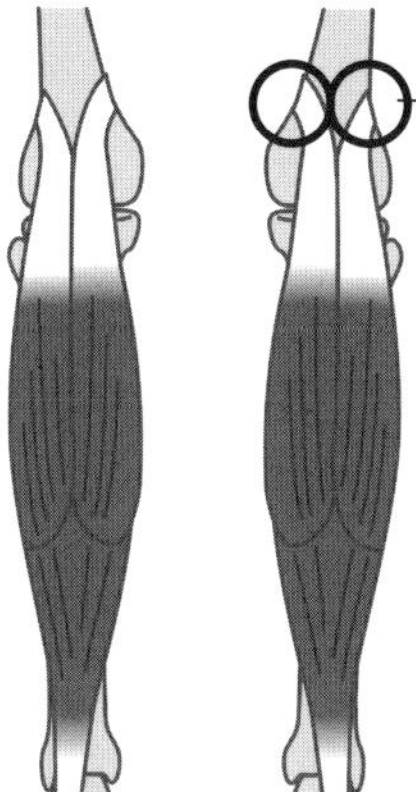

停止

アキレス腱となり踵骨隆起

起始

内側頭:大腿骨内側上顆後部のくぼみ、膝関節包
外側頭:大腿骨外側上顆後部、膝関節包

支配神経

脛骨神経(S1~2)

作用

距腿関節を底屈、足部の外返し、膝関節を屈曲する

筋肉を見つけよう!

1 内側頭を確認する

肉離れはこの内側の方が起きやすいのは、大きさからも分かる。

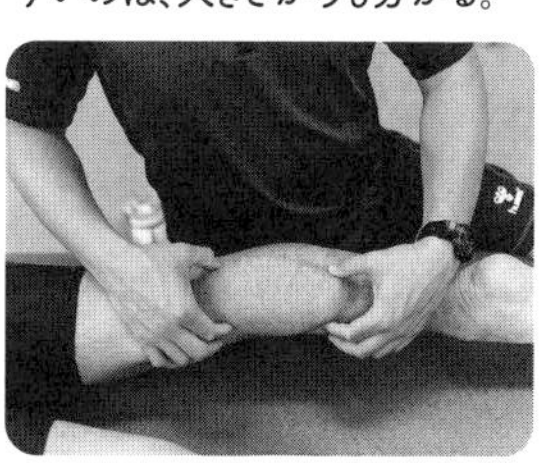

2 外側頭を確認する

外側はほとんどの場合内側よりも発達していない。

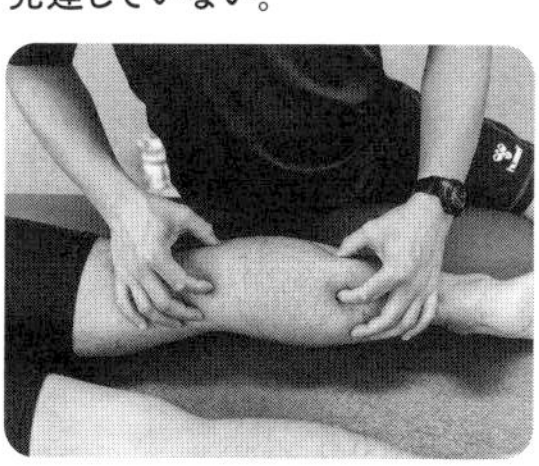

Soleus ● ソリアス

ヒ《ひ》ラ《ら》メ《め》筋《きん》

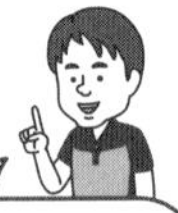

腓腹筋とともに人体で最強の腱であるアキレス腱を形成する。
筋線維がとても短いため、大きさの割には力があるのが特徴だ！

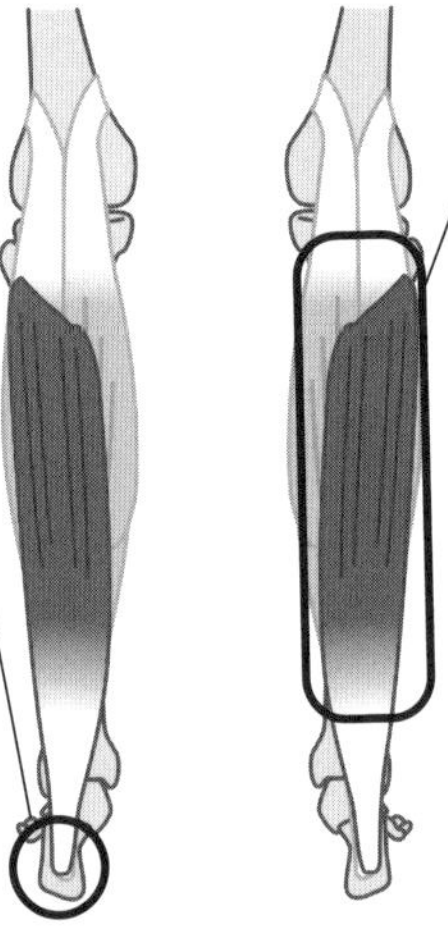

停止

アキレス腱となり踵骨隆起

起始

腓骨頭後面、脛骨体後面上部1/3、ヒラメ筋線、脛骨内側縁中1/3、腱弓

支配神経

脛骨神経（S1~2）

作用

距腿関節を底屈、足部を内返しする

筋肉を見つけよう！

1 全体像を把握する

ヒラメ筋は単関節筋なので、起始は膝関節の下から。

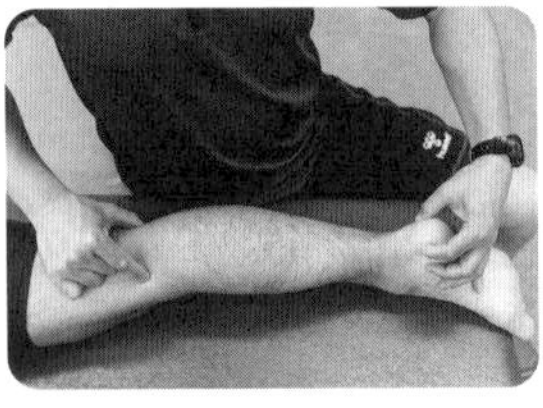

2 筋を触診する

脛骨と腓腹筋の間を、指を滑り込ませるように触診する。

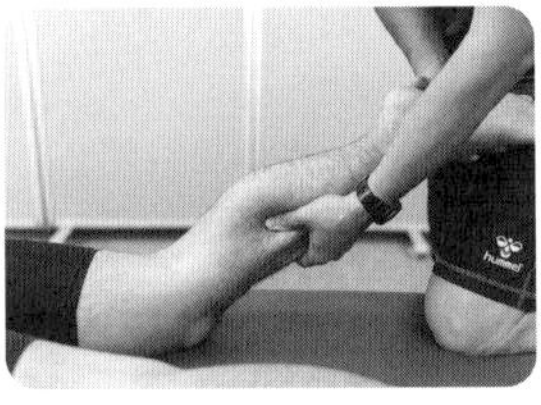

下腿後面、いわゆるふくらはぎの筋肉ですが、特徴的なのはここで紹介した2つ（腓腹筋は外側と内側でわかれているので、正確には3つ）の筋肉は、**最終的には一つに合流し、アキレス腱を形成**します。そして、形や走行から見てもそれぞれ独立した役割を果たしているのが非常に面白いところです。例えば**腓腹筋**は起始が大腿骨であるため、ひざの屈曲に一役買い、一方**ヒラメ筋**はその形からして足首の安定に関わっています。**さらに3つの筋肉**（まとめて下腿三頭筋と呼ばれたりします）**が協調すると、次の図にある抗重力筋**（重力に逆らって、私たちの姿勢を維持してくれている筋肉群）**としての機能を発揮する**のです。冒頭でも触れましたが、夜中につったり、運動時に筋肉痛になったりするのは、私たちがしっかりと地面を踏んでいられるよう、このように常に働いてくれているからなのです。

働いているのは下腿三頭筋だけではありません。首の胸鎖乳突筋、背中の僧帽筋、お尻の大殿筋など、今回取り上げてきた筋肉も多数登場してきます。重力の観点からも、これらの筋肉が重要だということです。

理想的な姿勢のポイントと抗重力筋

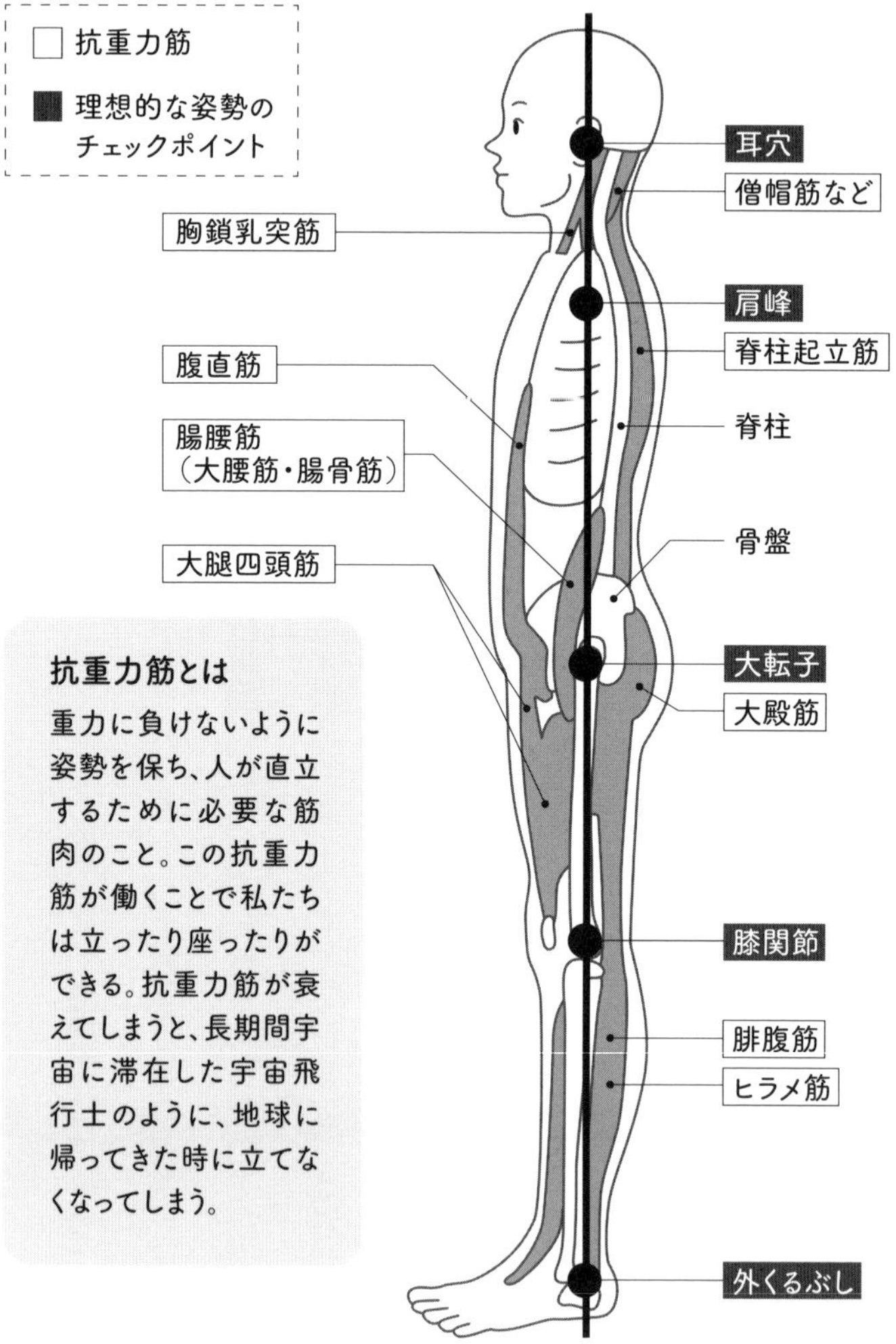

抗重力筋とは

重力に負けないように姿勢を保ち、人が直立するために必要な筋肉のこと。この抗重力筋が働くことで私たちは立ったり座ったりができる。抗重力筋が衰えてしまうと、長期間宇宙に滞在した宇宙飛行士のように、地球に帰ってきた時に立てなくなってしまう。

下腿部のストレッチ
実技編

下腿部の疲れに効くストレッチ

下腿部のストレッチ

STEP1

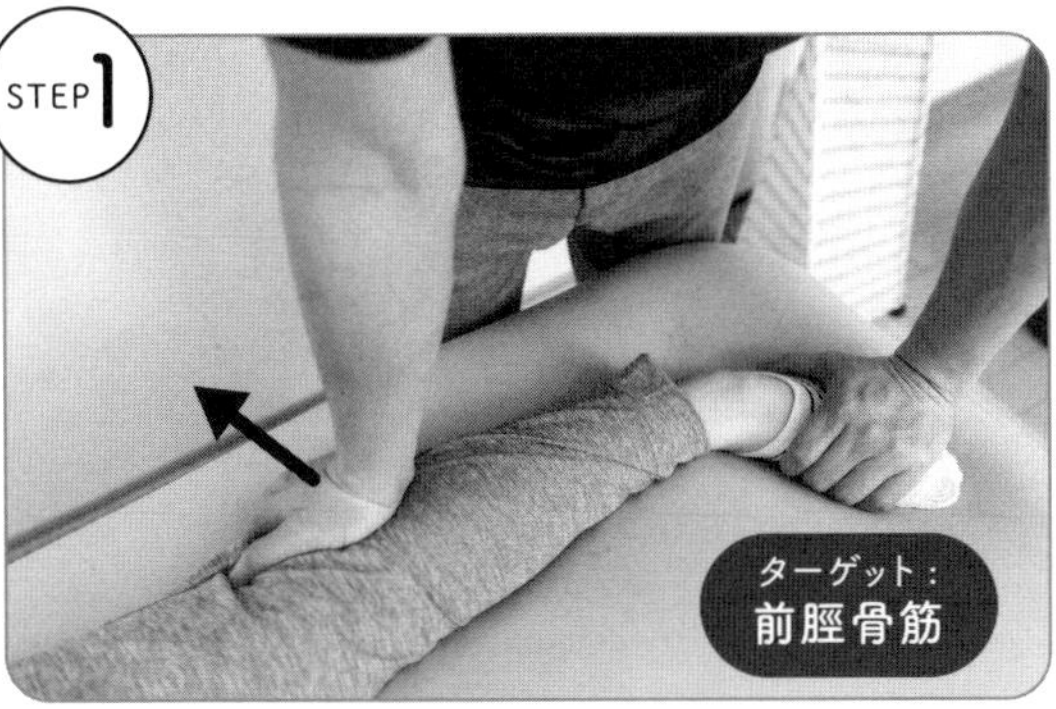
ターゲット：
前脛骨筋

STEP2

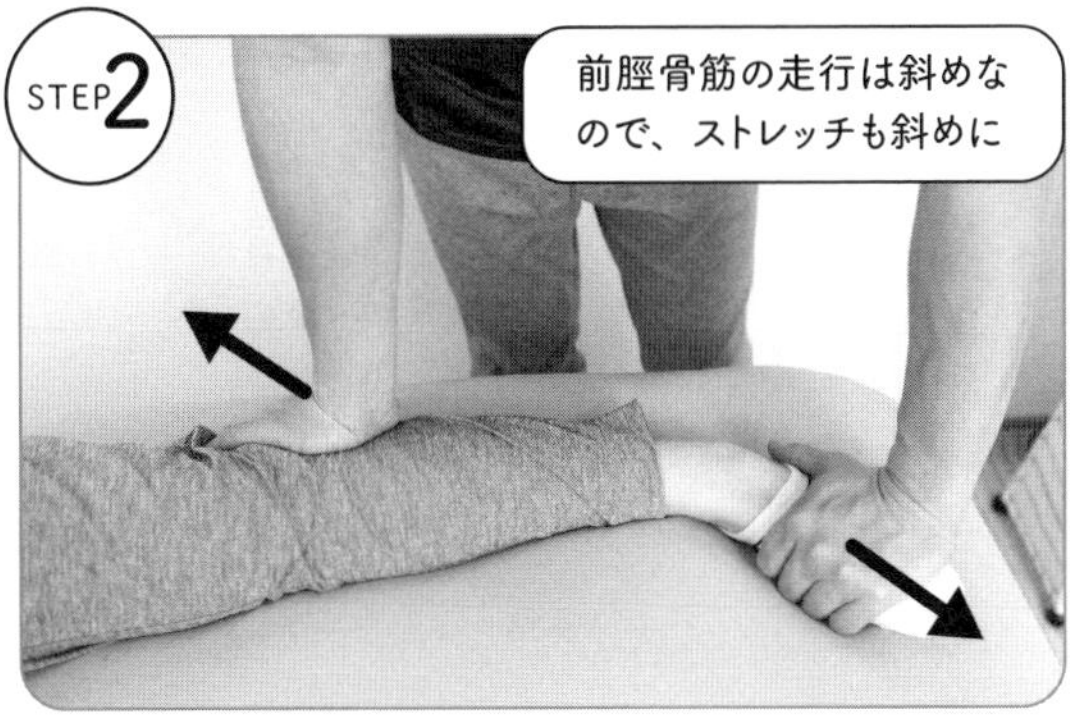
前脛骨筋の走行は斜めなので、ストレッチも斜めに

STEP3

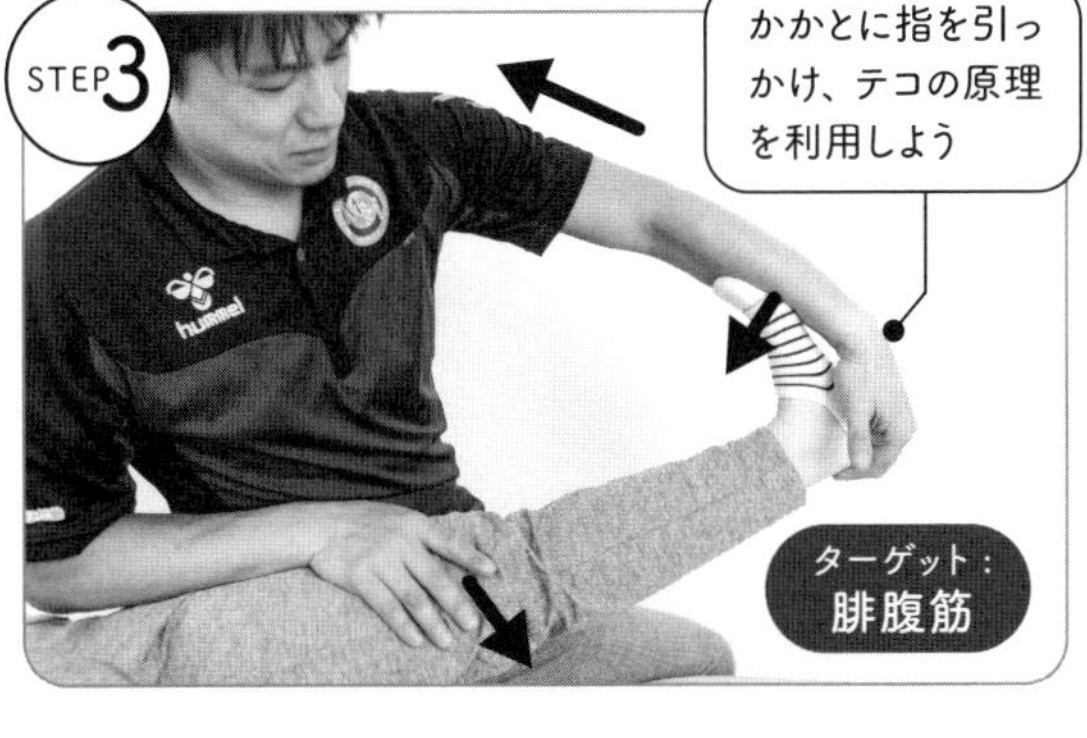
かかとに指を引っかけ、テコの原理を利用しよう
ターゲット：
腓腹筋

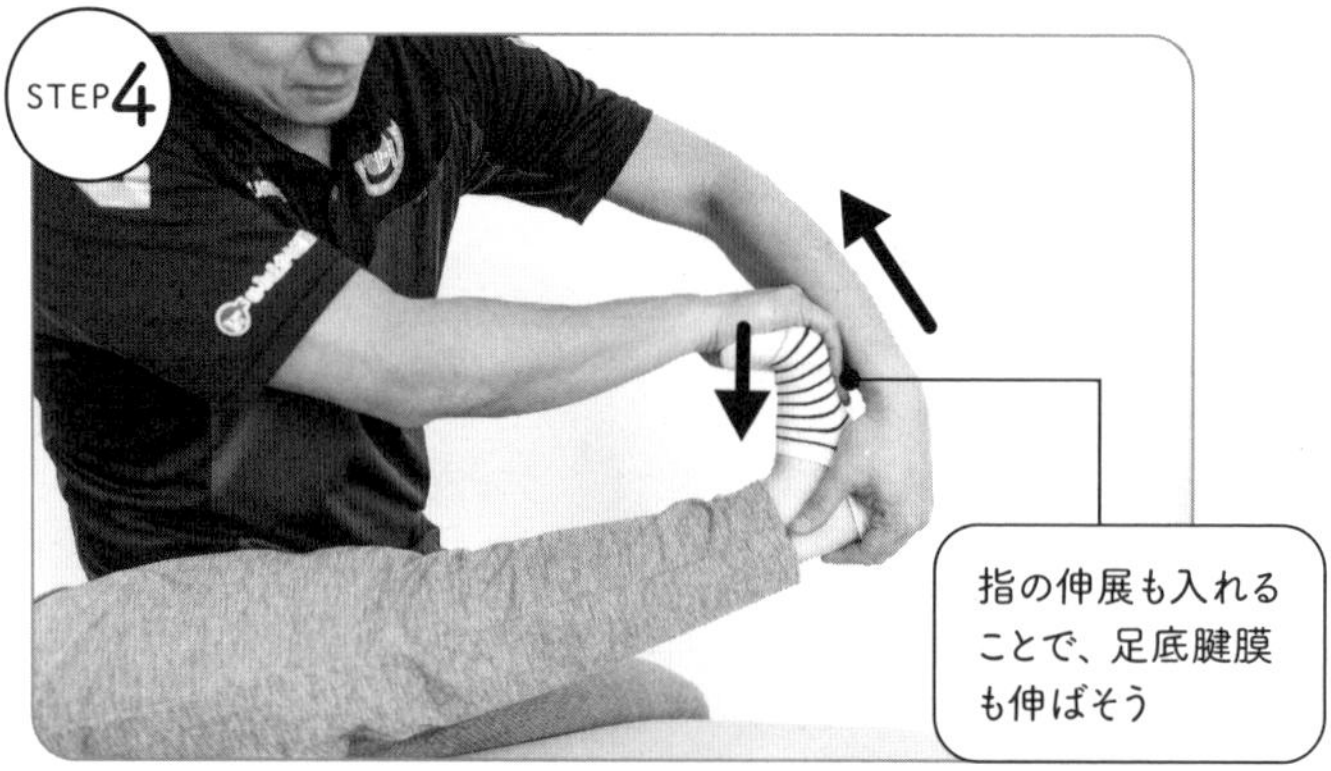
STEP4
指の伸展も入れる
ことで、足底腱膜
も伸ばそう

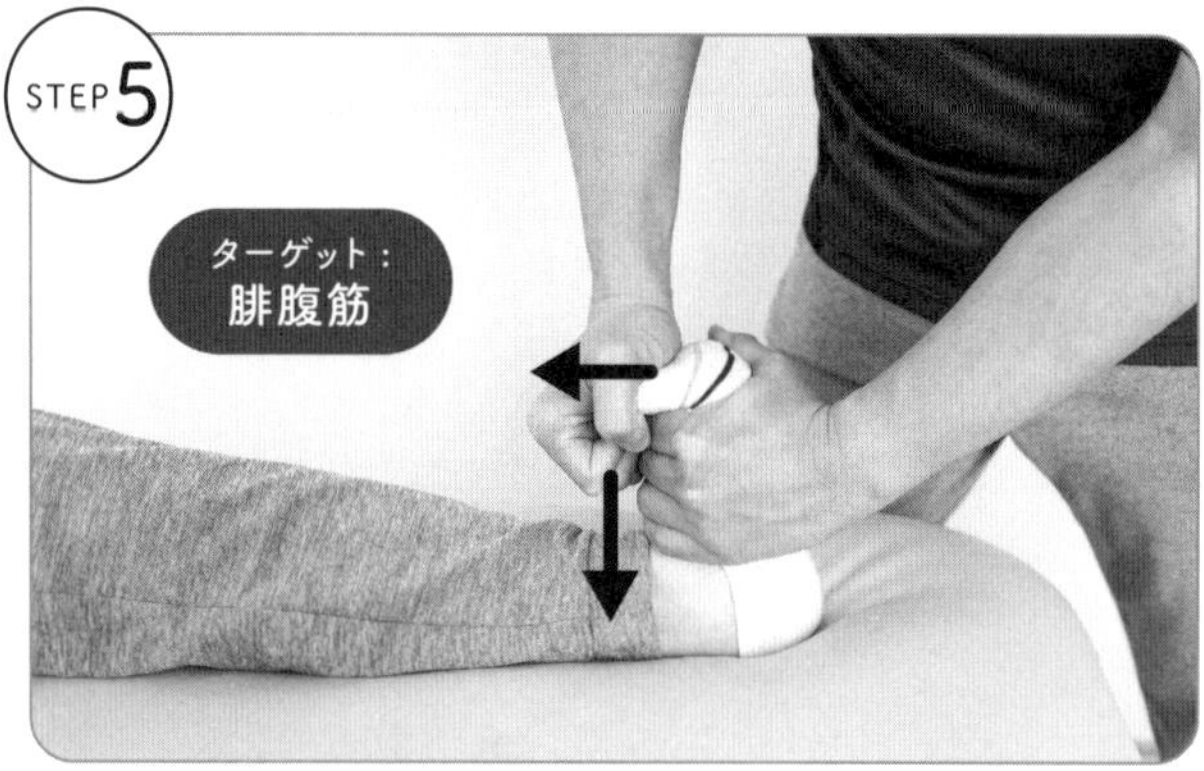
STEP5
ターゲット：
腓腹筋

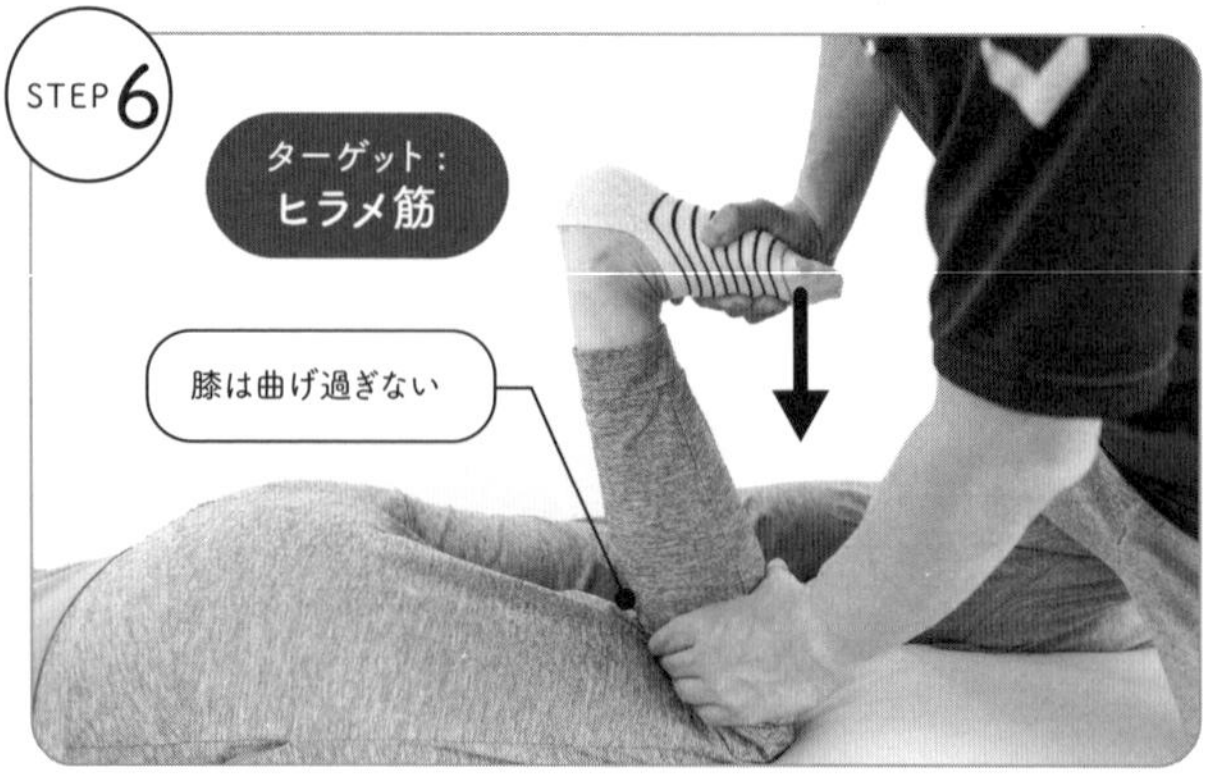
STEP6
ターゲット：
ヒラメ筋
膝は曲げ過ぎない

Advice

セラピストが使えるコミュニケーション術

～下腿部の疲れ編～

学生時代はサッカーに明け暮れていた私ですが、大学生の時にプレー中にひどい捻挫をして、とあるスポーツ整形外科で検査を受けた時のことです。医者から「捻挫はたいしたことないが、むしろフットボーラーズアンクルが気になる」といわれました。

フットボーラーズアンクルとは、骨がまだ柔らかい成長期に、激しい**スポーツなどで繰り返し負担がかかることで骨が棘状に変形**することです。レントゲン写真には脛骨にも腓骨にも、さらには距骨にも棘状の変形が複数ありました。

そこで、それまでの人生の謎が一つ解けました。私は、いわゆる「ヤンキー座り」（かかとをつけたまましゃがむ動作）が、足首が硬くてできないのです。アキレス腱が硬い、関節のアライメントが悪いなどいろいろといわれ、さまざまなことを試してきたものの、どれも結果は出ません。その場で医師に聞いたところ、「この変形では、できないのは当たり前。このままサッカーを続けるなら、削る手術も考えた方がいいね」といわれました。

本書では「動き」に関して触れてきましたが、その動きが制限される理由は、決して筋肉だけでなく、**骨・靭帯・軟部組織など、ストレッチでは効果が出しにくいことにもある**ということは覚えておきましょう。ここでも、からだというものは十人十色、自然の産物であることを再認識できます。

私たちは、自然の産物である

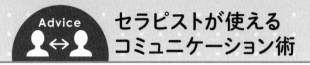

あとがき

「セラピストは何のために存在するのか？」

「平均寿命」と「健康寿命」という言葉を聞いたことはありますでしょうか。前者は実際の寿命のことで、後者は病気もなく元気に過ごせる寿命のことです。誰もがこの差は縮めたいことと思いますが、日本人の平均寿命は平成22年で82・93歳、6年後の平成28年には84・06歳と順調に延びているのに対し、健康寿命は同年度比較で72・02歳から73・47歳と微増にとどまっています。つまり、医学の進歩で寿命そのものは延びているものの、元気でいられる期間は年々短くなっているのが現状です。

柔道整復師としてこの世界に入った私は、業界歴10年を過ぎた頃に「セラピスト」という職業に出合い、震え上がるほどの感銘を受けたのを覚えています。なぜならば、誰もが病気になりたくないわけですが、その人の元気な状態を維持するために定期的に人を触れる立場は医師でも治療家でもなく、セラピストだからです。

そのセラピストの知識や技術レベルを上げれば、間違いなく日本のいや、世界の健康寿命が延びると確信した私は、今では「セラピストを憧れの職業にする」というスローガンのもと、最近では「からだ塾オンライン大学」を立ち上げ、知識・技術・経営など、さまざまな面で業界の社会的地位を向上させるための活動をしています。

もしこれを読んでいるあなたがセラピストなら、それは奇跡です。なぜなら、数ある職業の中からこの仕事を選び、さらにあなた自身が成長すればするほど助かる人が増え、医療従事者の負担を軽減できるからです。すごい仕事だと思いませんか?

これからの時代、本当に信頼され、人を魅了できる人間力のあるセラピストが生き残るものと思っています。そのようなセラピストになるために、本書が少しでもお役に立てたら幸いです。ぜひまたお会いしましょう。

上原　健志

● 著者略歴

上原 健志（うえはら たけし）

マジックハンズ・セラピストアカデミー代表
解剖生理学講師
全米 NSCA 認定パーソナルトレーナー

1975年生まれ、アメリカ合衆国ノースカロライナ州育ち。立教大学社会学部卒業後、日本体育大学医療専門学校へ進み、医学の道を志す。都内複数の整骨院・整形外科・スポーツクラブなどで勤務後、2006年に独立。翌2007年セラピスト育成スクールで解剖生理学非常勤講師、2008年株式会社マジックハンズを設立。
同年『u-bal からだ塾』でセラピスト教育スタート、2014年にはイギリス国際ライセンス「iTEC」の認定校としてアカデミー設立、合わせて述べ3万人のセラピスト育成に関わる。アメリカ大リーグでキャンプトレーナーを務め、その後もさまざまなジャンルのスポーツ選手や、演劇や舞台に関わるダンサーなど多数施術しており、現場目線でのセミナーは分かりやすく楽しいと業界屈指の人気を得ている。

「マジックハンズ・セラピストアカデミー」の入学案内など詳細はこちら
https://www.magichands-ac.jp
「u-bal からだ塾」の講座案内など詳細はこちら
https://www.u-bal.com

● 監修者略歴

石井 直方（いしい なおかた）

東京大学名誉教授

1955年、東京都出身。東京大学理学部卒業、同大学院博士課程修了、理学博士。2020年3月まで東京大学大学院教授、現在東京大学ヘルスダイナミクス学社会連携講座主任。専門は身体運動科学、筋生理学、トレーニング科学。日本随一の筋肉博士として、力学的環境に対する骨格筋の適応のメカニズム、及びその応用としてのレジスタンストレーニングの方法論、健康や老化防止などについて研究している。少ない運動量で大きな効果を得る「スロトレ」の第一人者。エクササイズと筋肉の関係から老化や健康についての明確な解説には定評があり、テレビや雑誌でも活躍中。

セラピストがよくわかる魔法の教科書
解剖生理&ストレッチマスター

令和 2 年 8 月 18 日　初版発行
令和 6 年 1 月 25 日　第 4 版発行
発　行　人　　笠倉伸夫
発　行　所　　株式会社笠倉出版社
〒 110-8625 東京都台東区東上野 2-8-7 笠倉ビル
営　　　業　　0120-984-164

印刷・製本　　三共グラフィック株式会社

ISBN 978-4-7730-6103-1
乱丁・落丁本はお取り替えいたします。

編　　集：株式会社ピーアールハウス（志鎌和真・林陽子）
執　　筆：上原健志
カバーデザイン：池上幸一
本文デザイン：株式会社ピーアールハウス
カバー・本文イラスト：河田邦広